老年麻醉手册

Manual of
Geriatric Anesthesia

[美] 希拉·瑞安·巴尼特　编著

麻伟青　邓小明　李　娜　主译

世界图书出版公司

上海·西安·北京·广州

图书在版编目（CIP）数据

老年麻醉手册 /（美）希拉·瑞安·巴尼特编著；
麻伟青译. —上海：上海世界图书出版公司，2017.1 (2017.9重印)
ISBN 978-7-5192-1687-0

I.① 老… Ⅱ.① 希… ② 麻… Ⅲ.① 老年医学—麻醉学—
手册 Ⅳ. R 614-62

中国版本图书馆CIP数据核字（2016）第245229号

责任编辑：胡　青
责任校对：石佳达
装帧设计：永正制版

老年麻醉手册

［美］希拉·瑞安·巴尼特　编著
麻伟青　邓小明　李　娜　主译

上海世界图书出版公司出版发行
上海市广中路88号9-10楼
邮政编码　200083
上海景条印刷有限公司印刷
如发现印刷质量问题，请与印刷厂联系
（质检科电话：021-59815621）
各地新华书店经销

开本：787×960　1/16　印张：29.25　字数：435 000
2017年9月第1版第2次印刷
印数：3001-4500
ISBN　978-7-5192-1687-0/ R·389
图字号：09-2015-144
定价：120.00元
http://www. wpcsh.com

主译简介

麻伟青，现任成都军区昆明总医院麻醉科主任，成都军区急救、创伤麻醉中心主任，云南省麻醉学重点学科主任，主任医师，教授，硕士研究生导师。中华医学会麻醉分会委员，云南省医学会麻醉分会第八届委员会主任委员，获国家自然科学基金1项，云南省科技进步二等奖2项，云南省科技进步三等奖和军队医疗成果三等奖8项。

邓小明，现任第二军医大学附属长海医院麻醉科、麻醉学教研室主任，教授，主任医师，博士研究生导师。中国高等教育学会医学教育专业委员会常务理事兼麻醉学教育研究会理事长，中华医学会麻醉学分会副主任委员兼ICU学组组长，上海市麻醉学专科委员会主任委员，获多项国家自然科学基金，并获得军队医疗成果二等奖2项。

李娜，主治医师，现工作于解放军昆明总医院麻醉科。毕业于第二军医大学麻醉学专业，获医学博士学位。2012年获国家留学基金委全额资助赴美国哈佛大学医学院附属麻省总医院麻醉科进行研习，获博士后经历。现任解放军医学科技委员会第十届麻醉与复苏专业委员会青年委员。主持国家自然科学基金会、全军医学科技项目各1项。

主审简介

林旭（Lucy Lin Chen），哈佛大学医学院副教授，附属麻省总医院疼痛治疗中心主任医师。林副教授是麻省总医院疼痛转化医学研究中心补充和替代用药研究单元负责人，目前主持一项NIH RO1基金，是NIH基金评审人及10余种SCI杂志审稿人。

译 者 名 单

主　译　麻伟青（成都军区昆明总医院）

　　　　邓小明（第二军医大学附属长海医院）

　　　　李　娜（成都军区昆明总医院）

副主译　刘齐贵（成都军区昆明总医院）

　　　　卞金俊（第二军医大学附属长海医院）

　　　　徐昕明（成都军区昆明总医院）

　　　　洪英才（成都军区昆明总医院）

　　　　王玲玲（成都军区昆明总医院）

主　审　林　旭（Lucy Lin Chen）（哈佛大学医学院附属麻省总医院）

其他审校者

　　　　邵建林（昆明医科大学第一附属医院）

　　　　思永玉（昆明医科大学第二附属医院）

　　　　李艳华（云南省第一人民医院）

　　　　李　超（云南省昆明市儿童医院）

　　　　王忠慧（昆明医科大学第三附属医院）

　　　　张　毅（昆明医科大学第三附属医院）

　　　　李　兵（云南省昆明市第一人民医院）

　　　　卜林明（云南省第二人民医院）

　　　　高国一（西双版纳州人民医院）

　　　　杨　黎（成都军区第 59 中心医院）

　　　　王嘉锋（第二军医大学附属长海医院）

　　　　马　宇（第二军医大学附属长海医院）

其他译者

魏辉明　张承华　黄章翔　奚　曦　蔡新新　李　棋　李治贵
李文锋　李　俊　孙　清　杨云丽　董发团　王慧明　陈家瑜
（以上译者均属成都军区昆明总医院）
李　皓（解放军总医院）
叶　博（空军总医院）
吴友平（广州军区总医院）
李九妹（云南省大理白族自治州人民医院）
陈玉文（云南省怒江傈僳族自治州人民医院）
邓　玫（云南省曲靖市第一人民医院）
张晓兵（云南省保山市人民医院）
李旭东（云南省德宏傣族景颇族自治州人民医院）
李朝标（云南省文山壮族苗族自治州人民医院）
朱雁鸿（云南省玉溪市人民医院）
吕　斌（云南省曲靖市第二人民医院）
孟世莉（云南省昭通市第一人民医院）
铁爱明（云南省临沧市人民医院）
班崇云（云南省普洱市人民医院）
云海利（云南省普洱市人民医院）
陈学强（云南省迪庆藏族自治州香格里拉人民医院）
唐玲玲（云南省第三人民医院）
唐天云（云南省第一人民医院）
王晓芳（云南省红河哈尼族彝族自治州第一人民医院）
程　磊（云南省楚雄彝族自治州人民医院）
张富荣（昆明医科大学附属延安医院）
范智东（大理学院附属医院）

谨以此书献给我挚爱的丈夫约翰,感谢他的幽默、支持与鼓励,还有我两个可爱的孩子——伊丽莎白和甘农。

编 者 名 单

苏雷什 · 阿加瓦尔(Suresh Agarwal, MD, FACS, FCCM),美国威斯康星州麦迪逊市威斯康星大学医学院创伤急救手术部烧伤和外科重症监护室主任

沙姆斯丁 · 阿赫塔尔(Shamsuddin Akhtar, MBBS),美国康涅狄格州纽黑文市耶鲁大学医学院麻醉系

鲁宾 · J. 阿佐卡(Ruben J. Azocar, MD),美国马萨诸塞州波士顿市波士顿大学医学院附属波士顿医疗中心麻醉科

希拉 · 瑞安 · 巴尼特(Sheila Ryan Barnett, MD),美国马萨诸塞州波士顿市哈佛大学医学院附属贝斯以色列女执事医疗中心麻醉科

鲁玛 · 博斯(Ruma Bose, MD),美国马萨诸塞州波士顿市贝斯以色列女执事医疗中心麻醉科

艾索库玛 · 布冯恩丹(Asokumar Buvanendran, MD),美国伊利诺伊州芝加哥市拉什大学医疗中心麻醉科

安吉拉 · 乔治娅 · 凯迪克(Angela Georgia Catic, MD),美国马萨诸塞州波士顿市贝斯以色列女执事医疗中心老年病科

雅克 · E. 谢伊(Jacques E. Chelly, MD, PhD, MBA),美国宾夕法尼亚州匹兹堡市匹兹堡大学医学中心莎迪赛德长老会医院波斯纳疼痛中心

斯泰西 · 戴纳(Stacie Deiner, MD),美国纽约州纽约市西奈山医学院麻醉系

阿德里安娜 · N. 狄克逊(Adrienne N. Dixon, JD, MS, PA-C),美国马里兰州巴尔的摩市约翰霍普金斯湾景医学中心霍普金斯医疗保健系统委员会法律部门

凯文 · B. 盖罗德(Kevin B. Gerold, DO, JD, FCCM, FCCP),美国马里兰州巴尔的摩市约翰斯霍普金斯医学院麻醉系

1

杰德里斯 · 吉凯尔（Jadelis Giquel, MD），美国佛罗里达州迈阿密市迈阿密大学米勒医学院麻醉系

尤利 · 伊瓦什科夫（Yulia Ivashkov, MD），美国华盛顿州西雅图市华盛顿大学附属港景医疗中心麻醉科

亚伦 · 拉克坎普（Aaron Lac Kamp, MD），美国马里兰州巴尔的摩市约翰斯霍普金斯医院和约翰斯霍普金斯湾景医学中心麻醉科

史蒂夫 · 李（Steve Lee, MD, MA），美国马萨诸塞州波士顿市哈佛大学医学院附属贝斯以色列女执事医疗中心麻醉科

基思 · P. 刘易斯（Keith P. Lewis, RPh, MD），美国马萨诸塞州波士顿市波士顿大学医学院附属波士顿医学中心麻醉科

迈克尔 · C. 刘易斯（Michael C. Lewis, MD），美国佛罗里达州迈阿密市迈阿密大学米勒医学院杰克逊纪念医院麻醉科

辛西娅 · A. 利恩（Cynthia A. Lien, MD），美国纽约州纽约市威尔 · 康乃尔医学院麻醉系

刘清（音译）（Qing Liu, MD, PhD），美国宾夕法尼亚州匹兹堡市匹兹堡大学医学中心长老会医院麻醉科

克里斯蒂娜 · M. 马塔迪尔（Christina M. Matadial, MD），美国佛罗里达州迈阿密市迈阿密大学米勒医学院麻醉系

萨米尔 · 梅塔（Samir Mehta, MD），美国宾夕法尼亚州费城宾夕法尼亚大学矫形外科

朱莉娅 · I. 梅茨纳（Julia I. Metzner, MD），美国华盛顿州西雅图市华盛顿大学医学中心麻醉科

约翰 · D. 米切尔（John D. Mitchell, MD），美国马萨诸塞州波士顿市哈佛大学医学院附属贝斯以色列女执事医疗中心麻醉科

马克 · D. 纽曼（Mark D. Neuman, MD, MS），美国宾夕法尼亚州费城宾夕法尼亚大学医院麻醉科

拉莱 · E. 奥代孔（Lale E. Odekon, MD, PhD），美国马里兰州巴尔的摩市约翰斯霍普金斯湾景医学中心麻醉科

阿努普 · 帕纳尼（Anup Pamnani, MD），美国纽约州纽约市威尔 · 康乃尔医学院纽约医院麻醉科

杰拉尔多 · 罗德里格斯（Gerardo Rodriguez, MD），美国马萨诸塞

州波士顿市波士顿大学医学院附属波士顿医学中心麻醉科

G. 亚历克·鲁克（G. Alec Rooke, MD, PhD），美国华盛顿州西雅图市华盛顿大学医学中心麻醉科

史蒂文·J. 施瓦兹（Steven J. Schwartz, MD），美国马里兰州巴尔的摩市约翰斯霍普金斯医院麻醉与成人重症治疗科

弗雷德里克·塞伯（Frederick Sieber, MD），美国马里兰州巴尔的摩市约翰斯霍普金斯湾景医学中心麻醉与成人重症治疗科

杰弗里·H. 西尔弗斯坦（Jeffrey H. Silverstein, MD），美国纽约州纽约市西奈山医学院麻醉科

贾森·施特劳斯（Jason Strauss, MD），美国马萨诸塞州埃弗雷特市哈佛医学院剑桥卫生联盟精神科老年精神病学组

维杰·迪莱纳丹（Vijay Thillainathan, MD），美国伊利诺伊州芝加哥市洛许大学医学中心麻醉科

普尼塔·特里帕蒂（Punita Tripathi, MD），美国马里兰州巴尔的摩市约翰斯霍普金斯医学中心麻醉与重症医学科

乌切娜·O. 尤姆（Uchenna O. Umeh, MD），美国纽约州纽约市纽约大学关节疾病医院麻醉科

安娜·乌斯科娃（Anna Uskova, MD），美国宾夕法尼亚州匹兹堡市匹兹堡大学莎迪赛德长老会医学中心麻醉科

玛丽·安. 范恩（Mary Ann Vann, MD），美国马萨诸塞州波士顿市哈佛医学院贝斯以色列女执事医学中心麻醉、疼痛与重症治疗科

亚历山大·A. 维廷（Alexander A. Vitin, MD, PhD），美国华盛顿州西雅图市华盛顿大学医学中心麻醉与疼痛医学科

里沙·沃德汉（Richa Wardhan, MD），美国康涅狄格州纽黑文市耶鲁纽黑文医院麻醉科

亚当·杨（Adam Young, BS, MD），美国伊利诺伊州芝加哥市洛许大学医学中心麻醉科

前　言

变老或者变得更老，无论你是否接受，它都要来了。

在 1946 年至 1964 年间爆发性出生的 780 万新生儿，自 2011 年开始步入 65 岁高龄，这标志着一个新的巨大灰色美国开始了。至 2030 年，有 20% 的美国人年龄超过 65 岁，而 2015 年时仅 12%。这个巨大的变化使我们医疗系统面临巨大的挑战。问题是，我们准备好了没有？在麻醉学领域，尤其是围术期医疗，我们需要着眼看重人口老龄化带来的问题，因此我们要教育与培训我们的住院医师和同行们。我希望通过编写一部老年麻醉学指南，汇总出我们必须知道的知识以及一些我们经常讨论的老问题，比如种族，阿尔茨海默病，多重用药，如何做好老年病医疗顾问的角色。非常感谢热情参与此项重要工作的所有作者们！

希拉 · 瑞安 · 巴尼特
（Sheila Ryan Barnett）
于美国马萨诸塞州波士顿市

致　　谢

　　在我的个人职业生涯中，我非常感恩能与老年麻醉推动协会（SAGA）相识，尤其是亚历克和杰夫，他们给了我巨大的鼓舞、宝贵的援助与珍贵的友谊。

　　同时我要感谢弗里茨、德布、谢、克里斯、沙姆、特里、迈克、杰基、雅克以及其他我可能没提到的 SAGA 支持者，是你们让我体会到做一名专业老年麻醉医师的快乐。

目　　录

第五部分　常见的老年患者问题

第一部分

一般问题

第一章
人口老龄化与麻醉

概述

在过去的一个世纪里，美国人口的平均寿命显著延长。仅在 100 年前，人们在 50 岁前死亡较为常见。美国人口的平均寿命在 1900 年至 1940 年间增长了 14 岁。在如今出生的孩子中，95% 的平均寿命将超过 50 岁，更多的甚至可以达到 80 岁。

社会的发展和医疗水平的进步显著降低了一些以往被认为是致命疾病的发病率和死亡率。美国人口的预期生存寿命超过了过去 100 年的 1 倍，超过了整个人类历史进程的 3 倍。20 世纪后半期和 21 世纪初期因其人口老龄化增加而备受关注；美国人比以前生存时间更长。这种"美国老龄化"对国家的健康、社会和经济机构的资金有着重要的影响。

本章节阐述了美国人口老龄化。虽然有人会认为这部分内容枯燥，但我们仍然认为老龄化人口已经发展为人口学研究中一个令人激动的研究领域。人口老龄化是一门具有较强的数学基础的学科，也是众多社会和生物学领域政策制定者感兴趣的内容。因此，本章节将研究人口统计学数据如何变化及其与医疗实践的相关性，尤其关注老年患者的麻醉。这些数据在为老年手术患者医疗资源的分配方面的重要性尤为突出（图 1-1）。

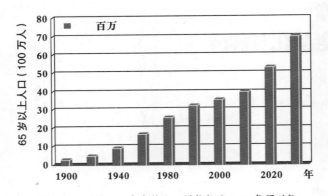

图1-1 过去100年老龄人口增长数及2020年预测数

数据来源：美国退休人员协会、美国卫生部和社会服务部,美国老年人增长概况,
1994年

什么是老龄

当今,"老龄"的普遍定义是指年龄大于65岁。研究这个定义的假定起源较为有趣。19世纪70年代到90年代,当奥托·冯·俾斯麦(1815-1898)担任德国总理时,他致力于如何避开社会主义的潜在威胁。他的计划是采纳社会主义者的一些措施。其中一项俾斯麦实施的机制是采用国家养老保险制度。在当时选择有资格获得养老保险的年龄是65岁。20世纪后期,仅仅只有4%的人口纳入参保范围,使得这个制度在经济上呈可持续发展状态。现在,超过20%的美国人口年龄大于65岁,这项制度的适用性已经遭到质疑。此外,这个定义基于一些社会政策,包括无财政补贴的生物学类、心理学类以及如社会经济学类和教育类其他因素在内的社会政策。因此,虽然目前我们对"老龄"的定义有点随意,但是,在研究者重新给予"老龄"一个更好的定义之前,我们仍继续沿用"年龄大于65岁"来形容这个人群。

什么是人口统计学

这个术语描述了人口的统计研究;从这些研究中获得数据被称为人口统计学。采用这些数据,我们可以在一些如年龄和性别的特征基础上研究人口管理人群。随着人口增长和时间推移，一个特定人群的价值分布能够为医疗卫生规划者提供必要的信息。了解目标人群的人口结构能够合理规划和正确配置有限的资源。

如何描述一个人群中的年龄分布

描述一个特定人群中年龄分布的标准工具被称为人口金字塔（年龄－性别金字塔）（图 1-2）。该图说明了一个人群中各种年龄段的分布。这个金字塔很典型，是由相互叠加的柱状图组成的。这些图是以 X 轴代表人口，Y 轴代表年龄描点绘制而成。它们能够代表每一个年龄阶段的人口所占的比例或数量。每一个柱状图以性别分类并以每 5 岁为一个年龄组进行排列。与传统的柱状图不同，这些金字塔的柱状图是轴线位于中间，面向两边排列。女性通常显示在右边，男性在左边。从这些图表上可以得到有关人口组发展的大量信息。在通常情况下，老年群体中女性多于男性，这与女性平均寿命较长有关。

人口的分布通常呈"金字塔"形。这种结构说明一个人群中，老年个体所占的比例小于年轻个体。这仅仅是对一个人群的各年龄群体进行的初步比较。这个金字塔的形态会根据社会类型的不同而改变。

人口转型（demographic transition, DT）是导致金字塔形态发生改变的原因。这种模型可以用来描绘当一个国家从工业化前经济体系发展为工业化经济体系时高出生率和高死亡率演变为低出生率和低死亡率

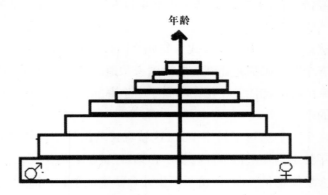

图 1-2　人口三角形分布图（这种分布因其图形呈"金字塔形"而命名）

的过程。随着社会的进步,人口出生率下降,各年龄段人群死亡率同样也下降。因此,总体人口的年龄结构将不再呈经典的直立三角形。

人口金字塔是社会政策规划者有用的工具。它们可被用来统计一个特定人群中需要支持的经济依赖者的数量。经济依赖者在广义上定义为不能工作的个体(儿童、退休人群)。在工业化社会,政府服务的利用率通常用来计算用于规划服务的抚养率。

一个社会的演变可以用四个不同的阶段或者人口转型来描述:

1. 第一阶段:工业化前社会,死亡率和出生率均较高并大致平衡。人口分布可以用经典的三角形分布来描述。

2. 第二阶段:这通常适用于发展中国家。由于社会环境的改善,死亡率急剧下降。在这个阶段,由于早期死亡率下降,人口三角形的底边变宽。

3. 第三阶段:随着社会和医疗条件的改善,出生率进一步下降。人口增长率趋于平稳,人口三角形开始出现膨胀。当社会遭受剧烈的膨胀时期后,人口三角逐步演变为所谓的"青年膨胀"。由于年轻人群数量的增长,人口三角形的中间部分逐渐膨胀。

4. 第四阶段:这个阶段的特点是低出生率和低死亡率。在这个时期,出生率降至更替水平以下,可能导致人口数量的下降。这导致的严重后果便是老龄人口过多,人口三角形中间膨胀以及出生率降低。最终,人口三角形倒置。由于优越的医疗和社会因素,出生于第二阶段的人群变老,导致老龄人口的膨胀。老龄人口劳动力较弱,这将意味着对社会和经济的依赖增加,经济负担加重以及劳动力下降。这就是目前美国面临的形势。

虽然最初的人口转变模式只有四个阶段,但近来有人建议有必要增加第五个阶段来描述亚洲发展中国家和地区妇女实际生育水平与更替生育率的社会特征。在死亡率高于出生率的许多欧洲国家中这是一个不争的事实。

当一个人群通过了转型模式,这就意味着出生率和死亡率的减少导致了年龄结构发生根本性改变。在第二阶段中,由于死亡率下降,人口数量大规模增长。而且,由于新生儿存活率的增长,导致儿童数量增长。随着模式的发展,优质的生存意味着人口老龄化。有一个潜在的假设,出生率高的人群将维持较高的繁殖率,儿童出生的数量也较高。这些变化的总体效应便是如图 1-2 所示的三角形结构将变得中间部分凸出并开始出现倒置,如图 1-3 所示。

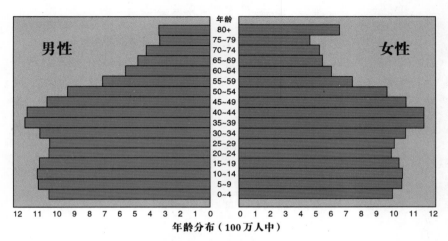

图 1-3　美国人口年龄分布(2000 年)

数据来源:美国人口普查局,国际数据基地(IDB)http//www.census.gov/ipc/www/idbnew.html

美国的老龄化

初步估计,如果工业化社会的人口平均寿命在 21 世纪持续增长,这些国家中多数 2000 年后出生的孩子将可以活到 100 岁。世界卫生组织(WHO)认为,到 2000 年全球年龄为 60 岁的人群已达到 6 亿,2025 年将达到 12 亿,2050 年将达到 20 亿。而且,他们还认为,全球年龄为 65 岁的人群大约有 4.92 亿:欧洲有 1.17 亿,4 300 万在北美,2.58亿在人口数量更大的亚洲。

人口老龄化是一个普遍现象。芝加哥大学的加里·S. 贝克尔(Gary S. Becker),1992 年获得诺贝尔经济学奖,他曾在 2000 年 1 月 31 日的《商务周刊上》写道:"长寿是 21 世纪最大的礼物"。21 世纪美国总人口明显增加,这个世纪将被称为老龄化的世纪。

如图 1-4 所示,美国人口增长并不均衡。美国总人口增加了约 3 倍,然而老龄人口增加了近 10 倍。美国人口普查局估计,到 21 世纪末,年

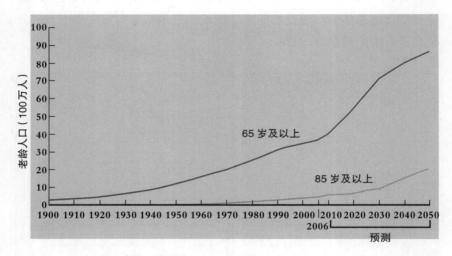

图 1-4 美国老龄人口数量

数据来源：美国人口普查局，人口估计与预测

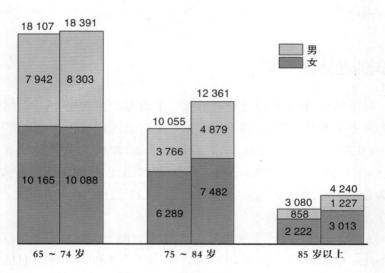

图 1-5 不同年龄组的增长规模

数据来源：美国人口普查局。Census 2000 Summary File 1；1990 Census of Population, General Population Characteristics, United States （1990 CP-1-1）

龄 65 岁的人口将占总人口的 13%。老龄人口的显著增长是一个值得注意的问题，特别是如图 1-5 所示的"老龄中的老龄"。1900 年，年龄大于 85 岁的人口不到 12.5 万，占老龄人口的 4%，到了 2000 年，比例增加到 12%。到 2030 年，年龄大于 85 岁的老龄人口将翻倍达 890 万。当这群人年龄达到 100 岁时，这种增长将更易被体会到。在美国，2000年期间达到退休年龄的人口有 5 万，在未来的 50 年，这个数量将增加10 倍。到 2030 年，推测将有超过 13 万美国人年龄超过 100 岁（图 1-5）。

平均寿命在过去的 100 年来稳步增长，然而，它在经济、宗教以及性别方面存在明显差异。此外，美国老年人口的增长在地域上并不均衡。按此发展，可以预见，有可能北方地区老龄人口数量减少而南方和西方地区的数量却在增加。

令人惊奇的是美国人口的平均寿命（78 岁）比西欧国家的平均寿命（大于 80 岁）低。女性人口平均寿命的增长更为显著：65 岁的女性比同龄的男性寿命可以延长 6 年。但到 85 岁时，性别差异对平均寿命的影响微乎其微。

在发展中国家，老龄人口规模的增长速度更为显著，且对包括麻醉医师在内的所有医疗卫生从业人员的影响巨大。当老龄人口数量相对较少时，经扩展的社会福利制度在财务上即具可行性。然而，当老龄人口的比例增加，给予老龄人口的财政和社会支持数量将会减少。

人群年龄结构的重要性

对于医疗卫生从业人员来说，年龄结构的意义在于不同年龄的人群有着不同的要求、能力和社会权利。这些特征中的多数从生物学上决定了其实际年龄相符的改变。从医疗保健的角度来看，与年龄相关的变化不仅影响外科治疗需要消耗的资源，而且也影响患者对麻醉的反应。

在美国，67 岁以上的人群有资格获得政府资助项目的医疗保险，也可以加入社会保障体系。正如我们最近几年所看到的，在美国，这些项目正在承受着财政上的巨大压力。随着老龄人口数量的持续增加和医疗资源的消费激增，形势有可能更为严峻。由于最近制定的医疗保险改革立法，维护该社会政策所面临的挑战可能会增加。

正如我们所看到的,无论在社会还是医疗方面,对"依靠"的定义均基于一个随意的社会分界点。老龄人口得到财政支持的年龄的分界点主要取决于一个国家提供福利项目的能力,还有一部分取决于社会的决定。人口金字塔提供的数据可以协助整个决策过程。

政府机构在制定社会政策时可以利用人口金字塔提供的信息作为参考。这些图并不具确定性,它们仅仅说明了平均年龄、出生率和死亡率的自然增长情况。这些模型可有助于估计某个特殊群体中需要经济资助的人群数量。为了进行社会规划,把经济依赖者定义为全日制学校的儿童、丧失劳动能力和年龄超过 65 岁(退休人群的选择)。所以,该定义提供了一个近似值。这个数字可以进一步用来计算人口的抚养比率。

对医疗卫生从业人员的意义

美国人口老龄化通常被视为促进医疗成本消耗增长的主要原因。人口老龄化的一个自然后果是疾病的发病率和致残率增加。在年龄超过 85 岁的人群中,疾病的发生率急剧上升。这种情况在种族之间也有差异,老龄人口中非裔美国人和西班牙裔的疾病发生率高于欧洲人。

虽然老龄人口是增加医疗卫生资源消耗的重要因素,但是我们应该正确看待这个问题。对医疗卫生资源消耗的分析,提示其他因素,特别是设备的持续复杂化也有较大的关系。值得庆幸的是,虽然人口老龄化使资源消耗增加,但是,这可以通过应用合理和协调发展的卫生政策来降低消耗。这些政策旨在减缓与老龄化相关的健康状况的下降率,并由此减少医疗卫生服务的需求。因此,不管是老年患者的数量增加,还是医疗过程中使用技术的成本增加,都使早已超负荷运转的医疗卫生体系更加不堪重负。

美国老龄人口的医疗开支占联邦卫生保健费的 50%。在美国,老龄患者占据了大约医院总床位的 40%,并且他们的住院时间会更长。老龄患者发生急性疾病时,他们的花费通常比年轻患者高,这主要是老龄患者还存在与年龄相关的并发症。老龄患者也有较高的残疾发生率,这将需要更高费用和更长时间的医疗护理。这些社会变革对美国医疗资源的花费有着较大的影响。它们也是医疗保险体系的主要压力,是医疗改革的加速器之一。

老龄化与外科手术

如前所述,平均寿命的延长以及慢性老年性疾病所致的死亡率的降低在不断扩大老年手术患者的比例。随着年龄的增长,成年患者也呈现出日益复杂的对环境、社会经济条件以及并发疾病状态的独特生理反应。生存到成年和成年之后,不同个体间可完全表达出甚至是最微妙的遗传性差异,但这些差异有可能在个体短暂的生命周期内中并非完全显而易见。人们在没有出生时很相似,而在步入老龄时代时又不同或独一无二。对老年手术患者精确的评估和合理的围术期管理对于所有医疗从业人员来说是一项巨大的挑战。

虽然 65 岁及以上的人口仅仅占美国人口的 12%,但是每年其手术量占美国 2 500 万手术总量的 1/3。他们花费了约 1/3 的医疗支出,以及每年 140 亿的联邦医疗预算的整整一半。因此,当代的每一个麻醉医师经过同期执业后最终成为在老年医学领域的亚专科医师,在向老年患者提供经济有效的医疗保健方面承担着特殊的责任。

对麻醉的影响

老年患者的外科治疗需要持续不成比例地大量占用社会和机构的医疗卫生资源。老年病的发病率增加,外科技术、麻醉技术以及重症加强医疗技术的提高,导致老年患者接受外科治疗的比例增加。在过去的几十年,麻醉学的一个显著的模式转变是老年外科患者的数量增加。据估计,美国施行麻醉的比例将增加大约 50%,这将显著增加麻醉医师的工作负荷。

常规术后住院治疗以及重症监护医疗,特别是在创伤后,经常因为感染、伤口愈合不良和老年危重患者多器官功能衰竭而使得病程延长或病情更加复杂。同样值得关注的是,最近发现一个并不复杂的手术也可能导致术后认知功能障碍(POCD),并有可能持续至少 3 个月。需要花费额外的时间和精力来照顾老年患者,因此对大多数麻醉医师的工作造成了影响。

老年人群的罹病率和死亡率与其他年龄人群组存在差异。将来麻醉学界有必要对麻醉医师进行有关老年麻醉的专业培训。小儿麻醉学在婴儿潮一代人的一生中已得到发展,现在这群人变成了老年人。现在是老年麻醉学的时代。

总结

在过去的一百年,我们见证了美国老龄人口的爆炸式增长。医疗技术和社会条件的改善导致死亡率降低。这种现象在老龄人群中比较显著。人口统计学的一般规律以及由这种规律发展而来的一个特殊工具——"人口金字塔",可有助于对这类人口进行描述和分析。

老龄可增加疾病的发生率,此类疾病通常需要手术治疗。因此,医疗卫生资源的增加必须面向这一增长的群体。此外,这种新的工作负荷将深刻影响 21 世纪麻醉服务的提供,对于当代和未来的麻醉从业人员来说这是一个应该被重视起来的突出的问题。

要点

- 美国老龄人口正在增加,尤其是 85 岁以上的老龄人。
- 美国人口老龄化对卫生保健有着显著影响。老龄人口医疗卫生保健的花费与年轻人群有所不同。如果考虑临终治疗,这些花费将会显著增加。
- 老年患者的外科治疗需要持续不成比例地大量占用社会和制度的医疗卫生保健资源,因此,持续增加的工作负荷将使 21 世纪早中期的麻醉医师更加不堪重负。

建 议 阅 读

1. Administration on Aging. A Profile of Older Americans in 2002: Washington DC: US Department of Health and Human Services 2003.
2. Christensen K, Doblhammer G, Rau R, et al. ageing populations: the challenges ahead.Lancet. 2009;374:1196–1208.
3. Christensen K, Doblhammer G, Rau R, et al. Ageing populations: the challenges ahead.Lancet. 2009;374:1196–1208.
4. Haaga JG. What's next for the demography of ageing? Popul. Dev. Rev. 2009;35:323–365.
5. Klopfenstein CE, Herrman FR, Michel JP, et al. The Influence of an ageing Surgical Population on the Anesthesia Workload: A Ten-Year Survey. AnesthAnalg. 1998; 86:1165–1170.
6. Manton G. Demographic trends for the ageing female population. J Amer Womens Medical Association. 1997;52:95–105.
7. Owens WD. Overview of anesthesia for the geriatric patient. Int Anesthesiol Clin. Summer.1988;26:96–97.
8. Rice DP, Fineman N. Economic implications of increased longevity in the United State07/ Table02.pdfs. Annu Rev Publ Health. 2004;25:457–473.
9. United Nations Statistics Division, Demographic yearbook, Table 2 http://unstats.un.org/unsd/ demographic/products/dyb/dyb20 .
10. United States Census Bureau State and County Quickfacts. http://quickfacts.census.gov/qfd/ states/00000.html .
11. US Census Bureau 1990. Current Population Reports.Special Studies, Centenarians in the United States.
12. US Census Bureau. The 65 Years and Over Population: 2000, October 2001.
13. Veering BT. Management of anaesthesia in elderly patients. Curr Opin Anaesthesiol. Jun 1999;12:333–336.
14. Wilmouth JR. Demography of Longevity: past, present and future trends. Exp Gerontol.2000;35:1111–1119.
15. World health Organization, Ageing and lifecourse http://www.who.int/ageing/en/ .

（迈克尔 · C. 刘易斯）

第二章
道德与法律的思考

概述

  道德是社会、机构和各行业为了规范其成员的预期行为而建立的标准。它们粗略地定义是非以及创建合适的预期行为。法律、规定和政策通常用来较明确地定义道德行为，而且被用来处罚错误的行为。本章节将描述麻醉医师在执业过程中如何适当及专业地进行诊疗而应当考虑的已有的道德和法规。美国每个州及其机构的法律、规定和政策不同，因此，麻醉医师在执业时必须熟悉自己所在地区的相应政策。

  老年患者治疗时所遵循的道德原则和法律与所有患者的治疗一样。在老龄人口中，道德和法律的话题逐渐升温。由于老龄人口的数量和比例逐渐增加，对医务工作者提出了严峻的挑战。65 岁以上的人口占美国人口的 12%，到 2050 年这个比例有望超过 20%。不少老龄患者由于慢性疗养或急性疾病导致决策能力逐渐减退，也有不少人活得比譬如配偶、兄弟姐妹和其他家庭成员等代理决策人更长或与他们失去联系。麻醉医师在对老年患者进行诊疗工作时面对的有关道德和法律的问题包括获得知情同意；决定一个患者是否有做知情选择和同意的能力；为没有决策能力的患者选择代理决策者；要求放弃复苏［"不复苏"（DNR）］对决定进行手术和麻醉的影响；以及无效医治。

知情同意

  获得知情同意的必要性是因为医师有道德和义务帮助患者在医疗效果相当的不同治疗方法中做出选择。知情同意，正如我们今天理解的一样,直到 20 世纪早期才出现,从那时起,医师很不情愿地放弃长期专制的医患关系,并逐渐接受社会所期望的公开有关患者治疗的有关事宜,即使这也包括公开病情预后不良的事宜。

获取知情同意的法律途径基于自主的道德准则。卡多佐法官在 1914 年从法律的角度阐述这个准则时说道:"每个有健全心智的成年人都有权利决定自己该接受什么样治疗……"之所以获取知情同意有必要,是因为社会相信有责任能力的患者具有自主决定权,而且禁止医师代替其决定有关护理和治疗方面的事宜。道德准则进一步定义了医疗从业人员对待患者的义务,包括行善,也就是做有益于患者或对治疗有用的事(做对的事);避免伤害,以避免伤害为原则做事(不做错事);社会福利,做有益于社会福利的事(社会公益)。

知情同意是医师与患者之间就提出的计划、治疗方法或手术方案首先进行讨论,并最终经患者同意得以继续实施。这种讨论必须涉及的重要方面包括患者的诊断和计划进行的治疗,让患者能够有自己的观点,包括治疗与否,以及根据其需要和价值观念背景下做出正确的决定。在签订同意书的同时建立一个有关同意书已得到知情的法律推定,而单独签订同意书不能证明此同意书具备法律责任。

直到近来为止,人们普遍认为同意手术意味着同意麻醉,这样做是为了麻醉医师能够获得单独的同意。随着外科手术越来越复杂以及不同专业的分工,每个专业掌控着整个治疗计划中他们负责的那部分,法庭赞同放弃"船长"学说,并赞成每个执业医师均要对其实施的治疗负责。麻醉方案在外科医师直接控制之外,使得麻醉医师单独对其实施的方案负责。正因如此,麻醉医师有义务通过与患者讨论来制定麻醉方案,并且在进行诊疗之前要获得患者的同意。

医师对获得别人知情同意的过程负责,而且,他们对知情同意的充分性也要负责。一旦获得知情同意,医师应当在病历中记录下这一讨论决定。医院制度通常要求患者和医师共同制定和签署知情同意书。签署知情同意书的作用是建立知情同意已获得的法律推定,使患者很难以原告的身份宣称没有被告知风险和手术或治疗计划的改变。一旦签署了知情同意书,医师就有义务告知患者有关治疗或拟实施手术的方案,无论是亲自或通过别人。

表 2-1　　因疏忽造成违反知情同意的因素

与违反知情同意有关的法律因素
未告知患者的诊断和身体状况
未充分告知患者所提出治疗方案的本质
未能提供所提出治疗方案的成功概率
未能为患者提供合理的推荐治疗方案的替代方法
未披露与合理的治疗方案有关的使患者能够做出明智的选择（包括选择拒绝治疗）的重大风险和负担

　　满足知情同意的几个必要步骤列于表 2-1 中。信息通常对于患者做出知情决策很重要亦很有必要,包括:①提供诊断;②介绍所提供的治疗和手段的本质和目的,发生风险的可能性和严重性,以及所发生的风险是暂时性还是永久性;③提供合理的替代治疗方案包括全身麻醉、局部麻醉伴或不伴适度镇静,以及椎管内或区域神经阻滞。当在描述提出的治疗方案时,没有必要描述专业细节,以及在进行手术或治疗时的操作技术或机械手段,也没有必要告知患者已知的内容。这种讨论应以患者理解的语言进行沟通,平实的语言较专业术语更为合适。若患者需要翻译,医师有义务让听得懂患者语言和文化的有资质的人员进行解释,能够使患者明白自己的身体条件和所选治疗方案。越来越多的人期望知情同意应当包括有关患者所选不同治疗或手术方案的成功概率,以及选择或不选择这种治疗方案的风险和益处。

　　有关知情同意的其他方面包括医师是否被要求告知自身的经验或所进行的治疗或手术的结局,以及他们是否应该告知自己的健康状况以免影响治疗计划或患者的风险。越来越多的研究证明,当一些治疗如心脏外科手术或癌症治疗在专业中心实施时,患者的发病率和死亡率下降。可以预料,披露所提供治疗方案的成功率,如以其他医师或中心为基准将成为知情同意讨论的一个附加内容。马里兰州法庭认为医师有责任告知患者他感染了 HIV 病毒,即使感染传播的风险很小。

　　执业医师未经知情同意进行手术需要负的法律责任源于民事侵权中的人身伤害。人身伤害作为民事行为,指的是在未获得他人同意的情况下,有意地、不正当地进行身体接触,并造成伤害或者冒犯的行为。1095 年,明尼苏达州的一个外科医师是第一个因为未取得患者知情同意以人身伤害罪而被成功控告为侵权的医师。在莫尔与威廉姆斯的案例中，莫尔因疾病同意行右耳手术，当他被实施麻醉后，手术医生威廉姆斯认为他的右耳没有严重到需要进行手术治疗，认为左耳更为严重且需要手术治疗。威廉姆斯没有停下手术，唤醒患者，征得其进行左耳手术的同意，即进行了手术。手术进行得很顺利，治疗效果也较好。手术后，莫尔控告威廉姆斯手术没有征得其同意，要求经济赔偿。当案件上诉到明尼苏达州最高法院，法官承认患者左耳确实有问题，也确实需要手术治疗，手术很成功，外科医师很诚实，没有不良意图。尽管如此，法官仍宣告在未经得患者同意下进行手术是错误且非法的。

有关缺乏知情同意的法律救济一直持续到20世纪60年代，这时法律开始认为侵权行为是对于未获取知情同意的一项合适的法律救济，至今仍保留，以备医师未获取任何同意的有限情况发生。如今，几乎所有国家都将为未获得患者知情同意视为违背医师的职业责任并对其进行一项过失测试。

根据过失理论认为，获取知情同意的法律义务来自于每个医师在对他人造成伤害可能的结果应有的谨慎。获得知情同意的责任可以豁免的情况仅见于：①存在紧急情况，患者无意识或没有能力行使知情同意，以及不能应对迫在眉睫的伤害；②在极少数情况下披露的风险会造成严重的损害患者的心理威胁，甚至成为医学禁忌。

一些州对未履行知情同意的定义较为严格，要求原告患者在上诉前出示对其躯体完整性的侵犯证明。其他州尚需针对这种过失进行一项更为全面的测试。这些州要求作为原告的患者仅出示证明医师未履行知情同意的证据（表2-1）。当试图认定医师或其他医务人员的治疗是否存在过失时，法庭会在理性的医师和患者发生诊疗活动的情景下来审视标准治疗下的这种行为。理性的患者或医疗从业人员在法律上是指那些在社会要求能够保护其利益和其他人的利益的前提下有足够的注意力、知识、智力和判断力的个体。理性的人是虚构的，他从不会疏忽，且其行为始终在标准之上。通过运用理性人员测试，法庭将医师从那些在特定案例中对未充分告知报以不切实际的期望的个体中区分出来。

对于作为原告的患者能够成功控告医师未履行知情同意的法律门槛通常较高，其不同于原告单纯控诉的知情疏忽。在适当的时候且合法的前提下，律师可能会把知情疏忽与其他医疗事故合并提起诉讼。

保证充分告知最好的方法是在进行诊疗活动时严格按照良好的医疗实践标准进行。在进行麻醉或手术前，麻醉医师应该花时间告知患者其诊断和预后，提供合理的治疗方案包括不予治疗，告知患者医师推荐的最好的治疗方案。患者应有机会向医师提问，且应得到其满意的回答，然后可以在可选择的替代方案中进行选择，包括选择其他的麻醉医师或放弃手术治疗。医师可由于以下原因选择放弃获取知情同意：①存在紧急情况，患者无意识或无能力行使知情同意，以及不能应对迫在眉睫的伤害；②在极少数情况下披露的风险会造成严重的损害患者的心理威胁甚至成为医学禁忌，对于这种特殊情况医师应该在病历中进行记录。

如果患者能力较弱或不能提供知情同意，医师有责任从患者的法律代理人、监护人或代理决策人那里获取知情同意。如果患者的决定能力较弱，有必要征得代理决策人、家属或朋友的支持，经与他们商量后为患者做出决定。在非紧急情况下，如果患者缺乏做出决定的能力而且法定代理决策人不在现场，医师必须让法定监护人代表患者的利益做出决定。

评估做出知情选择的能力

患者与生俱有的自我决定权力和医师在实施医疗活动或有创治疗之前征得患者同意的义务是基于这样一个假设，即患者具有自主选择的心智能力。自主的选择是经过计划的，在理解的情况下做出的且不受外界因素影响。尽管高龄和决策能力下降之间具有一定的相关性，但是年龄增长并没有削减自主选择的权力。痴呆的发病率随着年龄的增长而增加，尤其是那些年龄超过85岁的老年人。加之慢性疾病发病率的增加、药物的不良反应的易感性，以及其他风险因素的综合作用使得老年人决策能力减弱的概率增加。决策能力减弱可为暂时性或永久性，其对法律和医疗均有意义。

能力（competency）是一个法律用语，是指一个人有管理自己事务物的权力，并且能够为自己的行为和决定负法律责任。法律通常假定成年患者是有能力的，除非法庭宣称他们没有能力。在对患者实际的心智能力进行正式调查后并呈出表明他们缺乏必要的功能性能力为自身利益做出决策时,一些既往有能力的患者可能会被法庭认定为没有能力(事实上无能力)。事实上无能力包括昏迷患者、严重的精神受创和那些严重的精神疾病的患者。当法庭认为一个人没有能力,法庭事实上将会保护他(她)的福利,并委派一个监护人来行使其权益。作为一项法律问题,宣称一个患者没有能力是一件很严重的事情,比刑法定罪更能扰乱生活和剥夺自由。传统上法庭审定能力是广义的:患者有能力或无能力。最近一些法庭开始根据实际情况考察能力。比如,一个患有早期痴呆的患者可能仍有能力就自己的医疗问题做出全部或部分决定,但是可能却没有能力管理自己的财政事务。

与法庭经法律认定的能力所不同的是,医师和其他医务人员通常被要求就患者能否做出合理选择的能力进行鉴定。临床上,一个患者缺乏决策能力的鉴定结果几乎与法律认定的无能力相同。做出知情决定的医学能力的程度没有明确的界限,反而很微妙,使得此类鉴定很困难。一般情况下,患者必须有很强的能力来决定同意或由于某些复杂性和微妙的关系而拒绝治疗。当治疗可能会导致严重的经济负担或残废,这种情况下有的患者会同意而有的患者会拒绝。较低水平的决策能力通常被用来进行一些简单的或是经济负担小的治疗决定,或者是在相同或相似的情况下通情达理的患者会同意的治疗活动。而且,一个患者的理解和推理的认知能力可能会因为他们的身体状况或疾病而改变,或因药物和治疗而改变。结果,一个患者做出知情决策的能力可能每小时或每天都会发生变化。

虽然医师保护患者的自主权以及获得他们的知情同意很重要,但他们也有义务分辨出无能力做出理性选择的患者,并帮他们找到代理决策人。获得同意的过程应当测试以下能力,包括测定患者在无外界影响或强迫下做出选择的能力;他们的洞察力;推理能力以及理解在选择其他替代治疗的情况下所承担的风险和利益所需的判断力;在所有选择中做出合理决定所需的理性能力;他们的决定是否与他们的利益和价值相一致或者与他们的初衷一致(表2-2和表2-3)。

若在与患者进行交流的过程中,医师怀疑患者缺乏做出知情决定的能力,那么医师应当在获取知情同意前要求并获得患者能力的正式评估。在非紧急情况下,缺乏做出知情选择能力的患者应当在同意一项治疗计划前对其能力进行正式评估。当遇到一个能力难以判断的患者,医师应当避免立即轻易将权力交给患者的代理决策人,让其代表患者利益做出决定。

表2-2　能力要素

做出知情同意所需的功能性认知能力
交流和表述选择的能力
洞察力、判断力、记忆力以及治疗决策相关的信息评估的能力
在满足患者自身价值的情况下对治疗的意义的理解力,特别是治疗对其身体条件、潜在利益和负担的影响,也包括不治疗
做出理性决定以及在可使用的治疗方案中选择一种方案的能力

表2-3　能力评测工具

用于评估心理智力的方法
简易精神状态测试（MMSE）
麦克阿瑟能力评估工具（MacCAT-T）
Edelstein Hopemont能力评估目录
神经行为认知状态测试
痴呆分级量表
韦氏成人智力量表
老年人精神抑郁量表
流行病学研究中心抑郁量表
短期精神病评定量表
全面衰退量表
阿尔茨海默病评定量表
短暂的认知评价得分
剑桥精神障碍老年人检查
阿尔茨海默病的分型目录
痴呆的诊断筛查问卷
精神状态问卷
AARP执行认知功能的措施

对于没有能力的患者,医师有义务从患者指定的健康代理人那里获取知情同意,如若不行,则从患者的代理决策人那里获取。假如患者的能力减弱但尚有能力做出知情决策,在患者允许下,让患者的家庭成员或朋友商量后帮助患者做出决定可能比较适合。在非紧急情况下,如果患者没有能力做出知情决策或没有法定代理决策人,医师必须得到法定监护人的委托来决定患者的利益。

预立指示

历史和科学的发展使危重患者的医疗决策变得复杂。医学上的家长制作风文化已对患者的权力、自主权以及知情同意权有所让步。同时，当今复杂的技术使我们能够通过采用人为的方法延长老年患者的生命，但是通常不能恢复到他们之前的功能水平或独立能力。为患者个体做出最好的治疗计划需要医疗从业人员做出正确的判断，以及根据每一个患者的价值观和影响他（她）生命质量和时间而倾向提供合理地选择。当患者没有能力自己做决定而需要其他人为其利益做出决定时，这些决定的复杂程度将变得更加复杂。医疗、法律和道德团体一直主张使用预立指示来减小这些情况的不确定性。

卫生保健预立指示使得患者代理人、委托人和家人在患者没有能力的时候维护患者的利益。它们是法律文件，在医疗环境中的运用比在法庭上还常见。"这是我们应该做的"——医疗决策是私事，最好让患者自己决定，医师只能辅助。医疗和法律上普遍认为法庭应该保留最后手段来处理患者和医师之间的争执。双方的情感代价可能会很巨大且明显延迟。法律救济通常是"不得当、侵入、傲慢和适得其反的，医师不想为医疗护理提出诉讼，同样，患者不想，律师和法官也不想。"

1992年，为了鼓励住院患者表达预立指示，国会制定了患者自决权法案。该法案要求医院、疗养院、家庭保健机构和收容所提供关于在国家法律规定下他们医疗决策的权利，以及制定预立指示的权利的书面文件。尽管这种强制性的努力是为了鼓励执行预立指示，但是，仅仅10%～25%的患者完成了预立指示，而且这些文件常常被医务人员忽视。在这些完成预立指示的患者中，约5%是年龄在40岁以下的成年人，而70%是老年人。有趣的是，医师为他们自己执行预立指示的可能性小于普通人群。然而，当医师被调查时，他们表示万一他们发生严重的或危及生命的疾病时，他们倾向于限制医疗干预。

2005年春天，为处于植物状态的佛罗里达州妇女特莉·夏沃做出结束生命的决定结束了公众的关注以及她和她丈夫的悲剧。夏沃先生因为一直坚持中断妻子的输液治疗，以及通过鼻饲管人工输送营养而与妻子的父母有争执，此事引起了媒体、法庭、佛罗里达州立法机关、佛罗里达州地方长官吉布·布什、美国国会和总统乔治·布什的关注。在以后的 7 年里，打了近 20 起官司，夏沃夫人的病例再次复审，因为多数医师、律师和生物伦理学家认为 1976 年新泽西州最高法院对凯伦·昆兰案件，以及后来在 1990 年美国最高法院的裁决的南希·克鲁詹案例的裁决较好。

虽然大多数美国人相信特莉·夏沃案例代表医疗决策和明确的法律中掺入了政治，但是，它强调了大多数人都不希望维持靠人工方法来存活的植物状态的事实。该案件所引起的公众宣传呼吁关注家人公开相互讨论其医疗愿望，并希望建立一个医疗预立指示和指定卫生保健机构。

继夏沃的案件后，法律逐渐明确；无能力的患者仍然有自决权。医师应该鼓励卫生保健机构维护患者的最佳利益，设想如果他们能够表达自己选择的话会有什么要求，协助他们做出与之相符的治疗决定。

预立指示最早的形式是生前遗嘱。生前遗嘱或声明是 47 个州法律承认的有尊严指令的死亡。生前遗嘱是对主治医师提供的特殊指令文件，申明患者在生命晚期丧失能力时其对治疗的要求。治疗方法的选择通常与患者希望靠人工生命支持方法以维持生命的限制有关。生前遗嘱在诊断为绝症、生命晚期或者两个医师同时诊断为植物状态的情况下，由于失去决策能力而生效。在通常情况下，生前遗嘱会指导医师提供或拒绝延缓死亡的方法，比如人工营养、机械通气、肾脏透析以及何时仅实施舒服安抚治疗。生前遗嘱的优点是，它让患者直接与他们的医护人员交流，而且不需要第三方参与决定他的利益。然而，生前遗嘱的局限性是没有提供在无法预见的情况下的指示。正是这个原因，律师越来越多地鼓励患者签订一个长期的卫生保健委托书或指定一个卫生保健代理机构。万一没有了行为能力，与生前遗嘱相比，长期的卫生保健委托书的优点是它允许某一个人代理任何或所有的医疗决策、常规程序和临终治疗，也可以是一个卫生保健机构、委托人或代理人。如果患者仍有能力表达知情选择，长期的卫生保健委托书自然终止。

在这种形式的预立医疗指示下，指定的卫生保健人员可以与治疗医师交换意见、回顾医疗记录，并代表患者的利益行事。如果患者的意愿未知或不清楚，代理人可以按照他们认为的患者最大利益来进行。当医师不同意患者的预立医疗指示或某个卫生保健代理人为其所做的决定时,他应该避免诱导患者改变自己的价值观并且评判患者的治疗。医师或其他医务人员若这样做就会将自己陷入人身伤害、疏忽或故意情感伤害的断言中。在极少数情况下,当医师或医疗团队的其他成员都真正关注由患者的代理人行使的选择,那么伦理委员会审查或寻找医院风险管理办公室的意见是有必要的。

虽然多数预立指示是以书面形式存在,但一些州允许有行为能力的患者向他的主管医师创建一个口头的预立指示,或者创建法定许可定义的独立专业。在这些情况下,医师应该将口头预立指示记录到病历中,并且要求患者和目击者签署这些条款。

只有有行为能力的患者可以直接创建或废除预立指示,而且无行为能力的鉴定通常表示患者不再有能力创造或改变预立指示。然而,在一些州,法律允许患者在任何时候废除预立指示,不管其精神状态如何。在这些州,一旦废除,无论多么令人难以置信或不合时宜,长期效力将终止。

代理决策

在没有预立指示或生前遗嘱的情况下,一些州已立法允许家庭成员、挚友和同居伴侣作为代理人为患者的利益做出医疗决策。这些法律通常制定得层次清晰,规定谁有权做代理人。代理人与医疗保健代理人不同,代理人在做出维护患者最大利益的决定时的权力是有限的。然而大多数人都接受了使用法律代理人来维护患者利益,在1/3的案件中,他们未能准确地反映患者终末治疗的要求,而且通常错误地提供与患者需求不相符的干预。而且,代理人之间意见不一致,比如成人子女间或兄弟姐妹之间,都可能使维护患者利益的决策制定变得复杂。

围术期 DNR 决议

麻醉医师将面临的,特别是在照顾老年患者时关于预立指示的规定称为 DNR 决议。虽然自 20 世纪 70 年代以来,这些决议都通常在医疗实践中被广泛接受,然而仍被外科医师和麻醉医师劝阻或忽视。一些医院手术室还规定在围术期暂停患者的 DNR 决议。

术中和术后暂停 DNR 决议的拥护者认为手术和麻醉常引起生理不稳定,需要进行复苏干预,而拒绝复苏干预免不了会对手术团队的治疗方案选择有所限制。复苏干预包括:气管插管术、机械通气、输注血制品、静脉注射、心律失常或维持血压药物的管理等 DNR 决议中的代表性的干预措施。围术期放弃 DNR 决议的另外一个原因是保护工作人员,以免他们可能会认为患者的死亡与自己有关,或者避免没有事实依据的法律关注,认为手术团队应该要为其疏忽的行为负责。

有关继续在手术室尊重患者的 DNR 要求的争论认为有必要维持手术益处和相关负担之间的平衡(表 2–4)。在生命的尽头,手术可能可以为存活时间不长的患者或复苏无有益处的患者提供姑息性治疗。比如,一个梗阻性食管癌的患者可能可以通过胃造口术以便喂食中获益,从而提高生活质量,但是可能不希望在治疗中或治疗后发生心搏骤停时医师对其进行复苏。

表 2–4 行为能力评估

何时考虑患者的决策能力受损
患者精神状态突然改变 患者拒绝接受合理的治疗,而又不能提供这样做的合理的和正当的理由无论何时治疗都需要得到同意,特别是有创的、实验性的或烦琐的治疗患者患有不稳定或未经治疗的神经或精神疾病(即焦虑、抑郁、精神错乱)患者存在与决策能力受损有关的环境因素,如睡眠剥夺、脓毒症、谵妄、长时间住院、轻度痴呆、近期手术史以及高龄

由于社会价值观的改变,1993 年和 1994 年美国麻醉医师协会发表声明,支持对手术患者的 DNR 决议进行重新评估而不是自动废除。这些立场声明鼓励手术团队成员术前与患者见面,商讨必要时的复苏计划。当身处终末期的患者被问及对他们的 DNR 有何要求时,几乎所有患者都要求参加有关会发生什么的讨论。适用于手术医师团队的选择包括(表 2–5):①在围术期规定的时间内暂停 DNR;②启动手术导向医嘱以允许或禁止特定的干预措施如气管插管、术后机械通气、胸外按压、除颤、输血、血管活性药物的应用或有创的血流动力学监测;③启动优先考虑结果而非手术的目标导向医嘱。目标导向结局认为患者考虑治疗是依据他们对预后的影响能力。通过对预期结果的同意,外科治疗团队可以通过他们的临床判断来指导特异性干预以实现患者的目

标。目标导向治疗强调了患者希望从手术中获益和他们愿意承受的负担之间的矛盾，以及这种情况下成功的可能性。

表 2-5　围术期各种 DNR 决议的标准

围术期改变DNR决议的选择
全面复苏—围术期暂停DNR决议
手术导向的有限复苏—若有必要，在围术期可提前决定相互同意的可使用的特殊复苏手段的清单
暂时性和可逆性事件的目标导向的有限复苏—将复苏限制于暂时和可逆的条件—为围术期可能发生的暂时的和可逆的事件提供复苏手段
与患者表述目标和价值观相符的目标导向的有限复苏—为促进实现患者的目标和价值观提供一般复苏措施

既然内科治疗和外科手术的目标是为患者提供有意义的益处，在拟实施手术前讨论 DNR 决议是很重要的。麻醉医师认为高达 46% 的患者可能不知道他们的病历中存在 DNR 决议，即使他们有行为能力。讨论围术期如何修改 DNR 决议的方法取决于手术类型、患者的身体状况、个人价值观，以及外科治疗团队的信念。相关医疗从业人员的讨论应该包括外科医师、重症治疗医师、初级保健医师和护士，以及当结束时尊重患者的自主权和治疗团队的所有成员均能够遵守协议。

麻醉医师无法履行患者的请求或其代理人在医学或道德上的要求，应以不带偏见的方式退出并及时更替麻醉医师。如果提出的 DNR 修改意见与"治疗通用标准、伦理行为或机构的政策有冲突，那么麻醉医师应该声明他的关注点，并将情况汇报给伦理委员会或其他相应的机构"。在预防病情进一步发展或减少患者痛苦的必要时间内，若无其他医师可以替换，存在冲突的麻醉医师应在留意患者的治疗目标和个人价值的同时，适当遵守患者的指示，继续提供医疗服务。这样做是秉承美国医学协会的医学伦理准则。

在患者出现需要立即干预的急诊情况下，麻醉医师义务的一个例外是澄清患者的意愿。在无明确的指令要求限制治疗选择的情况下，手术医疗团队应该就不同的替代治疗方案的益处或无效达成共识并启动治疗。在不确定的时候，即使做错事坚持治疗也是合理的行为，直到患者的要求已知。从法律上和道德上，医师应将拒绝和撤回无效治疗视为等同。

围术期的无效医疗

无效医疗指的是不再为患者提供任何明显益处的干预措施。与知情同意和预立医疗指示不同,它强调的是患者有权从合理的可选医学治疗方案中选择,包括拒绝进一步治疗的权力、无效医疗本身涉及医师的权力和拒绝无治疗益处的医疗的义务。

无效可被视为定量指标,即对患者有意义的可能性非常小,或被视为定性指标,即治疗所获得的益处非常低。在这两种情况下,无效医疗考虑到是否某种特定医疗干预或治疗能够使患者受益的前景。对无效医疗的关注正在增加,部分是由于以下冲突所致,即医学技术的进步允许医师让危重患者存活时间更长的能力,与这种治疗通常不能治愈或解决患者基础疾病的现实之间的冲突。维持血压、提供通气、提供营养或治疗感染的干预措施可能可以延长生命,但可能无法恢复患者到能够允许他们有意义和尊严地活着的状态,且可能增加痛苦。

无效医疗的决定并不试图强调患者治疗的资源配给问题,因为它不包括成本的分析,或考虑现有资源的分配。分析无效医疗需要问的问题是:"一项特殊干预措施使患者受益的可能性如何",而不是"这项治疗费用是多少"或"有其他患者可能会受益于这种治疗吗"。无效医疗的决定也无法考虑实验性干预,因为无效的分析需要通过证据评价以得出一个总结,即所推荐的治疗不大可能使患者得到合理的利益。实验性治疗就其本质只能看作是实验,因其治疗效果未知。

无效医疗是医学职业道德方面的一个热门话题,并且医疗界指导其医师当出现这种环境时应该怎样进行。美国医学会的医疗道德法典就当医师面临无效事件时提供具体的指导。它指导医师:当"进一步干预治疗不能延长患者生命时,医师有义务将治疗的目的转移至舒适和(生命)终止"。它认为无效医疗的认定过程需要进行价值评估;如此决策应该考虑"患者和代理人对有价值预后的评价";以及考虑"医师和其他医务人员对治疗目的的看法,即在对患者无益处或对其他人无正当利益时不应延长患者死亡过程"。无效医疗的决定也必须考虑"社会和机构的标准,从而相应地可能应用生理性或功能性预后作为衡量标准"。当医师和患者或其代理人就治疗是否无效时发生意见分歧时,努力解决分歧的方法应该采用为患者提供法定诉讼程序的方式(表2-6)。

表2-6　无效声明

确定无效医疗的六步法
什么是导致患者医治无效的原因？医师、家庭以及机构可接受的限制范围是什么？在患者或委托人就上述问题达成共识之前，提前认真考虑并谈判
患者及其委托人与医师应尽可能地就进一步治疗是无效的达成一致
如果就进一步治疗是否无效不能达成一致，当事人应该在伦理委员会或其他机构的帮助下就进行中的治疗达成一致
如果机构审查后支持患者的立场，但医师仍未被说服，那么医师应及时将治疗转至其他医师
如果审查支持医师的观点，但患者及其委托人未被说服，那么应为患者提供帮助转移至另外机构
如果患者不能被转移，那么医师和机构则无义务继续提供无效治疗，医师应该通知医院的风险管理部门或法律部门就如何继续寻求进一步建议或指示

在一些情况下，为了帮助患者或其家属承受更为严重的情况，或为达到患者的某个终结点提供时间，暂时性继续进行认定为无效的治疗在医学上是可行的。例如，对晚期疾病的患者持续机械通气或肾脏透析可能较为合适，这样做是为了有时间让家庭成员与神职人员沟通或允许家庭成员从其他地方赶过来见患者最后一面。无论什么情况下，使患者或代理人消除疑虑至关重要，应让他们知道已做好所能做的一切以保证患者的舒适和尊严。

虽然道德和医学界就如何进行涉及无效医疗相关事宜取得了一个明确的共识，这个问题在法律上仍为未知。经验证实，几乎所有的患者及其代理人与医师之间的分歧，经上述的正当法律程序方法都可成功解决。在少数情况下，医师试图拒绝医疗服务会在法庭上被质疑并得到出乎意料的结果。

最近，弗吉尼亚州和马里兰州的立法者正在尝试就患者为自己的医疗健康做决定的权力和医师放弃无效治疗的义务之间做出平衡而努力。1992年，弗吉尼亚州修正了医疗保安决定法案，包括以下规定："这篇文章中没有任何地方写到要求医师为被认为医学和伦理上不适合的患者开处方或给予药物治疗"。虽然法令没有定义什么是医学上或伦理上适合，但其承认医师自治权这个概念。马里兰州的卫生保健决策法令与弗吉尼亚州的法令很相似。这个法令颁布于1993年，当医师拒绝治疗患者,而这样做将违背自己的医学判断的情况发生时,该法令用专业的语言将医师的权力编入法典。

法典第 5 节第 611 页写道:"这个副标题中没有任何地方提到要求医师为被认为医学上无效的患者开处方或给予药物治疗"。而且还提到,当有两个医师以书面形式证明治疗无效,以及患者及其代理人对决定知情同意的情况下,医师可以拒绝保留或撤除无效治疗。马里兰州的法律比弗吉尼亚州的法律规定先进之处在于法令中提出了医学上无效治疗的定义:"医学上无效的治疗,是指在合理的确定程度下,一项医疗操作不能:①预防或减缓患者的健康状况恶化;②阻止患者即将发生的死亡"。但是仍不确定的是,当遇到挑战时,州法院国家法律如何解读这些法令,以及联邦法律如紧急医疗救治和劳动法,是否会优先于州法律来处理这一重要问题。

只有将来法院挑战更为明确的有关医师拒绝无效治疗的义务的合法限制时,医师和医院才能继续在现有的道德和专业的指导下工作,以保持医疗义务和患者自我决定权之间的平衡。

要点

- 道德和法律准则在老年患者和年轻患者中是相同的。然而,由于老年患者常出现心智能力的衰退、急性和慢性疾病以及残疾等,导致老年患者中此类问题更为常见。
- 知情同意书应包括就推荐的手术和合理的麻醉替代方案所进行讨论,如全身麻醉和区域麻醉的优点和缺点。
- 在急诊手术发生时,获取知情同意的义务可以豁免。
- 如果患者的行为能力减退或无能力提供知情同意,医生有义务从患者的法定医疗代理机构、监护人或代理决策人处获取知情同意。
- 能力是一个法律术语,指的是患者有管理自己事务和做决定的权力。一般而言,除非法庭认为患者没有能力,患者均应视为具备能力。
- 预立指示允许患者在没有行为能力的时候代理自己行使自己

的权益；生前遗嘱是最早的范例形式。

- DNR 决议应以所拟建议实施的手术为背景进行讨论，而且应该和所有相关的医护人员进行讨论。
- 无效医疗是指不再为患者提供任何明显益处的干预措施。

建 议 阅 读

1. American Medical Association. Code of Medical Ethics Current Opinions with Annotations,Chicago: American Medical Association. http://www.ama-assn.org/ama/pub/physicianresources/medical-ethics.page and www.ASAhq.org .

2. American Society of Anesthesiologists: Perioperative DNR Orders to Limit Resuscitation. Syllabuson on Ethics, American Society of Anesthesiologists. http://www.ama-assn.org/ama/pub/physicianresources/medical-ethics.page and http://www.ASAhq.org .

3. Annas GJ, Densberger, JE. Competence to refuse medical treatment: Autonomy versus Paternalism,15 Toledo L. Rev. 1984; 561 at 568.

4. Appelbaum P, Grisso T. Assessing Patients' Capacities to Consent to Treatment. N Engl J Med.1988; 319:1635–1638.

5. Chow G, Czarny M. CURVES: A Mnemonic for Determining Medical Decision-MakingCapacity and Providing Emergency Treatment in the Acute Setting. CHEST. 2010; 137:421–427.

6. Gorman WF. Testamentary Capacity in Alzheimer's Disease. 4 Elder L. Rev. 1996; 225.

7. Grisso T, Applebaum PS. Assessing Competence to Consent to Treatment, A Guide for Physicians and Other Health Professionals. New York: Oxford University Press. 1998.

8. Hoehner P. Ethical Management of the Elderly Patient. Chapter 4. Geriatric Anesthesiology. 2nd Edition. 2008.

9. Kapp MB, Mossman D. Measuring Decisional Capacity: Cautions on the Construction of a "Capacitometer." 2 Psych. Pub. Pol. and L. 1996; 73.

10. Norman GV. Do-not-resuscitate Orders During Anesthesia and Urgent Procedures.Ethics in Medicine. Seattle Washington: University of Washington School of Medicine 1998.

11. Pollock, SG. Life and Death Decisions: Who Makes Them and by What Standards? 47 Rutgers L.Rev.1989; 505.

12. Post LF, Blustein J, Dubler NN. 1999. The doctor-proxy relationship: An untapped resource Journal of Law, Medicine & Ethics 27(1):5–12. Prendergast TJ. 2001.

13. Simon J. Refusal of Care: The Physician-Patient Relationship and Decisionmaking Capacity. Ann Emerg Medicine. 2007; 50:456–461.

14. Shalowitz DI, Garrett-Mayer E, Wendler D. The Accuracy of Surrogate Decision Makers, Arch Intern Med. 2006; 166:493–497.

（凯文 · B. 盖罗德　阿德里安娜 · N. 狄克逊）

第三章
老年患者的麻醉方案

为什么麻醉方案的选择对于老年患者很重要?

老年患者较年轻患者相比有较高的术后并发症发病率和死亡率。虽然多数风险增加并非仅仅被麻醉的选择所影响,但避免哪怕是极小的并发症都可能改善预后。老年患者的术后并发症后果可能较为严重。退伍军人管理局的一项研究数据显示,术后并发症的发生使年龄超过80岁的患者的 30 天死亡率提高了 25%。老年人中的高龄患者是外科手术期间的最弱势的群体,在麻醉实施的过程中应一丝不苟地关注细节。

拟行手术的老年患者有着复杂的内科病史和受限的生理储备,即使是行择期或非急诊手术,其对麻醉药和镇痛药的反应都不能预测。一般而言,有潜在慢性疾病的老年体弱患者对短时的血流动力学不稳定耐受性较差,如低血压或手术过程中不可预防的低氧饱和度。虽然这些事件,以及其他的轻微的生理干扰可能对年轻患者没有意义,但对于体弱的老年患者,这些事件可能会导致严重的后果,如心肌缺血和心律失常。

由于医疗保健费用持续增加,对于所有医务人员来说在一个有效和健全的财政制度下工作是越来越重要。在麻醉期间及术后即刻避免并发症是麻醉医生为建立一个更加可行的医疗体系做出贡献的一种方法。术前,麻醉医师可致力于建议术前检测指南和减少不必要的、重复的术前实验室检查。

麻醉方案的选择

麻醉方案的选择首先由外科医生或操作人员口头提出。应考虑以下几项重要因素,包括患者的内科和心理状况、手术类型和手术持续时间,以及手术本身的需求。然而,即使选择了一种麻醉方案,如全身麻醉,麻醉医师做出的多种决定均有可能影响患者对手术的反应。例如,一名老年患者因肠穿孔需要行剖腹探查术,这就要求全身麻醉和气管插管。在这个例子中,麻醉方法并无可行的替代选择,但仍需做出决策,要求了解并理解年龄相关的基本生理性改变。麻醉诱导药物的选择很重要。因此,为了避免老年患者因输注丙泊酚而导致的过低血压,依托咪酯比丙泊酚更为合适。当出现血压不稳定的问题时,需决定进一步采用动脉传感器监测有创血压。在腹部大切口的手术中止痛可能颇具挑战,但在此情况下,止痛可以降低肺部并发症的风险。

老年患者的一般注意事项

死亡率和与手术相关的不良事件的风险随年龄的增长而增加。这与很多因素有关,包括年龄相关的生理储备下降、合并疾病的增加,以及手术本身的大小和类型。复杂的急诊老年患者的死亡率最高,比一般患者高 3 倍。老年患者急诊手术心血管并发症的发生率增加了 3 ~ 5 倍,行急诊大手术后气管内插管及机械通气的机会比年轻患者大 5 倍。手术的级别及类型是非常重要的因素。超过 70 岁的患者行开胸术的死亡率高达 17%,超过 80 岁的患者行急诊腹部手术的术后死亡率为 10% ~ 25%。

如上所述,对于老年患者任何并发症都是影响预后的主要因素。多数研究表明,行非心脏手术的患者,出现并发症后,其 30 天死亡率明显增高。另外,发生心脏或非心脏并发症的患者其住院时间延长了 3 倍。因而,避免并发症(即使很小),以及麻醉前认真回顾患者体格和医疗状况,应成为所有麻醉医师对老年患者的首要关注点。

老年患者死亡率的增加很大程度上反映了该年龄群体所面对的疾病负担。一项观察术前老年患者健康状态的研究,发现 544 名患者中超过 84% 的患者至少患有一种并存疾病,其中 30% 的患者患有三个及以上,27% 的患有两个以及 28% 的患有一种并存疾病。常见的疾病包括高血压、糖尿病、心律失常、肺部疾病、神经系统疾病、关节炎、缺血性心脏病,包括充血性心力衰竭。尽管所列出的疾病众多,功能状态和充血性心力衰竭的临床证据是两个最重要的术后不良事件预测指标。功能状态尤为重要,然而对于年龄超过 80 岁的老年人,74% 残疾,35% 日常活动需要辅助。

非典型和延迟表现

常见疾病在老年患者身上的表现可能会有所不同,多数老年患者的症状通常较轻,可能会导致漏诊误诊或诊断延迟,这可能会导致严重的后果。一项老年患者尸体解剖结果与生前的直接诊断相对比的研究发现,超过 1/3 的尸体解剖结果与诊断不相符。明显的漏诊包括未发现的主动脉瘤破裂、肺栓塞的存在以及气管堵塞。在另外一个组,心肌梗死的老年男性患者未被诊断出,因其所表现的临床症状不典型,包括恶心、咳嗽、疲劳和晕厥。同样地,老年患者患有肺栓塞也会表现出不典型的临床症状。这些不典型的表现可能导致低估术前所患疾病以及导致术后潜在灾难性事件的可能性。对老年患者的术前评估应该考虑严重心脏或肺部事件的异常表现的可能性。

老年患者早期的外科状况亦可能不同。超过 50% 的老年患者接受阑尾手术时发现阑尾已经破裂。这些病例中耽误治疗意味着老年患者可能需要更复杂和广泛的外科手术,血流动力学受到影响。这与 20 岁的大学生表现出局部腹痛的典型症状,并且在发病后几小时就进入手术室接受腹腔镜下阑尾切除术形成了鲜明的对比。结肠癌患者接受结肠手术时同样也会延迟表现。年纪越大的患者表现得越晚,并发症越多,急诊手术更常见。这些患者的最终存活率较低则不足为奇。症状表现延迟伴疾病晚期,以及复杂的内科病史可能是老年患者的死亡率和发病率增加的部分原因。

麻醉的选择

误吸

由于生理改变和常见病病的影响,老年患者发生误吸的风险很大。经证实,老年患者咽喉部的敏感性下降以及一些并发症,如既往脑血管意外、吞咽障碍,以及帕金森病等疾病都有可能导致误吸的可能性增加。对于功能性储备下降的老年患者,若发生吸入性肺炎则可能会是致命的打击。因此,不管何种麻醉方案,气道保护最为重要,对于气道未予保护的老年患者,应当谨慎实施镇静。

全身麻醉

在肌松状态下经气管插管实施全身麻醉可以为腹部手术提供最大的暴露条件,也是腹部手术和腹腔镜手术所必须的麻醉方式。在患者禁食、无明显肥胖且误吸风险较低,手术部位和体位适当的情况下,当患者不需要肌肉松弛时,喉罩通气(LMA)麻醉已很大程度代替了传统的面罩通气麻醉方式。对于一些短小的手术,面罩通气麻醉方法仍然能够满足需要。与喉罩通气相比,气管插管的优点包括保护气道以防误吸,通过正压容量通气加或不加用呼气末正压,可能降低术中肺不张发生的风险。使用喉罩通气或气管内插管会导致纤毛功能失调,尤以气管内插管更为严重。

痴呆症的发病率随着年龄的增加而升高,并且取决于其配合能力,这些患者可能需要全身麻醉或比手术本身所需的正常程度更深的镇静。例如做脑部 MRI 时患者必须静躺或者简单的乳腺活检术。患者的安全必须放在第一位,有时即使简单的手术,全身麻醉亦可提供最小的创伤性体验。

区域麻醉

区域麻醉包括椎管内麻醉如腰麻、硬膜外麻醉以及外周神经阻滞。区域麻醉可以作为主要的麻醉方式或者作为术中或术后缓解疼痛的辅助方式。当用于术后镇痛时,硬膜外镇痛法和外周神经阻滞的方法能够缓解疼痛，以及促进功能恢复，且显示其可缩短一定患者人群的住院天数。单纯区域麻醉的优点包括减少镇静的需求，保留自主呼吸，不需要气道设备，可能降低术后血栓形成的发病率，以及减少矫形手术术后的失血。

监护麻醉管理（MAC）

监护麻醉管理是麻醉管理中最常见的类型。它包括从最低程度的抗焦虑到深度镇静。老年患者中推荐对所有患者持续给氧。即使是在给予镇静药之前，与老龄化相关的生理性改变会导致患者在室内空气下动脉血氧分压降低。经常接受监护麻醉的患者至少需要部分配合才能静躺而无明显疼痛。对于躁动、痴呆、无法控制的震颤、慢性咳嗽或慢性疼痛的老年患者，可能比较困难，推荐为其实施全身麻醉的门槛应放低。

药物

老年患者平均每人服用三种药，关于手术当日应该停用哪种药物或继续服用哪种药物，这些患者都应该接受明确的指导。一般情况下，大多数药物都应该继续服用至手术当日早晨，特别是心脏药物和抗高血压药物。血管紧张素转化酶抑制剂（ACEIs）和血管紧张素受体拮抗剂（ARBs）与麻醉诱导后的持续低血压有关，在不用于治疗充血性心力衰竭的情况下，术前应停用此两类药物。同样，当患者存在明显体液过多时可继续服用利尿剂，但多数情况下，为了方便患者，噻嗪类利尿剂可以停用。

特殊注意事项

心血管不良事件和风险降低

一般来说，非心脏手术的心脏事件发生率为 1% ~ 2%，老龄（> 65岁）可以使严重不良事件的风险增高至少 2.5 倍。Kheterpal 等在一项对超过 8 000 名接受普通外科、泌尿外科，以及血管外科手术的患者进行前瞻性观察的研究中，确定了心脏不良事件的 9 项风险预测指标。这些预测指标为：年龄＞65岁、BMI＞30、急诊手术、既往有过心脏介入治疗或手术、活动性充血性心力衰竭、脑血管疾病、高血压、手术时间＞3.8 h以及术中输入浓缩红细胞。他们还发现存在低血压或心动过速的高风险患者发生心脏不良事件的可能性更高。

β 受体阻滞剂

围术期 β 受体阻滞剂应用的早期研究使其在低至中度风险，甚至高度风险的患者的围术期管理中得到了广泛应用。近期的更多随机对照试验，包括超过8 000名患者的数据显示，与安慰剂组相比较，美托洛尔组术后30天心肌梗死、冠状动脉重建术，以及心房纤颤的发生率减少。然而，他们也发现死亡、卒中、低血压和心动过缓的发生率明显增加。这些数据和其他的数据导致对使用 β 受体阻滞剂的推荐进行重新评价。最近的指南推荐（1 类证据）对于围术期正在接受 β 受体阻滞剂治疗的患者应该持续使用 β 受体阻滞剂。

2 a 类证据建议 β 受体阻滞剂应该用于在高风险血管手术前检查存在诱导性缺血的患者。亦有一些证据推荐将 β 受体阻滞剂应用于高风险患者，即指超过一个临床风险因素，拟行血管或中等手术的患者，通过使用该药来谨慎调整心率和血压。与早期的指南不同的是，β 受体阻滞剂不推荐使用于行低风险手术的患者。这些推荐对老年患者并无特异性，但是明显会影响较大比例的血管手术患者。

他汀类药物

他汀类药物能够降低血脂水平、减轻血管炎症以及稳定动脉粥样硬化斑块。数项研究已证明他汀类药物对冠心病患者有益处，表现在其可减少心肌梗死、卒中和死亡。围术期应用他汀类药物的推荐基于有限的随机研究的观察性数据。目前的指南推荐血管手术患者在术前应用他汀类药物，最好应提前30天。突然中断服用他汀类药物将增加心肌梗死和死亡的风险，因此推荐围术期持续服用他汀类药物。他汀类药物尚无静脉制剂，但缓释制剂（如氟伐他汀）可在手术期间禁食水的状态下直接使用。

术中过程

监测

美国麻醉医师协会（ASA）建立了对于所有患者，包括老年患者在内，实施麻醉时的基本监测标准。第一条标准要求手术室里要始终有资质的麻醉医师在场。第二条标准要求持续评估患者氧合、通气、循环和体温。虽然这些标准对老年患者并无区别，但是老年患者可能会存在一些影响监测选择的合并疾病。

氧合的下降实际上可能是通气不足的晚期指标，通气应该使用呼吸末二氧化碳来监测以提供通气不足和可能的高碳酸血症的早期鉴别手段。是否进一步使用有创血压监测取决于患者和手术。对于老年患者，血压通常不稳定，因此应放低持续动脉血压监测的门槛。动脉管路不仅能够帮助精确滴定药物治疗，而且便于在手术过程中采取血样。

老化心脏的变化使得老年患者在液体输入过多或容量变化较大的情况下更易发生充血性心力衰竭。监测中心静脉压或漂浮导管能够对术中液体管理有指导作用。对中心静脉压的解读需要仔细考虑高龄患者潜在的生理状况。比如，一名老年高血压患者的中心静脉压正常，实际上可能存在中度的低血容量。总之，较高的前负荷对老年患者有益，而且老年患者在心脏舒张期时对心房收缩的依赖较大。

手术

腹腔镜手术为老年患者带来明显的优点，包括恢复更快、术后较轻疼痛以及对液体的需求降低。与开腹胆囊切除术相比，腹腔镜胆囊切除术能够改善患者术后肺功能，这可能对肺功能储备较差的老年体弱患者有益。控制呼吸的全身麻醉更适合足够的气腹以满足手术要求。在手术过程中，二氧化碳的吸收可导致高碳酸血症和酸中毒。腹内压的升高及气腹可导致静脉回心血量降低，以及外周血管阻力和胸膜腔内压升高，最终导致心排血量的减少和低血压。对于心功能降低的老年体弱患者，这些心血管的影响可能会很严重，因此要求加强监测，并调节麻醉用药以使心功能维持在最佳水平。

药物

神经肌肉阻滞剂和风险降低

术中肌肉松弛对于暴露和患者制动很重要,通常采用非去极化药物能够达到效果,比如维库溴铵和顺阿曲库铵。这些药物是烟碱受体上的乙酰胆碱的竞争性拮抗剂,作用于神经肌肉接头的突触后膜。对于老年患者麻醉关注的最重要的问题是术后这些药物的完全逆转恢复。一项随机对照试验结果发现,26%的使用潘库溴铵的患者以及5%的使用阿曲库铵或维库溴铵的患者有存在残余肌松作用($P < 0.001$)。在有残余肌松作用的患者中,使用潘库溴铵的患者肺部并发症的发生率较高,约17%,而对照组仅5%($P < 0.02$)。虽然这项研究在设计时并未强调年龄风险因素本身,这个对照试验设计时没有考虑年龄的风险因素,但其是总结与在很多方面与老年患者的多个原因高度的相关性较高相关。随着年龄的增长,胸壁顺应性并发症逐渐降低减少,呼吸肌的力量也逐渐减弱,因此任何程度的肌力减弱都可能导致通气不足以及术后肺部并发症。另外,老年患者对缺氧和高碳酸血症的反应较迟钝,因此,呼吸动力亦受到影响。总之,可以合理地认为并有证据支持长效神经肌肉阻滞剂如潘库溴铵应避免用于老年患者。

门诊手术

高龄并非门诊手术的禁忌。事实上,一些研究提示老年患者能够很快地恢复并出院,这可能是因为与年轻健康患者相比,老年患者用药量降低以及镇静程度较低。一般来说,有关老年患者预后的研究数据较少,但有研究提示,与年轻患者相比,老年患者术中心律失常和高血压更为常见,而且术后恶心的发生率随年龄增加而降低。术后尿潴留可导致明显的发病率,如疝修补术后的老年男性患者。一般来说,尿潴留与阿片类药物的使用、区域阻滞麻醉(腰麻或硬膜外麻醉)、男性性别、高龄,以及抗胆碱药物的应用有关。

体位

老年患者特殊的体质使得他们在看似无害的体位中容易受到意外的伤害。易感特点是年龄相关的皮下及肌肉内脂肪减少使骨性结构明显突出。弹性组织如皮肤的萎缩使皮肤更纤薄,加之老年患者愈合较慢,因此皮肤更易受损。长骨脱钙以及骨质疏松导致骨头易脆,在相对较小的事故或摔倒时即易发生骨折。椎基底动脉供血不足可能会使血管病变的患者在颈部过伸的状态下出现意外脑缺血。体位可导致心肺功能受损,如老年患者不易耐受俯卧体位。营养不良在极高龄患者中尤为常见,数量众多的老年患者白蛋白水平降低就是证据。这将导致伤口愈合较差,且通常术前低白蛋白与死亡率增加有关。

温度控制

　　一般来说,非麻醉状态下的患者暴露于如手术室温度的环境下将导致外周和中枢的受体激活引起血管收缩以及产热和基础代谢率增加。通常情况下,由于血管强直性收缩,中心温度要比外周温度高几度。然而,正常老年人外周和中枢体温调节能力衰退,导致低体温的风险增加。这些年龄相关的生理改变使得血管收缩和产热比年轻人迟钝,寒战效果不佳,导致体温降低。而且与年轻患者相比,老年患者,体重较轻,基础代谢率较低,热量丢失更快。

　　麻醉状态下老年患者的体温调节问题更为严重。在所有麻醉药物的作用下,机体对低温的耐受力被抑制。不管是全麻还是区域阻滞麻醉都可观察到体温异常。老年患者低体温带来的风险较大,包括心肌缺血、术后感染、凝血障碍、出血、药物代谢缓慢及苏醒延迟。

　　老年患者可能不会对中心温度下降做出适当的反应,因此麻醉计划应包括主动让老年患者在手术室或室外保暖的能力。在患者完全覆盖被单之前,通过表面预热以及保持较高的室内温度可减小术中热量的丢失。鼓风式保温毯可更好地维持体温。

质量措施

　　尽管质量措施在医疗行业越来越普及,但是得到承认的直接针对老年手术患者的质控措施却很少。手术标准质量评价性能措施(心肌梗死、手术切口感染以及深静脉血栓)并不对老年患者具有特异性。虽然老年患者心脏并发症的发生率的确较高,但是深静脉血栓和切口感染也是如此。很明显,需要开发针对老年手术患者,尤其是术后有肺部及泌尿系统并发症的老年患者更有意义的质量改进方法和标记。

与质量措施不同,过程措施评估治疗有多个方面,如人际交流、诊断性和治疗性策略。这些更加全面的标准可为复杂老年患者提供更有价值的评价治疗质量的方法。到目前为止,老年手术患者的八大方面的 96 个围术期质量候选指标已被确定。已确定的八大方面包括合并疾病的评价、药物的使用、患者经管医护人员的讨论、术后管理、出院计划和门诊手术。每一方面均确定了多种质量指标。在许多情况下,这些均对老年患者极具特异性,比如,对老年患者的决策能力的评估以及对所期望功能性预后的具体讨论。这种方法为探讨更多的老年特异性专题提供了机会。然而,对如此众多既有主观性又具客观性的指标实施随访可能存在明显困难。尽管挑战重重,但既然这一增长的人群发病率和死亡率不断增加,对治疗质量的评价尤显重要。

老年患者的治疗指南

如上所述,老年患者的治疗颇具挑战,因为该年龄人群具有极大的不均一性。然而,在治疗老年患者时出现的一些共同问题可有助于指导老年患者的治疗。

- 疾病的临床表现通常不典型,导致诊断延误及误诊。这可能导致在手术室的病程表现更加延迟,疾病进程更晚以及病情更加不稳定。
- 年龄大于 65 岁的患者平均患有 3 种或 4 种内科疾病,常常限制功能,提高发病率。
- 多种药物治疗是该群体一个主要的问题,许多老年患者正进行多种药物治疗,这可能会影响麻醉管理。
- 衰退的器官功能储备不易预测,甚至在明显功能受限的情况下,仅在应激事件时症状才会明显。
- 外在的因素(吸烟、环境和社会经济)对生理性年龄的影响很难量化。
- 老年群体存在显著的个体间差异和异质性,仅根据年龄,很难对其反应做出预测。
- 术前准备不充足可导致围术期风险不成比例的增加,并且在紧急情况下进行手术,更易频繁发生不良事件。

- 一丝不苟地注重细节可有助于避免微小并发症,因其在老年患者中能够迅速地发展为严重不良事件。

小结

总之,为老年患者"选择最好的麻醉"要求一丝不苟地关注细节,掌握老龄化过程中预期的生理变化知识,并理解多发于老年患者人群的常见并发症。老年体弱患者的麻醉和手术风险增加,因此所选麻醉方案应能避免不良反应,并消除哪怕是极小的并发症的发生。

要点

- 老年患者是体质不均一的一组患者人群。
- 功能性能力是影响老年患者预后最重要的标志之一。
- 不典型的疾病临床表现易致患者发生漏诊,在手术时疾病的进程更晚。
- 老年患者误吸的风险增加。
- 即使是很小的并发症都能导致发病率和死亡率增加。
- 老年患者的体位可能更为复杂。
- 风险降低策略,如通过服用 β 受体阻滞剂、避免使用长效肌肉松弛剂,可改善特定人群患者的预后。
- 老年患者易于发生低体温,因此麻醉管理时应尽可能积极保温。

建 议 阅 读

1. Cook, DJ, Rooke GA. Priorities in Perioperative Geriatrics. Anesth Analg. 2003; 96:1823–1836.

2. Chung F, Mezei G, Tong D. Adverse events in ambulatory surgery. A comparison between elderly and younger patients. Can J Anesth. 1999; 46 (4):309–21.

3. Gibb J, Cull W, Henderson W, et al. Preoperative serum albumin level as a predictor of operative mortality and morbidity. Arch Surg. 1999; 134:36–42.

4. Hasuke S, Mesic D, Dizdarevic E, et al. Pulmonary Function after laparoscopic and open

cholecystectomy. Surg Endosc. 2002; 16:163–165.

5. Hosking MP, Warner MA, Lobdel CM, et al. Outcomes of surgery in patients 90 years of age and older. JAMA. 1989; 261:1909–1915.

6. Karayiannakis AJ, Makri GG, Mantzioka A, et al. Postoperative pulmonary function after laparoscopic and open cholecystectomy. Br J Anaesthesia.1996; 77:448–452.

7. Kheterpal S, O'Reilly M, Englesbe MJ, et al. Preoperative and intraoperative predictors of cardiac adverse events after general, vascular and urological surgery. Anesthesiology. 2009; 110-58–66.

8. Leung JM, Dzankic S. Relative importance of Preoperative Health Status Versus Intraoperative Factors in Predicting Postoperative Adverse outcomes in Surgical Patients. JAGS. 2001; 49:1080–1085.

9. Manku K, Bacchetti P, Leung JM. Prognostic significance of postoperative in-hospital complications in elderly patients. I. Long-term survival. Anesth Analg. 2003; 96:583–589.

10. Marick PE, Kaplan D. Aspiration pneumonia and dysphagia in the elderly Chest. 2003; 124:328–336.

11. Pedersen T, Eliasen K, Henriksen E. A prospective study of mortality associated with anaesthesia and surgery: risk indicators of mortality in hospital. Acta Anaesthesiol Scand. 1990;34(3):176–182.

12. Phillip B, Pastor D, Bellows W, et al. The prevalence of preoperative diastolic filling abnormalities in geriatric surgical patients. Anesth Analg. 2003; 97:1214–1221.

13. Power LM, Thackray NM. Reduction of preoperative investigations with the introduction of an anesthetist led preoperative assessment clinic. Anaesth Intensive care.1999; 27:481–488.

14. Reich DL, Hossain S, Krol M, et al. Predictors of hypotension after induction of general anesthesia. Anesth Analg. 2005; 101:622–628.

15. Sessler DI. Perioperative thermoregulation, Geriatric Anesthesiology. 2nd Edition. Edited by Silverstein JH, Rooke GA, Reves JG, McLeskey CH. New York: Springer; 2008: 107–122.

16. Turrentine FE, Wang H, Simpson VB, et al. Surgical Risk factors, morbidity, and mortality in elderly patients. J Am Coll Surg. 2006; 203:865–877.

17. White PF, Kehlet H, Neal JM, et al. The role of the anesthesiologist in fasttrack surgery: from multimodal analgesia to perioperative medical care. Anesth Analg. 2007;104:1380–1396.

（希拉 · 瑞安 · 巴尼特）

第四章
老年患者围术期会诊

引言

随着美国逐渐进入老龄化,预计到 2050 年,65 岁或以上的老人数量将飙升至 8 700 万,在未来几十年老年患者接受外科手术的数量将继续增加。目前,超过半数的手术患者为老年人。在此类患者中,最常见的手术包括经皮冠状动脉支架置入术、冠状动脉搭桥术、髋骨骨折开放复位内固定术。老年患者在术前准备和术后恢复过程中会受到很多老年人常见状况的影响,包括痴呆、虚弱、营养不良、生活不能自理。此外,术后认知功能障碍(POCD)和谵妄在老年患者中更为常见。通过术前风险评估及术后并发症处置,老年患者围术期会诊可以改善老年手术患者的预后。

老年患者围术期会诊

通过有效的会诊使得病情复杂患者得到最佳治疗,长期以来一直是学术界考虑的话题。1983 年,高盛及同事制定了题为"有效会诊十诫"的医疗会诊指南。其中包括以下内容:决定所提问的问题、确定会诊的紧迫性、收集基本资料、适当短暂沟通、做出具体建议、提供应急计划、了解每个人在这个过程中的角色、提供教育信息、直接与请求会诊的医师交流治疗推荐、提供适当的随访。虽然"十诫"的各个内容之间保持相关,但老年专科医师和外科会诊医师之间的关系在指南发布以来已经发生了明显的转变。具有复杂内科病情的老年手术患者数量正在增加,可使用的药理、实验室检查及外科技术亦有显著的进步。出于经济和生产力的考虑,外科医师现在在手术室花费的时间增加。萨莱诺等通过向手术专科医师调查关于他们的会诊偏好,发现同非手术科室的医师相比有些差异。外科医师更有可能喜欢共同参与的关系,而不想让会诊医师将自己限制在一个狭隘的问题中,并期待有正式的会诊意见输入,而不是非正式的口头录入会诊意见。此外,63% 的外科医师想让会诊写下医嘱。仅 18% 的外科医师愿意将参考文献作为会诊意见的一部分,而非手术科室医师的这一比例为 41%。基于这些发现,萨莱诺及同事们推荐当外科医师要求会诊服务,"有效会诊十诫"应做如下修改:较少关注某一具体问题,而应多关注如何让会诊有帮助;如有必要,可建立一个共同参与的关系;明确医嘱权;并毫不犹豫地提供多种对患者有显著帮助的治疗推荐。

与手术专科医师的会诊偏好相一致,共同参与或老年专科医师家引导的会诊模式正逐渐普及,并可改善患者的预后。在社区教学医院收治的 60 岁及以上的髋骨骨折患者中,由老年专科医师和骨外科医师共同参与的管理模式使患者预后得到改善。与对照组相比,虽然受试者明显高龄(84.7 岁 vs. 81.6 岁),较少生活在社区,有更多的并发症,痴呆可能性更大(53.9% vs. 21.5%),但是他们的手术时间更短(24.1h vs. 37.4 h),术后感染率更低(2.3% vs. 19.8%),总体并发症下降(30.6% vs. 46.3%),住院时间缩短(4.6 天 vs. 8.3 天)。住院死亡率及 30 天后再入院率无差异。另一个已经评估过的老年会诊模式是一个由老年专科医师引导的髋部骨折服务机构,其中骨外科医师担任会诊医师。同以往对照组相比,该机构收治的 91 例 55 岁及以上的患者的预后得到了改善,包括住院时间和手术时间缩短及总成本下降。把老年患者会诊纳入高难度手术如胰腺切除术的标准治疗方案,已经被证明能够减轻并发症,并能改善老年患者预后。

术前评估

老年患者全面的术前评估对于精确评估风险及改善预后至关重要。老年患者术前会诊的其他内容包括回顾用药史、营养情况、功能状态、虚弱、认知能力,对于 65 岁及以上的患者,还应了解治疗的目标。

用药回顾

虽然 65 岁及以上的患者占总患者人数的 12%,但是他们消耗了 25% 的处方药物,57% 的老年患者每周服用超过 5 种药物,19% 的老年患者每周服用药物超过 10 种。证据显示,随着患者服用的药物数量增加,住院期间药物不良反应的风险增加。与服用一种药物的患者相比,同时服用四种药物的患者其不良反应事件的风险加倍,而同时服用七种药物的风险则高达 14 倍。与年轻人相比,老年患者的药物不良反应更为常见(表 4-1)。格威茨和同事们发现在参加了医保的 65 岁及以上患者中,每 1 000 人每年发生一种药物不良反应的概率为 50.1%。其中有 38.0% 被认为严重至危及生命或致命性的,42.2% 被认为可以预防。与可预防的药物不良反应相关的最常见的错误发生在处方(58.4%)和监控(60.8%)环节。与可预防的药物不良反应相关的最常见的药物是心血管药物、利尿剂、非阿片类镇痛药、降糖药及抗凝药物。

与衰老相关的生理变化也可以影响药物对老年患者的作用。推荐应用 Crockroft-Gault 公式来计算肌酐清除率,以避免在 BUN 和肌酐值看上去正常的情况下,发生经肾脏清除的药物过量的风险(表 4-2)。

表 4-1　老年患者药物不良反应的风险因素

老年患者药物不良反应的风险因素
复方用药
与年龄相关的生理变化
多种并发症
在过渡治疗期间错误的协同用药
多名医务人员开具处方
药物之间相互作用

表 4-2　Crockroft - Gault 公式

估计肌酐清除率= $\left[\left[140-年龄(年)\right]×体重(kg)\right]/\left[72×血清肌酐浓度(μmol/L)\right]$ (女性×0.85)

术前老年患者会诊是一次理想的用药回顾的时机。如可能,应停止使用抗胆碱能的药物,因其与围术期间包括谵妄和步态不稳在内的重大不良反应有关。常见的抗胆碱能药物包括苯海拉明、异丙嗪、甲氧氯普胺、帕罗西汀。苯二氮䓬类药物常用于 16% ~ 23% 的 65 岁以上成人,多为长期使用。然而,它们可能导致各种不良反应,包括精神错乱、步态不稳,以及当因手术禁食而出现的戒断症状。如果可能的话,手术前建议逐渐减少患者的苯二氮䓬类药物使用量。一般来说,建议患者在围术期继续服用其心血管类药物,包括 β 受体阻滞剂和钙通道阻滞剂。如果利尿剂并非用于治疗充血性心力衰竭有关的水肿,则可以在术前 24 ~ 48 h 继续使用。为了防止低血糖,术前口服降糖药通常维持至术前晚,胰岛素依赖型患者通常在手术当日晨使用其标准剂量的一半用量。

在术前会诊中,回顾患者非处方药和草药药物的使用情况尤为重要。在 Qato D. M. 和其同事进行的一项调查中,近 50% 的老年患者正在使用替代药物。由于许多草药和补品可以改变其他药物的代谢和作用,美国麻醉医师协会(ASA)推荐,这些药物应尽可能在手术前至少 2 周停止使用。银杏叶和大蒜因可能增加出血的风险而备受关注。

营养

与衰老相关的食欲降低和热卡的消耗减少,加上医疗和社会因素,如抑郁、孤独、牙齿不好以及酗酒,均使老年人营养不良成为一个重要隐忧。据估计,大约 25% 的年龄在 65 岁以上的患者达到了营养不良的标准。如果存在营养不良,术前老年会诊提供了评估和干预的机会。营养状况的初步评估应包括体重指数(BMI)评估和人血白蛋白、前白蛋白测定。BMI 在 18.5 kg/m^2 以下就表明低体重或可能存在营养不良。若担心因为饮酒所导致的营养不良,术前检查应包括维生素 B$_{12}$ 和叶酸水平。

尽管一致认为术前老年会诊期间应回顾营养状况,但有关围术期间补充营养的影响结果褒贬不一。多项研究表明,尽管术前口服膳食补品可导致老年患者蛋白质含量增加,但并不能改善预后,包括死亡率、营养状态的测定、住院时间及出院 6 个月后的活动水平。史沫特莱等的确证实,接受低位胃肠道手术的患者在术前 15 天和出院后 4 周接受口服膳食补品,结果发现可改善预后,包括术后体重下降程度轻,微小并发症更少。贝蒂及其同事证实,营养不良的手术患者术后经过 10 周的营养补充后,其营养状态、生活质量得到改善,发病率亦下降。术前会诊为营养状态处于高危状态的老年患者提供了一个讨论术后营养补充的理想的机会。

功能状态

在老年患者术前会诊中评估体格功能状态,可以鉴别出术后并发症风险增加的老年患者,使其通过针对性的干预措施或取消手术而获益。典型的身体功能评估包括起立行走计时测试以及评估日常生活能力(ADLs)和独立的日常生活能力(IADLs)(表4-3)。研究表明,在ADLs测试显示行走不便和依赖性高的老年患者可增加包括谵妄在内的术后并发症。此类患者在术前有必要开展积极的物理治疗并进行研究康复方案的讨论。

表4-3　日常生活活动及器具辅助的日常生活活动

日常生活活动
如厕
吃饭
穿衣
梳洗打扮
洗澡
行走

使用工具的日常生活活动
使用电话的能力
购物
准备食物
做家务
洗衣
交通
用药管理
财务

较差的身体功能状态亦被认为是导致术后手术部位耐甲氧西林金黄色葡萄球菌(MRSA)感染的一个危险因素。安德森及其同事们将术后手术部位MRSA感染的受试者与未感染的手术患者,以及甲氧西林敏感的金黄色葡萄球菌(MMSA)感染的手术患者进行配对。

对年龄进行校正后,对3个或者更多帮助(日常生活活动)的需求被认为与手术部位MRSA感染的发生独立相关。由于老年患者外科手术部位感染可导致死亡率增加 4 倍,所以,认识到功能状态差的患者手术部位 MRSA 感染的风险增加,并实施有针对性的预防性干预措施,对改善预后至关重要。

体质虚弱

识别和处置体质虚弱患者的重要性一直被认为是在老年患者中改善手术预后的关键。体质虚弱被定义为生理储备下降,伴行为能力丧失的可能性增加的状态。它可能继发于炎症、慢性疾病和衰老的正常变化,从而导致机体成功承受额外应激压力如手术干预的能力下降。在术前会诊中,体质虚弱可通过多种方法加以评估。罗宾逊等对年龄在 65 岁及以上,行大手术的患者且需收治入术后重症监护病房的患者进行体质虚弱的评估,其术前评估方法如下:简单认知功能测试(认知)、白蛋白水平、过去 6 个月内曾摔倒过、血细胞比容、Katz 评分(函数)和 Charlson 指数(合并疾病)。在 110 例受试者中,6 个月的死亡率是 15%,出院后再次入护理院的发生率为 26%。认知功能障碍、低白蛋白、过去 6 个月内曾摔倒过、血细胞比容低、功能性依赖、并发症增加,这些都与 6 个月死亡率和护理院的收治密切相关。Lee T. 和其同事们评估了体质虚弱的影响,将其定义为日常生活活动中(ADLs)Katz 指数评分低,不能自由走动,既往诊断为痴呆以及接受心脏手术的患者。符合体质虚弱标准的患者年龄更大(年龄中位数 71 岁 vs. 66 岁),女性可能性更大,且合并疾病的负担更重。体质虚弱是住院死亡率、护理院出院、减少中期生存的一个独立预测因子。

认知能力

谵妄,一种急性发作的注意力和认知障碍,其和 POCD 均较常见,在接受手术治疗的老年患者中治疗费用昂贵。在术前老年会诊中应对患者的认知功能进行评估,以说明其基础认知状况并检查任何认知异常。可用的评估工具包括简易精神状态检查(MMSE)、圣路易斯大学精神状态(SLUMS)检查,或简易认识测试(Mini-Cog test)。若发现认知障碍,患者及其家属应被告知术后谵妄和 POCD 的风险增加。在住院期间进行老年科会诊是积极的预防措施之一,可减轻此类患者的认知功能障碍。

治疗目标

92% 的患者报告称想要与他们的医师讨论预立指示事宜,但是实际上仅 2% ~ 14% 的老年患者完成了所有的文书。预立指示,合法地以文书形式记录了患者在不能做出医疗决定时愿意接受的医疗处置类型,包括生前遗嘱,健康代理/持久性律师文件以及 DNR/DNI 文书工作。术前老年治疗会诊是一个讨论包括预立指示在内的治疗目标的理想机会。Grimaldo 和同事们将年龄在 65 岁及以上的择期手术患者随机分为两组,一组患者就其与代理人临终治疗沟通的重要性接受短期的讯息授课,另一组患者接受标准的术前麻醉筛查。87% 的患者与他们的代理人进行了讨论,对照组为 66%。此外,27% 的干预对象完成了持久的委托书文件,而对照组为 10%。

术后评估

术后期间老年治疗会诊可对老年患者预防并发症和改善预后有指导意义。术后阶段老年患者常需寻求关注的具体方面包括谵妄、术后认知功能障碍、疼痛管理及综合性出院计划。

谵妄(另见第二十章)

谵妄被定义为精神状态的改变,其特征为注意力不集中、意识水平改变和病程呈波动性变化。准确的患病率不易确定,据报道,心脏术后谵妄的发生率为 3% ~ 73%。Ansaloni 和同事们最近评估了 65 岁及以上的急诊和择期手术患者术后谵妄的发病率。17.9% 的急诊手术患者术后发生谵妄,而择期手术患者为 6% ~ 7%。谵妄的病因通常都为基础易感性和诱发因素导致的多种因素所致。增加基础易感性的诱发因素包括高龄、认知受损、功能状态受损、感觉受损、内科疾病以及某些药物的接触。谵妄的促发因素包括神经疾病、手术、疾病、环境伤害、疼痛和药物问题,包括复方用药及诱发药物的使用。通过术前识别谵妄的危险因素并在术后妥善处理,老年会诊咨询可以减少谵妄及其相关不良结局的发生率。

预测

大量研究对老年患者术后谵妄发展发生的预测危险因素进行了评估。Kalisvaart 和其同事们验证了一种测试在住院期间发展为谵妄的老年患者预测模型。这个模型在内科住院老年患者中开发而成。该模型赋予四个评估标准中的每一项为一个分值进行评估:严重疾病、视力受损障碍、认知受损障碍以及血清尿素氮肌酐比率升高。当该法则应用到 7 个模型用来评估年龄在 70 岁及以上髋部手术患者时,发现如初始研究结果一样,证明了术后谵妄的发生率随着危险因素的数量的增加而升高。低危受试组(0 分)的谵妄发生率为 3.8%,中危组(1~2 分)的发生率为 11.1%,高危组(3~4 分)的发生率为 37.4%。此外,年龄和急诊入院被认为是谵妄的独立危险因素,与择期手术患者相比,急诊手术患者术后谵妄的发生率增加了近 4 倍。罗宾逊等人研究了 144 位 50岁及以上患者谵妄发生的危险因素,这些患者接受腹部、胸部或血管大手术。几项术前指标可增加谵妄的风险,包括年龄(60~69 岁的受试者发生率为 42%,70~79 岁为 72%,80~89 岁为 92%)、低蛋白血症、机体功能状态受损、既往老年痴呆,以及并存的并发症。简易认知测试识别的认知功能障碍被发现是术后谵妄最强的预言指标。Marcantonio和同事们为年龄在 50 岁及以上的非心脏手术患者开发了一种谵妄预测规则。谵妄与以下独立相关因素有关:年龄为 70 岁及以上,酗酒,通过认知状态电话访视的方法确定的认知障碍,由 ASA 分级认定的严重体格功能障碍,钠、钾或葡萄糖显著异常,非心脏胸科手术以及主动脉瘤手术。无危险因素的受试者术后谵妄的发生率不到 1%,但具三个或以上危险因素受试者的发生率发生率增至 45%。

已被评估过预测术后谵妄有效性的特定工具可以在住院前的术前老年会诊中用来识别高危患者。在术前评估过程中,老年人认知功能下降调查问卷(IQCODE)上得分大于 50 分与术后谵妄显著相关。老年谵妄风险（DEAR）工具是个简单的工具，术前可用来评估以下风险因素：年龄、听力或视力下降、机体功能受损、认知障碍（经 MMSE 评定）、谵妄史以及药物滥用。研究发现，使用此工具评估得分为 2 或者更高与患者术后谵妄发生率增加 8 倍有关。

结果

老年人发生术后谵妄与显著的发病率和死亡率有关。心脏术后谵妄与死亡率增加（12.5 vs. 4.5%）、更频繁的住院、认知功能障碍以及睡眠障碍有关。此外，鲁道夫和同事们发现，在对患者的年龄、认知、并发症及基本功能进行校正后，心脏术后经历谵妄的老年患者术后 1 个月进行 IADLs 测试的能力出现具有显著的功能衰退。这种相关性趋势持续 12 个月，但并未有达到统计学意义。另外，还发现非心脏手术术后发生谵妄的老年患者其术后 1 个月功能恢复较差。老年患者持续性谵妄，在出院时仍有谵妄的证据，常累及 39% 的老年出院患者，其中出院 1 个月时仍有谵妄的患者为 32%～39%，出院 3 个月后为 18%。此外，它也与死亡率显著增加有关。吉利和同事们发现，年龄在 65 岁及以上急诊入院因谵妄需长时间治疗的患者其 1 年死亡率为 39%。不依赖于年龄、性别、并发症、机体功能状态和痴呆，伴持续谵妄的老年患者 1 年内死亡率是谵妄治愈患者的 2.9 倍。

预防

考虑到老年患者发病率和死亡率与谵妄明显相关，预防谵妄是术后老年治疗会诊关注的首要问题。Marantonio E. R. 等评估了积极主动的会诊对于 65 岁及以上的患者入院行髋部骨折修复治疗预防谵妄的影响。干预组的受试者在术前或术后 24h 内接受治疗会诊，然后在其后的住院治疗期间里，每天都由一个老年专科医师进行访视。基于结构性治疗流程提出了有针对性的建议，强调了以下方面：中枢神经系统足够的氧供；体液 / 电解质平衡；镇痛治疗；取消不必要的药物；调节肠道 / 膀胱功能；足够的营养摄入；早期活动；预防、早期发现及治疗术后并发症;适当地环境刺激;治疗躁动性谵妄。同常规治疗组相比,老年会诊组谵妄发生率显著下降,干预组中 32% 的患者发生谵妄,而对照组为 50%。同样的干预对严重谵妄的影响更明显,干预组的谵妄发生率比对照组减少了一半。值得一提的是,老年会诊并没有导致住院时间减少。对于 65 岁及以上患者的跨学科会诊涉及老年病专科医师、康复专科医师。另外,发现社会工作者也可导致谵妄的发生率显著降低。然而,对住院时间及远期功能恢复并没有明显影响。

值得注意的是,数种药物已被评估以确定它们是否可以预防术后谵妄。择期行髋部手术的 70 岁及以上的老年患者术前及术后 3 天每天 1.5 mg 氟哌啶醇,不能有效预防谵妄。然而,它确实能减轻谵妄的严重程度并缩短病程(5.4 天 vs. 11.8 天)。迄今为止的研究已证实,乙酰胆碱酯酶抑制剂利凡斯的明和多奈哌齐不能显著降低术后谵妄的发生率。

术后认知功能障碍(POCD)

术后认知功能障碍的特征是记忆丧失和注意力缺失,已公认为其在老年手术患者中较为常见。研究发现,POCD 累及 30%~80% 心脏术后 1 周的患者及 60% 术后数月的患者。在行非心脏大手术的患者中,POCD 在术后 1 周的发生率在 60~69 岁患者中为 23%,在 70 岁及以上患者为 29%。在术后 3 个月后其仍可持续影响约 14% 的年龄在 70 岁及以上的患者。尽管 POCD 一般被认为是一种可逆性病情,但是其在 1% 的行非心脏手术老年患者及 10%~30% 的心脏搭桥术后状态的老年患者可持续 1 年或更久。

预测

POCD 无疑为多因性,其与多种促发因素有关,包括年龄、心脏手术、文化程度低、既往脑血管意外、酒精滥用史、既往认知功能障碍,以及术前抑郁症状。年龄增加导致患者 POCD 风险增加的确切机制尚不清楚。有人提出,进展性动脉粥样硬化增加老年患者栓塞继而出现认知功能障碍的风险。

数项研究已就导致 POCD 的具体麻醉和手术问题展开了研究。这些研究一致认为,全身麻醉导致术后认知功能障碍的风险并不高于区域麻醉。拉斯穆森等研究了年龄在 60 岁及以上行非心脏大手术的 POCD 发病率。使用意向治疗方法,接受全身麻醉及区域麻醉 1 周内受试者的 POCD 发生率并无明显差异。但如果按照常规流程方法实施,接受全麻的患者在 1 周时发生 POCD 更为常见,但两组间的这种差异在术后 3 个月消失。有人提出导致发生 POCD 的其他手术因素。在接受髋关节置换的患者中,POCD 与通过未闭的卵圆孔到达大脑的脂肪栓子有关。在实施心肺旁路术的过程中,栓子亦被作为一个诱发因素被牵涉其中。已经证实,心肺旁路本身或主动脉根的操作可能导致微栓子生成,引起大脑中多处损害。手术过程中组织损伤导致的炎症反应,包括皮质醇、细胞因子及其他炎症介质的释放,与 POCD 的发生有关。

结果

POCD 对患者及治疗人员的影响一直被低估,但会导致严重不良后果。斯坦梅茨和同事对 701 名非心脏手术的老年患者进行了平均 8.5 年的跟踪随访。在经过对年龄、性别及恶性肿瘤的校正后,术后 3 个月 POCD 的发生而非术后 1 周,与死亡率增加有关。过早停止劳动的患者其术后 1 周发生 POCD 的风险比对照组高。POCD 亦与执行日常生活活动(ADLs)的能力下降、住院时间延长、收治入长期护理机构的增加有关。

预防

包括老年会诊在内的初级预防策略,是预防老年患者的 POCD 发生的最有效的措施。古斯塔夫森及其同事通过以下干预措施研究了股骨颈骨折的老年患者 POCD 的发生率:术前及术后老年会诊、氧疗、早期手术、围术期低血压预防,及术后并发症的治疗。POCD 在治疗组较少发生,受试组的发生率为 47.6%,而对照组为 61.3%。当治疗组患者确实发生 POCD 时,其严重程度低,病程短。此外,治疗组术后并发症包括压疮、严重摔伤、尿潴留发生更少。

疼痛管理

疼痛是老年患者的常见问题,与年轻人相比,年龄在65岁及以上的老年患者的疼痛状态较年轻人增加2倍。然而,老年患者的术后疼痛一直被低估且治疗不足,因为他们较少预期痛苦,不太情愿主动表达不舒服,且因为认知功能障碍难以评估疼痛。疼痛治疗不足导致严重预后不良:身体上的折磨、体格功能下降、社交活动减少、抑郁、睡眠障碍、谵妄、复合用药、医疗费用增加、住院时间延长,以及术后发病率增多。通过仔细的疼痛评估及镇痛调整,老年会诊可有助于改善术后老年患者的预后。

评估

精确的疼痛评估是掌握并调整老年患者疼痛治疗的首要关键步骤。术后疼痛评估应包括运动或触诊受累区域的疼痛评估,因为许多老年患者并不会报告静息时感觉不到的不适感。在临床中,疼痛等级量表是疼痛评估的一个重要部分。理解各种评估工具的价值、程度及局限性非常重要,并认识到老年患者可能需联合应用疼痛评估工具方可获得全面的评估。线性的疼痛评估工具通常用在医院内评估疼痛,因为它们对于评价干预措施的有效性较为有用,并可在短时间内完成。一般线性工具包括视觉模拟量表、数字评定量表、口头评定量表,以及面部表情疼痛评定量表(表4-4)。

表4-4　一般线性疼痛评估工具的关键特征

视觉模拟量表
快速且易使用
需要完整的视力锐度和运动能力
20%的老年患者可能感觉困惑
数字评定量表
快速且易使用
老年患者易于理解
可以口头进行评估
口头评定量表
依赖于患者对描述性术语的解读和理解
口头评定量表
可能缺乏准确性和灵敏度
用文字比用数字更易描述其疼痛的患者的首选

（续表）

面部表情疼痛评定量表

　　为儿童孩子设计但已成功应用于老年患者
　　适用于学习困难的患者
　　对于听力障碍或语言能力差的患者有用

　　认知障碍可以使许多老年患者疼痛的精确评估变得困难。然而，不管他们的认知功能障碍程度如何，患者始终是其本人最好的疼痛信息来源。轻度认知障碍的老年患者通常能够使用标准线性评估工具之一。随着认知障碍的进展，患者使用口头评定量表或视觉疼痛量表最为得心应手。在患者能够理解评估工具并准确描述其疼痛之前，有必要将数种不同的量表呈给患者使用。在不能言语表达的老年痴呆患者中，可通过代理人报告及观察性量表来进行疼痛评估。医务人员代理报告易低估严重老年痴呆患者的疼痛，在能交流的患者中医师确定的疼痛占43%，而不能交流的老年患者仅占17%。因此，最好应使用多种观察性方法中的其中一种来进行评估：疼痛行为观察量表、阿尔茨海默病的不适感量表（DS-DAT）、非言语疼痛指标清单（CNPI）、老年痴呆患者的疼痛评估（PADE），及晚期痴呆症疼痛评估（PAINAD）。PAINAD 是临床上最常见的一种观察量表，因其简易、易于掌握，可提供整体疼痛评估，且在检测随时间推移而发生的变化方面具足够的敏感性（表4-5）。

表 4-5　严重痴呆症的疼痛评估量表

	0	1	2
不依赖发声的呼吸	正常	偶有费力呼吸，短时间过度通气	嘈杂的呼吸困难 长时间的过度通气 陈思呼吸
负性发声	没有	偶有呻吟或埋怨 低声说话伴负性不满意情绪	反复的陷入困难的呼叫 大声呻吟或埋怨 大哭
面部表情	微笑或无表情	悲哀、紧张、皱眉	痛苦表情
肢体语言	放松	紧张、坐立不安	僵硬、握拳、攻击他人
可安慰程度	无需安慰	通过言语或抚摸可分散注意力或使其安心	不能安慰、不能分散注意力或使其安心

源自：Warden V, Hurley AC, Volicer L. Development and psychometric evaluation of the Pain Assessment in Advanced Dementia （PAINAD） scale. J Am Med Dir Assoc 2003; 4（1）：9 - 15

管理

术后疼痛管理应考虑包括非药物、药物和介入等多种治疗方式。术后老年患者会对于制定个体化老年患者疼痛管理方案和预防相关并发症方面极有帮助。基于此目的,本章将关注老年特异性的疼痛药物治疗方法。

世界卫生组织阶梯性镇痛治疗的第一步是使用非阿片类镇痛药如对乙酰氨基酚和非甾体类抗炎药(NSAIDS)。在老年患者中,规定价格的对乙酰氨基酚是一线疼痛治疗药物,除肝功能障碍而禁忌使用外,建议每 6 h 剂量为 650 ~ 1 000 mg。数项研究已证实,当规定价格的对乙酰氨基酚与按需应用的阿片类药物联合使用时,可改善止痛效果。在评价对乙酰氨基酚与 PCA 联合使用时的阿片类药物节省效果的系统评价研究中,术后应用吗啡的患者自控镇痛(PCA)加用对乙酰氨基酚可以节省 20% 的吗啡用量。此外,研究发现老年术后患者使用对乙酰氨基酚加吗啡自控镇痛,可以减轻镇静,可改善术后疼痛评分。由于 NSAIDS 使 65 岁以上患者胃肠道出血的风险增加 2 倍,且与肾功能障碍相关。因此,此类患者应相对禁忌使用。此外,吲哚美辛与谵妄相关。

阿片类药物是世界卫生组织疼痛三阶梯治疗中的第二和第三步镇痛药选择。"弱"阿片类药物(即可待因、曲马朵)由于封顶效应因素,剂量相关性不良反应从而限制了使用。由于价格对乙酰氨基酚是疼痛治疗的标准一线治疗,但对乙酰氨基酚的中毒风险,老年患者应最好避免联合应用阿片类药物与对乙酰氨基酚。老年患者并无最有效的阿片类药物的特殊方案,但镇痛药应该基于个体化病例进行选择。一般来说,由于阿片类药物清除时间延长,老年患者使用时应该延长给药间隔,并减少剂量。推荐最初治疗使用短效的配方,直到找到一个稳定的剂量。如果老年患者需长期使用止痛剂,剂量需求可转换成易于管理的长效阿片类药物。在某些病例中,如不能表达其止痛药物需求的老年痴呆患者,开始时使用极低剂量的预定阿片类药物比较合理,(即每 4 ~ 6 h 2.5 mg 羟考酮),可提供基本的止痛效果,然后可根据需要再附加其他药物彻底止痛。

阿片类药物不良反应

尽管阿片类止痛药通常是急性和慢性疼痛治疗理想的药物,但其不良反应并不少见,包括呼吸抑制、便秘及谵妄。老年患者的会诊可有利于减少并治疗确实发生的不良反应。便秘是个常见的不良反应,发生在15%～41%的非恶性疼痛治疗后,往往与剂量有关,且极少发生耐受。非药物治疗措施包括增加液体摄入、鼓励行走,并让患者尝试每天在同一时间排便。肠道药物治疗包括使用软凳,当服用阿片类药物时,同时使用刺激性泻药。若便秘仍持续发生,应该排除肠梗阻,然后在肠道治疗方案中添加一个渗透性药物、润滑剂或导泄药物。术后应该避免膨松剂如车前草,因为若无足够的液体摄入或运动,它们会加重便秘。约有25%的老年患者使用阿片类药物治疗后出现恶心和呕吐。值得注意的是,在止吐药物治疗之前,排除因严重便秘和粪便堵塞引起的症状尤为重要。

综合的出院计划

早前,细致周到的出院计划包括老年病科专科医师对活动、营养,以及疼痛管理的关注,可以提高生活质量,降低医疗成本。术前老年患者会诊是开始讨论包括康复出院后计划的一个理想的时机。老年病专科医师应监护患者在术后期间出现的可能会影响最终出院计划的任何认知功能障碍、营养不良、未予治疗的疼痛,或其他不良反应的迹象。尼古拉斯等人以由家中收治住院的老年患者为研究对象,分析了老年患者综合性评估加上出院后家庭干预的影响。干预组中的结果为,住院时间缩短、立即收治入护理院的需求降低、延长了永久住进护理院的时间,并降低医疗费用。

总结

在过去的几年中,随着体质虚弱、内科疾病复杂的老年患者需行手术的人数逐渐增多,围术期老年会诊的多种益处变得越为明显。在术前阶段,老年患者会诊至关重要,其可以通过回顾用药、营养、功能状态、体质虚弱、认知和治疗的目标,来判定风险,提前计划,以减少术后不良反应。术后老年患者会诊可以帮助预防或治疗谵妄和POCD,提供最优的疼痛评估和管理,以及制定综合出院计划。在今天以及未来,通过周到的合作,老年专科医师及手术专科医师可以为最脆弱的手术患者争取到最佳的治疗结局。

要点

- 研究表明许多手术专科医师偏好于将老年科会诊医师作为共同管理的角色。共同管理或老年专科医师引导的会诊模式可改善患者结局,包括减少术后并发症、缩短住院时间和降低医疗成本。
- 大多数老年患者住院期间服用多种药物,这将把他们置身于药物不良反应增加的风险之中。在老年患者术前会诊时进行用药回顾和调整可有助于预防包括谵妄和步态不稳在内的术后药物不良反应。
- 术前老年患者会诊是鉴别并处理较差体格功能状态的理想时机,因为较差的体格状态可将老年患者置于术后谵妄及MRSA伤口感染的风险中。
- 在术前老年患者会诊期间,应关注包括讨论治疗目标、健康代理人/持久性律师委托书以及代码状态在内的预立指示决策。
- 术后老年患者会诊已显示可以明显降低谵妄的发生率,在术前评估中识别出具谵妄高危因素的老年患者应召开术后老年患者会诊。
- 老年会诊对所有老年患者的疼痛评估和管理的优化较为有益,尤其是对于,认知功能障碍的患者。对不能言语表达的严重痴呆患者,应该使用观察性工具,如严重痴呆症疼痛评估量表(PAINAD)。严重痴呆症老年患者可能无法按需要求止痛治疗,应考虑给予预定的止痛药物。

建 议 阅 读

1. Anderson DJ, Chen LF, Schmader KE, et al. Poor functional status as a risk factor for surgical site infection due to methicillin-resistant Staphylococcus aureus. Infect Control Hosp Epidemiol.2008;29（9）:832–839.

2. Barnett SR. Polypharmacy and perioperative medications in the elderly. Anesthesiol Clin.2009;27（3）:377–89, table of contents.

3. Friedman SM, Mendelson DA, Bingham KW, et al. Impact of a comanaged Geriatric Fracture Center on short-term hip fracture outcomes. Arch Intern Med. 2009;169（18）:1712–1717.

4. Goldman L, Lee T, Rudd P. Ten commandments for effective consultations. Arch Intern Med.1983;143（9）:1753–1755.

5. Gurwitz JH, Field TS, Harrold LR, et al. Incidence and preventability of adverse drug events among older persons in the ambulatory setting. Jama. 2003;289（9）:1107–1116.

6. Kalisvaart KJ, Vreeswijk R, de Jonghe JF, et al. Risk factors and prediction of postoperative delirium in elderly hip-surgery patients: implementation and validation of a medical risk factor model. J Am Geriatr Soc. 2006;54（5）:817–822.

7. Kiely DK, Marcantonio ER, Inouye SK, et al. Persistent delirium predicts greater mortality. J Am Geriatr Soc. 2009;57（1）:55–61.

8. Koster S, Hensens AG, van der Palen J. The long-term cognitive and functional outcomes of post-operative delirium after cardiac surgery. Ann Thorac Surg. 2009;87（5）:1469–1474

9. Malani PN. Functional status assessment in the preoperative evaluation of older adults. Jama.2009;302（14）:1582–1583.

10. Marcantonio ER, Flacker JM, Wright RJ, et al. Reducing delirium after hip fracture: a randomized trial. J Am Geriatr Soc. 2001;49（5）:516–522.

11. Marcantonio ER, Goldman L, Mangione CM, et al. A clinical prediction rule for delirium after elective noncardiac surgery.Jama. 1994;271（2）:134–139.

12. McCusker J, Cole M, Abrahamowicz M, et al. Delirium predicts 12-month mortality. Arch Intern Med. 2002;162（4）:457–463.

13. Miura LN, DiPiero AR, Homer LD. Effects of a geriatrician-led hip fracture program: improvements in clinical and economic outcomes. J Am Geriatr Soc. 2009;57（1）:159–167.

14. Ramaiah R, Lam AM. Postoperative cognitive dysfunction in the elderly.Anesthesiol Clin.2009;27（3）:485–96, table of contents.

15. Rasmussen LS, Johnson T, Kuipers HM, et al. Does anaesthesia cause postoperative cognitive dysfunction? A randomised study of regional versus general anaesthesia in 438 elderly patients.Acta Anaesthesiol Scand. 2003;47（3）:260–266.

16. Robinson TN, Eiseman B, Wallace JI, et al. Redefining geriatric preoperative assessment using frailty, disability and co-morbidity. Ann Surg. 2009;250（3）:449–455.

17. Robinson TN, Raeburn CD, Tran ZV, et al. Postoperative delirium in the elderly: risk factors and outcomes. Ann Surg. 2009;249（1）:173–178.

18. Rudolph JL, Inouye SK, Jones RN, et al. Delirium: An Independent Predictor of Functional Decline After Cardiac Surgery. J Am Geriatr Soc. 2010;58（4）:643–649.

19. Salerno SM, Hurst FP, Halvorson S, et al. Principles of effective consultation: an update for the 21st-century consultant. Arch Intern Med. 2007;167（3）:271–275.

20. Sauer AM, Kalkman C, van Dijk D. Postoperative cognitive decline. J Anesth. 2009; 23（2）: 256–9.
21. Steinmetz J, Christensen KB, Lund T, et al. Long-term consequences of postoperative cognitive dysfunction. Anesthesiology. 2009;110（3）:548–555.
22. van Venrooij LM, van Leeuwen PA, de Vos R, et al. Preoperative protein and energy intake and postoperative complications in well-nourished, non-hospitalized elderly cardiac surgery patients.Clin Nutr. 2009;28（2）:117–121.
23. Vidan M, Serra JA, Moreno C, et al. Efficacy of a comprehensive geriatric interventionin older patients hospitalized for hip fracture: a randomized, controlled trial. J Am Geriatr Soc. 2005;53（9）:1476–1482.

（安吉拉 · 乔治娅 · 凯迪克）

第二部分
麻醉的实施

第五章
老年患者的术前评估

引言

老龄化是组织和器官系统结构和功能发生变化不可避免的过程。"老年人"通常是指年龄 65 岁和大于 65 岁的人群。此定义包括以生理和心智能力较大范围的不同分组。相反,"年龄相关疾病"是指在老年个体中发病频率增加的病情,但其并非不可避免或与实际年龄呈比例。麻醉医师所面临的一个主要问题是在术前区别年龄对患者的影响和疾病进程对器官功能的影响。这种挑战包括对患者器官系统功能储备的准确评估,提供与手术相关的确切的风险评估并在优化患者病情方面做出合理的建议。

麻醉和手术相关的罹病率和死亡率

年龄 65 岁和大于 65 岁需行外科手术的老年人口稳步增长,其中增长最快的年龄段为 85 岁和大于 85 岁的老年人。据估计,美国约 50% 年龄大于 65 岁的患者在死亡之前将接受外科手术,因此对于临床麻醉医师来说,对老年人生理知识的掌握十分必要。

在老年患者中围术期严重并发症和院内死亡率较高。根据美国心脏协会 2007 年指南的声明,年龄是术后并发症的独立危险因素。年龄每增加 10 岁,围术期发病率的比率随之增加(年龄 ≤ 59 岁或小于 59 岁其术后发病率为 4.3%,60 ~ 69 岁其发病率为 5.7%,70 ~ 79 岁其发病率为 9.6%,年龄 ≥ 80 岁其发病率为 12.5%)。年龄 ≥ 80 岁患者的院内死亡率明显高于年龄小于 80 岁患者(分别为 2.6% 和 0.7%)。在老年患者中重大或急诊手术往往发病率和死亡率最高。例如,年龄大于 80 岁的老年患者急诊行腹部手术时其死亡率为 9.7%,年龄大于 70 岁者行开胸术时其死亡率为 17%。

与年轻患者相比,老年患者腹部疾病手术干预所带来术后并发症和死亡的风险更高。最常见的并发症是术后第 1 天内低血压和呼吸抑制。术后 1 ~ 3 天呼吸衰竭、肺水肿、心肌梗死和充血性心力衰竭的发病率最高。在术后 4 ~ 7 天最易出现肺炎。肾衰竭的发生在老年患者术后早期的第 1 ~ 3 天和术后后期的第 8 ~ 30 天呈双峰分布。术前评估的目标之一就是识别高风险患者,并提出可减少发病率和死亡率的治疗措施(表 5-1)。

表 5-1　术前评估目标

术前评估目标
获得全面详尽的病史及体格检查
提供风险评估
识别高风险患者
制定减少风险策略
选择性实施实验室和心脏检查
改善和控制术前相关疾病
规划讨论麻醉方案
获得知情同意
制定术后镇痛方案
通过教育方式减少焦虑情绪

老年患者的风险评估

围术期风险评估包括基础体格状态、器官功能储备、合并疾病状况(严重性及调整情况),以及与手术所特有的风险。在进行手术之前,综合的风险评估分析应能让参与该患者治疗的所有医师和相关家属所了解。

　　ASA 体格状态分级是术前患者普遍采用的分级方法。ASA 分级对患者术前的系统并存疾病及其对日常功能的影响加以考虑（表 5-2），但其分级也存在一些明显的局限性。在进行老年患者的风险评估时，ASA 分级未将患者的年龄及潜在的功能和生理储备状况，以及所进行外科手术的内在风险因素考虑在内。ASA 分级为多学科的医疗从业人员提供了一种有效的方式，以对个体或群组患者的疾病严重程度进行交流。

表 5-2　ASA 体格状态分级

ASA体格状态分级
Class1. 患者健康（生理、体格检查及心理无异常）
Class2. 患者患有轻微的系统疾病，日常活动不受限
Class3. 患者患有严重系统疾病，日常活动受限，活动能力未丧失
Class4. 患者并存病严重，丧失日常活动能力，经常面临生命威胁
Class5. 无论手术与否，患者生命难以维持24h的濒死患者
Class6. 确证为脑死亡，其器官拟用于器官移植手术

加 "E" 表示急诊手术

POSSUM 评分

　　POSSUM 是指计数死亡率和发病率的生理学和手术严重程度评分。它作为一种风险评估方法，将手术对生理学的影响考虑在内，在英国应用较普遍。例如，该评分考虑了手术是否为急诊或择期，预计失血量和手术时间长短。年龄也作为一个独立因素纳入其中。虽然POSSUM 评分曾被报道过高评估较健康患者人群的发病率风险，但此评分标准能准确和综合性评估病情较重的老年患者。个别外科医师或医务人员团体常将 POSSUM 作为评估手术结局的常用比较工具。麻醉医师术前通常并不应用此评分标准。

器官特异性风险评估

心血管系统

　　心血管系统的并发症代表了围术期老年患者中主要的心血管并发

症。术前即已存在的心脏病情（如冠心病、高血压、左心室功能异常）增加了患者术后心脏不良事件的风险。通过识别高风险患者和实施降低风险策略能将不良结局降低至最低水平。

由于老年患者冠心病、高血压以及糖尿病的发生率增高，导致其心血管并发症的发生率同样升高。这种风险与年龄相关的心血管系统的各种变化限制了老年患者对疾病和手术应激的代偿能力。

判断患者是否需要进一步心脏评估的决定比较复杂，包括对患者并发症以及对拟行手术风险等级的考虑。美国心脏病学院及美国心脏协会（ACC/AHA）出版了关于非心脏手术患者术前评估和风险评价指南。该指南依据患者术前心血管事件病史和风险因素，列举了围术期心脏事件的综合危险因素。根据手术大小和疾病进程的严重程度形成了推荐。基于手术相关的术后发病率和死亡率的可能性，手术被分为重大、中等和较小风险 3 种（表 5-3）。

表 5-3　非心脏手术的心脏风险

非心脏手术的心脏风险
高风险＞5%
• 急诊手术
• 大动脉和大血管手术
• 外周血管
• 大出血或大量液体交换的长时间手术
中等风险＜5%
• 颈动脉内膜切除术
• 头颈部手术
• 腹膜内和胸腔手术
• 矫形手术
• 前列腺手术
低风险＜1%
• 内镜手术
• 浅表手术
• 白内障手术
• 乳腺手术

主要风险因素

活动性心脏病增加非心脏手术后主要并发症的风险,包括急性心肌梗死、不稳定性心绞痛、失代偿性心脏衰竭、严重心律失常以及严重瓣膜疾病(表5-4)。由于存在围术期心脏不良事件甚至死亡的极度风险,上述风险因素存在时可以建议取消非急诊或非致命性手术。在进行手术之前应对这些病情予以进一步的内科或外科治疗。但若手术确实紧急,需慎重权衡利弊病,并和手术医师、患者及其家属进行商讨。

表5-4　ACC/AHA 2007 年指南中定义的活动性心脏病

ACC/AHA2007年指南中定义的活动性心脏病
不稳定性冠状动脉综合征
不稳定性或严重心绞痛
可包括平时运动量少的稳定性心绞痛
近期心肌梗死（30 天以内）
失代偿性心力衰竭；加重或新发的心力衰竭
严重心律失常
莫氏Ⅱ型房室传导阻滞
三度房室传导阻滞
症状性室性心律失常
室上性心律失常（未予控制心室率）
症状性心动过缓
严重瓣膜疾病
主动脉重度狭窄（平均压差>40 mmHg，主动脉瓣口面积<1.0 cm², 或有症状）
症状性二尖瓣狭窄

心脏风险因素

校正心脏风险指数已取代了以往指南中的中级风险因素,它们包括缺血性心脏病、充血性心力衰竭、脑血管疾病、胰岛素依赖性糖尿病以及血清肌酐 > 176.8 umol/L。术后心脏并发生症的发生率为 0.4% ~ 11%,其取决于风险预测因子的个数（1 个、2 个或超过 3 个）。

次要风险因素

次要风险预测因素为一些公认的心血管疾病标志物,但其尚未被证实可独立增加围术期风险,例如高龄(＞70岁)、异常心电图(左心室肥厚,左束支传导阻滞, ST – T 改变)、非窦性异位心率、未控制性高血压。存在多个次要风险预测因素时可高度怀疑存在冠状动脉疾病,但并未纳入治疗推荐中。

对非心脏手术患者术前评估的逐步推演总结于流程图中。

运动耐量

功能状态是预测围术期和远期心脏并发症的可靠预测因子。对于无活动性或较大的心脏疾患的患者,测试其功能状态是测试过程中极其重要的步骤。功能性能力可用代谢当量(METs)来表示。代谢当量表示静息或基础氧耗(VO_2);一个代谢当量(1MET)相当于 3.5 ml/(kg·min)的氧耗。一般活动和运动的代谢当量可见表 5–5。依据这些指南,若患者功能状态好(＞4METS),则无须进一步有创测试即可实施高风险手术。

有显著临床风险因素的冠状动脉疾病患者,以及拟行高风险手术的患者,若不可能获得其功能性能力,则需行无创性心脏功能测试。进一步评估的理由亦应根据检查结果对此类特殊手术治疗计划的影响来决定。例如依据测试结果可能会导致不同的治疗方法。

表 5–5　功能评估量表

功能评估量表	
1MET	可以照顾自己吗?
	能独立吃、穿及使用厕所吗?
	能在室内绕房间散步吗?
	能以每小时3.2～4.8 km的速度在地面行走一两个街区吗?
	能胜任轻微体力劳动吗?
4METS	能够爬一段楼梯,携拿食物吗?
	以每小时6.4 km的速度在地面行走吗?
	能短距离跑步吗?
	能胜任较重的家务劳动吗?
	能做中等量运动——高尔夫球、跳舞、网球对打吗?
10METS	能参加竞技体育、单人排球、网球单打吗?

生理性能力（PC）是评估功能性储备的精确评估指标。PC 指通过测量心肺运动试验（CPET）中的气体交换获得的个体的代谢反应。气体交换测量反应氧利用的效率和氧传输系统的集成效率。CPET 是一项个体化的、无创的、独立评估的控制性代谢应激测试。从 CPET 获得的结果可反应决定机体适应围术期应激能力的生理性储备，但 CPET 并不作为术前评估的常规测试项目。

呼吸系统

肺功能储备随着年龄增加而下降，通常难以区分年龄相关的变化还是继发于疾病或环境因素导致的变化。区分吸烟史、环境暴露史与老龄化的因素对肺功能的影响尤为困难。

年龄相关的主要变化可大致归因于以下因素：中心神经系统反射迟钝、胸壁顺应性降低、肺泡气体交换面积减小、胸壁肌肉广泛失调。这些可功能性地转变为呼吸做功增加低氧血症的可能性增加。总体上患者的最大通气量减少。

有慢性阻塞性肺疾病病史和吸烟史及继发于呼吸困难的功能性能力受限可预测术后肺部并发症的发生。患者功能性能力的详细描述，以及 6 min 步行测试可有助于判断其肺功能基础值。建议吸烟患者在术前至少停止吸烟 6 周，并建议其在术前进行呼吸功能锻炼。

有明确 COPD 病史及呼吸疾病活动性症状的患者，建议其进行胸部 X 线、肺功能测试和动脉血气检查。

在术前评估中需掌握患者气道的病史。在 ICU 曾有气管插管史或病程可能会导致残余气道损伤，如气管狭窄。有气管插管困难病史者需要设法积极获取其既往医疗记录。

神经系统

神经系统疾病如帕金森病、脑血管疾病、早晚期痴呆在老年患者中较为普遍，且均可能影响麻醉实施。术前评估提供了详细了解和记录患者诊断、目前服药情况、当前症状状态的机会。痴呆在老年患者中日益常见。在这些患者中,及早获得患者家属或监护人的知情同意,并共同制定围术期处理方案至关重要。简短精神状态检查(MMSE)可有助于了解患者的基础功能障碍以预测术后并发症。既往有神经系统疾患的患者更易出现术后谵妄和精神错乱。

肾功能

多达30%的老年患者术前即已存在肾功能减退,使得此类患者在大手术和创伤后易发生急性肾小管坏死。在老年患者中,急性肾衰竭占老年患者术后死亡的1/5。慢性肾衰竭是复杂的系统疾病,可由许多常见老年疾病所致,其中糖尿病、高血压、肾小球性肾炎是最常见的病因。容量状态和电解质平衡对于透析患者十分重要。术前评估应了解透析次数、透析模式及围术期透析时机。一般透析应在术前1天进行,在手术当日应测定血钾水平。容量控制对于透析患者十分重要,老年患者自主调节血压能力失调,调节能力障碍是常见的问题。即便术前无明显肾衰竭,重大手术前老年患者同样需要进行肾功能的评估。虽然血肌酐在老年患者中可能会产生误导和低估肾功能不全患者,但血尿素氮和肌酐仍可作为老年患者及肾功能评价的基础值。最近许多实验室检查报道,依据患者的年龄和实验室检查计算所得GFR,可增加对慢性肾功能不全的检测率。

麻醉史

随着麻醉电子记录的逐渐普及,以往麻醉数记录查找和比较变得更为容易。麻醉史是术前评估的一个关键部分。对于老年患者来说,应关注一些特征,如麻醉诱导和维持时的心血管反应、术中对缩血管药需求、容量的耐受性,以及血压的全部调节能力。从患者及家属处获取信息也同样重要,如患者麻醉后是否出现极度虚弱无力或昏睡? 或精神错乱或独立性差? 此类评估能就预期血压、疼痛控制及药物剂量提供有意义的指导意见。

药物治疗

复合用药治疗是老年患者治疗的主要问题。所有患者均需指导其提供详细的用药清单,包括处方和非处方药。一般来说,多数药物可持续使用至术前当晚;但利尿药物以及非必须药物及补充剂建议在手术当日早晨停用。血管转化酶抑制剂可导致诱导后显著的血管扩张和低血压,此类药物建议在手术当日停用。

实验室评估

虽然老年患者常合并多种并发症,术前实验室检查需根据拟施手术的类型及患者当前病情指导实施。常规的实验室筛查可能导致过度消费,以及对假阳性结果的进一步检查所致潜在发病率的增加。

血红蛋白和血细胞比容 对于合并多种疾病及营养不良接受外科手术可能出现大量失血的老年患者来说,血红蛋白和血细胞比容是最常用的指标。即便患者拟行中等程度风险的手术,但对合并复杂系统疾病或进行性贫血的患者来说,血红蛋白基础值可能具一定的价值。老年患者血红蛋白的极度升高较少见,若升高则提示因缺水所致血液浓缩或潜在血液疾病。

凝血功能检查 抗凝治疗患者如服华法林时应进行凝血检查,若为了获得正常的凝血指标停用华法林时应在手术当日早晨重复此项检测。其他适应证还包括严重肝脏疾病或已确诊的凝血性疾病。

电解质和血生化 门诊老年患者有轻至中等程度的系统性疾病,如高血压则不需常规检测电解质。患者合并慢性肾衰竭需在任何手术前抽血行电解质、尿素氮和肌酐检查。肾脏透析患者应在术前即刻抽血查血钾水平。老年患者肾功能不全较为常见,若术中需要液体治疗或预计失血,则有指征检查电解质基础值。已证实白蛋白可作为老年患者预后不良的指标,但即便术前患者白蛋白较低,也不大可能导致围术期治疗的变化。

心电图 有心血管风险因素或心脏疾病病史的患者在接受中等或较大外科手术时需行心电图检查。隐匿性心脏病在老年患者中极为常见。对于拟行手术的健康老年患者,许多机构目前已不再使用基于年龄的 EKG 筛查标准。手术前的 3~6 个月内的 ECG,加上无进行性心脏症状或心脏状态的改变则通常可以接受。

胸部 X 线　仅在患者有病史或经检查提示潜在异常病情如肺炎或胸腔积液时患者建议行胸部 X 线检查。数项研究证实,普通常规的行胸部 X 线检查常可导致发病率显著增加,但极少有可改变治疗方案的意外发现。

血型鉴定和筛查　有潜在大量出血危险的患者术前需抽血进行血型鉴定和筛查。抗体的存在寻找相匹配的结果变得困难且费时。

作为所有的术前检查,实验室检查或进一步检查应以病史和体格检查包括功能性评估作为指导。除了病史和体格检查的进一步检查往往视其与手术相关风险和患者并发症而定。例如,一位合并有严重心脏病的患者接受低风险白内障手术时,则不需要进一步行心脏评估。而当患者心脏危险因素较小拟行高风险手术时则需要全面评价其心脏功能。

对老年患者的特殊考虑

对于原有痴呆和记忆缺失的患者,对这些具复杂内情病情的患者进行术前评估非常困难,应尽一切可能获取以往的医疗记录,并联系患者的初级保健医师。术前抑郁和酒精滥用患者相对较为普遍,且不被患者和家属主动承认,但却增加术后发生谵妄的风险。

除了并发症的高发生率外,高龄患者的整体健康状况亦可显著影响麻醉方法的选择。例如慢性疼痛、躁动、痴呆可使患者在手术中不能静躺,即使对于小手术,亦很难制定深镇静计划仍很难实施,如白内障手术。

术前访视有助于了解患者医疗或社会经济条件,可导致手术当日延迟或取消手术的可能。早期判断患者是否需进一步检查或社会性问题可有助于提前计划和安排手术室。例如,当患者的社会和家庭支持较小时应在小手术后再予以收治入院。

在术前评估的过程中,由于各种原因患者可能不能提供手术知情同意书。这种情况需联系患者指定的保健代理人。

户外设施

对于福利机构内的患者进行术前评估尤具挑战性。要求其来医院或科室进行术前访视不易实现或不切实际。对此类患者可进行远程术前访视和筛选。若可能科室医师需提供患者简单的病史和体能的评估，以及近期一些实验室检查结果。这些可交给麻醉团队进行回顾以决定患者是否需行更多的检查。术前检查可在手术当日完成。应提前安排获得法定监护人或家庭成员的知情同意书，以免推迟手术。

总结

老年人群是指年龄在 65 岁以上的一组群体，在体能和器官功能储备上存在很大差异。年龄相关疾病和与疾病本身的进展两者对器官功能的影响不易区别，使得围术期环境颇具挑战。对于此群体的术前访视至关重要，通过术前访视可以了解患者术前基本健康状况，判断术前并发症的优化调整水平，对手术提供切实的风险评估。并根据了解的信息，为老年患者提出最佳高效的治疗方案，最大程度减小风险的发病率和病死率。

要点

- 年龄在 65 岁以上的患者平均合并 3～4 种内科疾病者，其生理功能往往受限且病死率增加。
- 多种药物治疗是老年患者人群的主要问题，手术前应让患者提供一份较详细的服用药物清单。
- 术前风险评估必须实施，且必须将患者因素和手术风险均考虑在内。
- 功能性能力（ functional capaticy ）是术前评估的一个重要因素
- 若患者术前未经充分调整至最佳状态，围术期风险则会不均衡地增加，在急诊情况实施手术不良事件的发生率则会更高。
- 仅当患者病史、体格检查及拟行手术有指征时，术前才需对患者实施实验室检查。

建 议 阅 读

1. American Society of Anesthesiologists Task Force on Preanesthesia Evaluation. Practice advisory for preanesthesia evaluation: a report by the American Society of Anesthesiologists Task Force on Preanesthesia Evaluation. Anesthesiology. 2002; 96:485.

2. American College of Cardiology/American Heart Association Task Force on Practice Guidelines (Writing Committee to Revise the 2002 Guidelines on Perioperative Cardiovascular Evaluation for Noncardiac Surgery); Executive summary of the ACC/AHA task force report: Guidelines for Perioperative Cardiovascular Evaluation for noncardiac surgery. Anesth Analg. 1996; 82:854–860.

3. Fischer SP. Development and effectiveness of an anesthesia preoperative evaluation clinic in a teaching hospital. Anesthesiology. 1996; 85:196–206.

4. Fleisher LA. ACC/AHA 2007 Guidelines on Perioperative Cardiovascular Evaluation and Care for Noncardiac Surgery: Executive Summary: A Report of the American College of Cardiology/American Heart Association Task Force on Practice Guidelines. Circulation. 2007; 116(17):1971–1996.

5. Hightower CE. A pilot study evaluating predictors of postoperative outcomes after major abdominal surgery: physiological capacity compared with the ASA physical status classi fi cation system. Br J Anaesth. 2010 April; 104(4): 465–471.

6. Joehl RJ. Preoperative evaluation: pulmonary, cardiac, renal dysfunction and comorbidities. Surg Clin North Am. 2005; 85(6):1061–1073 .

7. Lawrence VA, Cornell JE, Smetana GW. Strategies to reduce postoperative pulmonary complications after noncardiothoracic surgery: systematic review for the American College of Physicians. Ann Intern Med. 2006; 144(8):596–608.

8. Liu LL. Predicting adverse post operative outcomes in patients aged 80 years or older. J of Am Geriatric Soc. 2000; 48:405–411.

9. Liu LL, Dzankic S, Leung JM. Preoperative electrocardiogram abnormalities do not predict postoperative cardiac complications in geriatric surgical patients. J Am Geriatr Soc. 2002; 50:1186.

10. Narr BJ. Outcomes of patients with no laboratory assessment before anesthesia and a surgical procedure. Mayo Clin Proc. 1997; 72:505–509.

11. Noordzij PG, Boersma E. Prognostic value of routine preoperative electrocardiography in patients undergoing noncardiac surgery. Am J Cardiol. 2006; 97(7):1103–1106.

12. Poldermans D. The effect of bisoprolol on perioperative mortality and myocardial infarction in high risk patients undergoing vascular surgery. N Engl J Med. 1999; 341:1789–1794.

13. Polanczyk CA, Marcantonio E, Goldman E, et al. Impact of age on perioperative complications and length of stay in patients undergoing noncardiac surgery. Ann Intern Med. 2001;134:637–643. Schein Oliver D, et al The value of routine preoperative medical testing before cataract surgery. N Engl J Med. 2000; 342:168–175.

14. Silverstein JH, Central nervous system dysfunction after noncardiac surgery and anesthesia in the elderly. Anesthesiology. 2007; 106:622–628.

15. Thompson JS, Baxter BT, Allison JG, et al. Temporal Patterns of Postoperative Complications Arch Surg. 2003; 138:596–603.

（鲁玛 · 博斯　希拉 · 瑞安 · 巴尼特）

第六章
镇痛药和镇静药

引言

对于临床麻醉医师来说,最为重要的就是要认识到不能把老年患者当作简单的普通患者对待。衰老可影响常规使用麻醉药物的药代动力学和药效动力学,阿片类和苯二氮䓬类药物也不例外。本章将对镇静药和镇痛药在老年群体中的独特药理学差异作一描述,并依据循证实践策略以减少不良反应,并增加患者的安全性。

阿片类镇痛药

急性疼痛是手术患者所体验到的最为惧怕的症状之一,其一直以来得不到充分的评估,且经常未得到治疗。在 21 世纪,麻醉的概念就和疼痛控制或止痛交织在一起。麻醉性镇痛药本身或联合使用镇静药/抗焦虑药能为手术患者提供相对舒适的体验,减少麻醉诱导和术中麻醉药物的用量,并能提高患者整体满意度。

对老年患者疼痛管理需要考虑影响治疗安全性和有效性的与年龄相关的多种因素。

一般注意事项

美国的斯奈德和同事以及瑞典的泰富纽斯及其同事于 1973 年同时证实了特异性阿片受体的存在。此后,特异性阿片受体经鉴定并分为三大类:μ、δ 和 κ 受体。复杂的药理学和近期在基因敲除鼠中的基因研究证实激活此类受体后可导致镇痛作用。但在临床实践中应用的吗啡类药物多数选择性作用于 μ 受体药物。

μ 受体和亚型：μ 受体进一步分为 $μ_1$、$μ_2$、$μ_3$ 三种亚型受体。$μ_1$ 受体位于导水管周围灰质、中缝大核，蓝斑核被认为存在脊髓上镇痛特性。$μ_1$ 受体具备几乎所有阿片类镇痛特性，某种程度上也包括其不良反应。$μ_2$ 受体对阿片类药物的亲和性弱于 $μ_1$ 受体，其与阿片类意外不良反应有关，包括呼吸抑制、胃肠道运动延迟（恶心、呕吐和便秘）、尿潴留、心动过缓、瞳孔缩小、欣快感和依赖性。$μ_3$ 受体位于血管内皮，可释放一氧化氮，可能部分与阿片类药物的缩血管作用有关。

在细胞水平上，阿片类药物和受体的相互作用极其复杂，仅少部分得以阐明。所有的阿片类受体均为 G 蛋白偶联体，与第二信使功能相互协调，包括腺苷酸环化酶、磷脂酶 C、多种离子通道。阿片类受体激活可减少钙离子内流，抑制突触前神经递质释放，包括脊髓背角的 P 物质和降钙素基因相关肽（CGRP）。K^+ 离子外流增加导致突触后神经元超极化，并抑制脑干的 GABA 能传输，这些均可导致抑制疼痛传输功能的下行回路的激活。

痛阈的研究数据表明对长期持续和剧烈疼痛的耐受性下降，相反对轻微或短期疼痛的刺激的疼痛阈值增加。同样的研究显示无论外周还是中枢性敏化，均较大程度地参与了增加疼痛反应和组织损伤后痛觉过敏的形成机制。

然而，尚不清楚观察到的改变是由于高龄本身所致还是与该年龄组患者并发症的高发生率相关。年龄的增长与有髓和无髓纤维密度的进行性减少相关，并导致外周神经传导速率减慢。这些生理的变化可能与疼痛感觉的年龄相关差异有关。此类变化同样减少了神经递质的含量和更新，特别是影响谷氨酸、5- 羟色胺、GABA 受体等与伤害感受性相关的重要介质。

另外，功能磁共振成像（fMRI）研究发现，负责处理疼痛的大脑区域的容量呈进行性缩小。此发现验证老年大鼠大脑内阿片类受体数量的减少。

因此，实验数据似提示虽然衰老与伤害感受和疼痛感知相关，但衰老似乎并不与疼痛刺激反应曲线上实质性功能改变相关。简言之，老年人感知疼痛,对疼痛应答,尤其易受未予治疗疼痛的负面影响。

阿片类药物的药代动力学特性和药效学作用

老年患者对药物的临床反应往往过激从而影响中枢神经系统。对阿片类药物来说,最明显的临床变化是,大脑的敏感性约为阿片类药物在预定组织内水平的两倍。阿片类药物的药代学在年轻人和老年人中也存在明显的差异。

一直以来,吗啡被认为是 μ 受体激动剂的原型,用以和所有其他相关的激动剂做比较。与所有常用于麻醉中的阿片类药物一样,在单次剂量静脉注射后,吗啡快速分布于全身。但和芬太尼比较,吗啡的起效和清除较慢,其持续作用长归因于吗啡的低亲脂性,从而减慢其进出大脑的时间。脑内和脑脊液内吗啡浓度远低于其在血浆内浓度。在成人,吗啡的平均半衰期为 3 h,但在年龄大于 65 岁的老年患者,吗啡的半衰期时间达到 4 h。

吗啡的代谢(> 90%)主要依赖肝脏,大部分转换为吗啡 –3– 葡萄糖苷酸(M3G),少部分转换为吗啡 –6– 葡萄糖苷酸(M6G)和去甲吗啡,三种代谢物均具有活性。M6G 被认为参与吗啡的镇痛效果,而 M3G 则具有神经刺激的特性。

葡萄糖醛酸苷通过肾脏分泌进行消除,因此良好的肾功能对于避免此类代谢物的蓄积至关重要。曾有关于呼吸抑制和过度镇静情况的报道,并将此类情况归因于 M6G 的毒性,其不仅在肾功能障碍患者中出现,在健康志愿者和接受慢性吗啡治疗患者中同样存在。

为掌握肾功能不全患者的准确剂量,应测定肌酐清除率而非测定肌酐。在肾小球滤过率(GFR)20 ~ 50 ml/min 时药物使用剂量需要减少至 75%,在 GFR 10 ~ 20 ml/min 时药物使用剂量需减少至 50%,在 GFR < 10 ml/min 时药物使用剂量要减少至 25%。M6G 在老龄患者中会发生蓄积,是由于年龄相关的肾脏清除力的减退以及加重药物对临床的影响所致。

常识和临床研究显示,缓慢滴定至生效和调整给药剂量可以避免不必要的不良反应。当用于术后疼痛治疗时,老年患者较少的吗啡用量(老年人每 5 min 单次给药 2 mg, 年轻人则需 3 mg)即能达到合适的镇痛水平。有趣的是, 两组达到足够镇痛单次注射的次数相同, 提示虽然老年患者对吗啡致中枢神经系统的影响更为敏感, 但他们对疼痛的体验和年轻患者相当。

双氢吗啡酮是一种半合成阿片类药物, 通过和 μ 阿片受体结合调节伤害性刺激的进程。和吗啡相比较, 双氢吗啡酮起效和清除更快, 且其作用时间较短。在口服时, 双氢吗啡酮的药物强度约为吗啡的 5 倍, 而在静脉应用时, 双氢吗啡酮的药物强度为吗啡的 7 ~ 8 倍。

与吗啡不同, 双氢吗啡酮并无活性 6- 葡萄糖苷酸代谢产物, 不会在肾衰竭的患者体内蓄积。双氢吗啡酮在慢性透析患者中使用的安全性最近也得到证实: 在此类患者中亦未观察到阿片类药物中毒的迹象。理论上来说, 此项研究和其他类似的报道结果可以外推到阿片类药物在老年患者中的应用中。但仍缺少年龄特异性研究, 建议在老年患者急性疼痛管理中减少药物剂量和减缓给药速度。

芬太尼和阿芬太尼在老年患者中的的药理学特性得到的广泛的研究。最初的研究可追溯至 1980 年, 本特利等报道了老年患者应用芬太尼, 其体内清除减慢继而出现延迟性效应。斯科特和史坦斯基首次发布了关于芬太尼和阿芬太尼的药代学和药效学。他们通过使用光谱分析 EEG 的变化以评估持续输注芬太尼和阿芬太尼对老年患者大脑的影响, 研究发现年龄从 20 ~ 89 岁, 对芬太尼和阿芬太尼的需要剂量减少 50%。但奇怪的是, 年龄却未影响到其药代动力学的参数。其他研究同样证实了这一发现。这些结果提示随着年龄增长, 大脑对阿片类药物变得敏感, 在老年患者中应减少阿片类药物的剂量至 50%。需要注意的是, 年龄仅影响芬太尼和阿芬太尼的药效学而并非药代动力学参数。从逻辑上考虑, 在给定的剂量下, 老年患者阿片类药物体内代谢速度并不比年轻患者快。

斯科特和史坦斯基研究得到的药代动力学参数被后续试验得到验证。试验设计为阿芬太尼靶控注给药, 实验分为年轻女性和老年男性两组。在实验模型中阿芬太尼血浆靶浓度均精确达到, 从而证实阿芬太尼的药代动力学与年龄无关。

舒芬太尼的药效强度是芬太尼的 10 倍且代谢更快。其时相相关半衰期(是指在注射完毕后,其血浆中的药物浓度减少 50% 所需的时间)是芬太尼的 1/7,导致舒芬太尼在长时间输注后其苏醒时间亦不可能延长。舒芬太尼在老年患者中应用时的药理学特性的数据有限。汇总仅有的研究数据,明显舒芬太尼的药代动力学受年龄的影响最小。近期一项研究对舒芬太尼药代动力学进行线性分析得出总结,舒芬太尼的分布和清除均不受剂量的影响,且年龄不会影响舒芬太尼的药代动力学。但马泰奥等在行神经外科手术的老年患者中观察到了舒芬太尼的延迟影响。6/7 的老年患者在术毕时需要给予纳洛酮以拮抗舒芬太尼的呼吸抑制作用,但仅有 1 例年轻患者需要对抗呼吸抑制的不良反应。他们推测,老年患者对一定浓度的舒芬太尼的表现,与应用芬太尼和阿芬太尼观察到的结果相同。

　　瑞芬太尼是第一个超短效 μ 受体激动剂,在 1996 年应用于临床。虽然瑞芬太尼与其他的阿片类药物的药效学类似,但瑞芬太尼具有特殊的化学结构和独特的药代动力学特性。由于其甲酯侧链,瑞芬太尼很快被血浆和组织中非特异性胆碱酯酶水解为无活性的复合物,最终被肾脏排泄。其直接结果就是,瑞芬太尼不会在外周室内累积,在 9 ~ 10 min 内快速清除并快速恢复。和其他阿片类药物相比,其输注即时半衰期较恒定(~ 3 min)且不依赖输注时间的长短,而芬太尼和阿芬太尼在连续输注 3 h 后,其输注即时半衰期分别为 180 min 和 47 min。

　　尽管瑞芬太尼药效学极其多变,但年龄增长对其药效学及药代动力学有重要的影响。明托等证实,患者年龄从 20 ~ 85 岁,其中央室分布容积减少约 25%,其清除约减少 33% (图 6-1)。

　　另外,年龄影响瑞芬太尼的药效动力学反应。采用脑电图抑制程度作为替代标准来测定瑞芬太尼的阿片类效能,发现其效应室浓度(EC50)在老年患者中下降 50%,提示老年人对瑞芬太尼的敏感度是年轻患者的 2 倍。另外,临床作用的起效时间也延迟近 2 倍,可能是由于血脑平衡减慢所致,其证据是 $t_{1/2} k_{eo}$ 延长,血浆效应室平衡速率常数为几分钟。考虑到这些变化,瑞芬太尼的首次剂量应减少 50%,同时达到临床作用时间也延长。由于清除减慢,输注的速率约仅为年轻成人的 34%。停止输注时,血浆药物浓度下降所需时间也稍微延长,但是由于瑞芬太尼的代谢迅速,这种变化并无明显临床意义(图 6-2)。

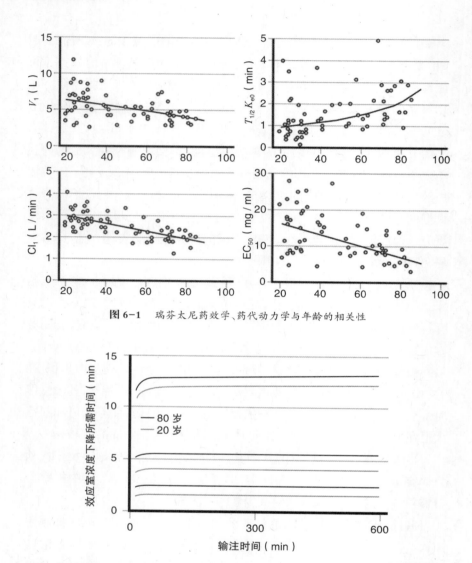

图 6-1 瑞芬太尼药效学、药代动力学与年龄的相关性

图 6-2 瑞芬太尼的输注不同时间后效应室浓度下降 20%、50% 以及 80% 所需的时间

　　已通过模拟来阐明了在较轻体重 55 kg 的 20 岁或 80 岁的人中输注瑞芬太尼不同时间后效应室浓度下降 20%、50%，以及 80% 所需的时间。老年人血药浓度降至目标值所需时间比年轻人多 1~2 min（图6-2）。该模拟模型还提示了单次注射瑞芬太尼对效应室浓度的影响。在单次注射瑞芬太尼后，效应室浓度峰值受年龄的影响甚小；但 80 岁

老年个体的血药浓度达到峰值所需时间要较年轻人晚 1 min 左右。

哌替啶可能是不适用于老年人镇痛的阿片类药物。哌替啶是一种苯基哌啶衍生物，效能比吗啡弱 8～10 倍。哌替啶再分布的半衰期为 4～15 min，清除半衰期 3～5 min。同样其在肝脏中代谢形成活性化合物，经肾脏清除。去甲哌替啶是主要代谢产物，半衰期明显长于哌替啶（14～24 h）；剂量过大或反复给药时容易蓄积并导致神经兴奋（如谵妄和烦躁不安）和惊厥。老年人、脱水患者以及肾功能受损的患者，更容易出现上述不良反应。由于代谢产物的毒性呈剂量依赖性者应用哌替啶治疗老年患者术后寒战时，应减少用量（12.5～25 mg）。

与其他阿片类药物相比，美沙酮有几个独特的特性：它没有活性代谢产物，其清除不受肝肾功能障碍影响。除了具有较强的 μ 受激动作用以外，还具有 NMDA 阻断作用，从而在减少阿片类耐受性以及减轻术后痛觉过敏发挥明显作用。静脉内单次给药 10～20 mg 后，其起效和作用时间和吗啡接近多。但多次给药后，血浆药物浓度趋于升高，镇痛效果可延长超过 20 h。另外，美沙酮的半衰期较长且很难预测，为 8～87 h，多次给药可能因蓄积导致不可预测的毒性。尽管目前仍缺少老年患者应用美沙酮的临床研究，但只要了解其独特的性质、掌握滴定给药的经验以及密切监测患者，即可在一定的环境下安全地用于围术期的老年患者。

年龄对阿片类药物药效学和药代动力学的影响总结如表 6-1 所示。

非阿片类镇痛药

现代围术期多模式疼痛治疗中，非甾体抗炎药（NSAIDS）代表着独特的一类药物。其特征性作用机制是抑制环氧化酶（COX）活性，从而减少前列腺素的合成。因为前列腺素可增强伤害感受和调节外周性、脊髓和 CNS 的疼痛感觉，前列腺素合成的抑制可产生镇痛效果。

与阿片类药物联合用于治疗急性疼痛时，NSAIDs 类药物的益处尤其值得关注。通过减少阿片类药物的用量，阿片类药物相关不良反应减少，包括镇静、呼吸抑制、恶心呕吐等。然而，因为可以引起严重的不

表 6-1　年龄对静脉注射阿片类药物的药理学影响

药物	随年龄变化的药代学	随年龄变化的药效学	老年患者使用阿片类药物推荐剂量
芬太尼，舒芬太尼	变化最小	大脑敏感性增加2倍	剂量减少50%
阿芬太尼	终末半衰期中等程度减小	大脑敏感性增加致其效能增加	剂量减少50%
瑞芬太尼	起效和失效减慢 年龄自20~80岁其清除率中等程度减慢（60%~70%）	大脑敏感性增加2倍	单次给药剂量减少50%，输注速率减少60%~70%
吗啡	起效减慢，峰效应延迟（单次注射后90 min） 清除率减少约35%	大脑敏感性增加	单次给药剂量减少50%，急性肾脏受损患者避免使用 活性代谢产物的积累
双氢吗啡酮	缺乏老年患者研究 和吗啡相比起效快且不产生活性代谢物	大脑敏感性可能增加	
美沙酮	缺乏老年患者研究 半衰期极长	大脑敏感性可能增加	慎重减少50%使用剂量
哌替啶	增加清除率 可能会蓄积毒性代谢产物	大脑敏感性可能增加，负性变力和正性变时影响	无相关推荐 仅用于术后寒战

良反应,在对老年人使用 NSAIDs 时应谨慎,尤其是具有肾功能不全的、出血倾向、消化道溃疡性疾病的和长期抗血小板治疗的患者。

围术期应用 COX-2 选择性抑制剂优于 COX-1 抑制剂,是因为其不会导致肾脏受损或增加出血风险。然而,鉴于其增加心血管发病率和死亡率的相关调查,罗非昔布和伐地昔布被撤出美国市场,仅塞来昔布可以使用。在塞来昔布的辅助治疗与安慰剂相比的随机对照实验中,首 24 h 自控疼痛的吗啡用量减少(15.1 mg∶19.7 mg,塞来昔布∶安慰剂)。另外,塞来昔布组疼痛视觉模拟疼痛评分低于安慰剂组,使用塞来昔布可增加术后前 3 天的膝关节活动范围。另一项在腹部腹腔镜手术患者中研究表明,术后前 3 天使用塞来昔布 400 mg/d,可改善胃肠道功能,促进身体活动恢复,并可提高患者满意度。

酮洛酸可有静脉剂型,其被认为是最强的 NSAIDs 药物,可用于缓解既往需阿片类药物的急性疼痛。酮洛酸应避免用于有胃肠疾病史、血小板功能异常或血小板减少或肾功能受损害,以及低血容量的患者。应谨慎用于老年患者,负荷剂量 15 mg 静脉注射,继以 15 mg/6 h 短期维持,可为轻至中度疼痛提供有效的镇痛效果,或亦可作为辅助用药与阿片类药物或其他镇痛方法联合使用以治疗中度至重度疼痛。

苯二氮䓬类药物

在围术期,最常用的四种苯二氮䓬类药物有激动剂咪达唑仑、劳拉西泮和地西泮,以及拮抗剂氟马西尼。这些药物的临床疗效范围十分广泛,包括镇静、遗忘、抗焦虑、催眠、中枢性肌松作用和抗惊厥作用。

苯二氮䓬类药物中除了咪达唑仑以外都是低分子量的晶体化合物,且不溶于水。商用咪达唑仑药物溶于酸性媒质中(pH < 4),使其易溶于水,其与溶于丙二醇的地西泮相比较可以减少疼痛和静脉刺激。在生理性 pH 下,咪达唑仑变得高度亲脂性,因而其可快速达到可预测的作用效果(表 6-2)。

苯二氮䓬类药效可能是通过激活中枢神经系统内的 GABAA 受体,从而增强 GABAA 受体中 GABA 对在氯离子通道中的作用。氯离子的增加使细胞超极化,以及减弱神经细胞启动动作电位的能力。因为受体的占有率具有剂量依赖性,因而小剂量可引起抗焦虑和镇静作用,而高剂量达到催眠状态。

表 6-2 常用苯二氮䓬类药物的理化特性

	咪达唑仑	地西泮	劳拉西泮
pK$_a$	6.2	3.2	11.5
水溶性	pH<4,好	不溶	不溶
脂溶性	pH>4,好	好	中等
静脉刺激和注射痛	无	有	有

表 6-3 成人苯二氮䓬类静脉用药的药代动力学数据

药物	V_{SD}（L／kg）	$t_{1/2}\alpha$（min）	$t_{1/2}\beta$（h）	清除率［ml／（kg·min）］	蛋白结合率（%）
咪达唑仑	1.1～1.7	7～15	2～3	6～11	96
地西泮	0.7～1.7	10～15	20～50	0.2～0.5	98
劳拉西泮	0.8～1.3	3～10	11～22	0.8～1.8	90

VSD：稳态分布容积；$t_{1/2}\alpha$：分布半衰期；$t_{1/2}\beta$：消除半衰期

苯二氮䓬类药物在肝脏代谢。有两个生物转化途径：肝脏微粒体氧化和／或者葡萄糖醛酸苷结合作用。劳拉西泮依赖葡萄糖醛酸苷结合作用,而咪达唑仑和地西泮是经由细胞色素 P450 酶系的氧化作用进行代谢。氧化过程可能被某些因素改变,如高龄、合并疾病（如肝硬化、充血性心力衰竭）,以及调节 CYP 系统的药物应用如钙通道阻滞剂、抗心律失常药物、西咪替丁。

咪达唑仑和地西泮产生形成药物活性代谢产物。通常情况下,这些代谢物迅速被剪切为非活性成分并通过肾脏排泄消除。然而,这些代谢物在重症患者持续静脉应用维持镇静期间而蓄积,在老年患者、有肝肾功能异常,以及白蛋白水平下降的患者中较为常见。

苯二氮䓬类药物的药代动力学特性差异很大,包括脂溶性、分布、代谢和清除（表 6-3）。咪达唑仑具有高度脂溶性,静脉给药后能够快速达到中央室,在 1 min 内快速起效。单次给药之后起效的持续时间主要依赖于从中枢神经系统到外周组织的再分布速度（肌肉、脂肪）。

由于肝脏清除率下降,老年人咪达唑仑的消除半衰期高于青年人（5.6 h vs 2.1 h）。咪达唑仑量的分布容积受到年龄的影响极小,但对于肥胖和慢性肝病引起的消除延迟中则会增加。

　　和咪达唑仑一样,地西泮亦具有高度脂溶性,单次给药(5~10 mg 静注)的起效时间在 1 min 内,且持续作用 1~6 h。尽管老年患者的肝脏清除能力似仍存在,但是地西泮的消除半衰期大大延长,这主要是由于把西泮分布容积的增加所致。

　　苯二氮䓬类药物对中枢神经系统的影响呈剂量依赖性。随着剂量的增加首先出现抗焦虑和抗惊厥作用,继而为镇静和肌张力减退,最后达催眠状态。应记住遗忘作用优于镇静作用且持续时间更长,这一点很重要,尽管患者表现为完全清醒,但是明显的遗忘仍可持续数小时。

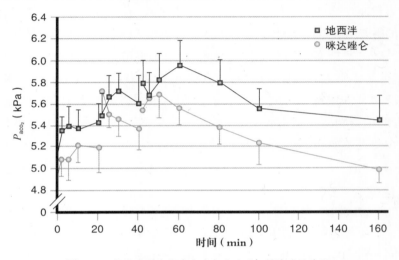

图 6-3　推注地西泮和咪达唑仑后呼吸抑制的时间过程

　　苯二氮䓬类药物可降低脑代谢率与脑血流量(CBF),虽然程度低于巴比妥类药物和丙泊酚。影响这些的参数的封顶效应已被观察到,这可能代表特异性受体结合位点的饱和。与动物研究不同,在人体研究中尚无明确证据表明苯二氮䓬类具有神经保护特性。

　　数项临床研究表明比如镇静时间延长、认知和精神运动障碍等临床表现的加重,这主要是由于年龄相关性敏感性增加(药效学),而不是因为药代动力学的变化。导致敏感性增强的可能的变化包括,苯二氮䓬受体结合增加,血脑屏障通透性改变引起 CNS 内苯二氮䓬类药物浓度升高,以及整体器官功能下降。

苯二氮䓬类药物可产生剂量相关的中枢呼吸抑制。其机制与低氧性驱动的减少有关,慢性阻塞性肺疾病(COPD)和阻塞性睡眠呼吸暂停患者可增加低氧性驱动。与应用阿片类应用时观察到的一样,其对 CO_2 的通气反应曲线变平整,但无右移现象(图 6-3)。咪达唑仑 $0.15 \sim 0.2$ mg/kg 单次注射 3 min 后出现呼吸抑制的作用高峰,且持续 $60 \sim 120$ min。同时使用阿片类药物或其他镇静药物则会加剧潮气量和分钟通气量的降低。此外,类似于丙泊酚、苯二氮䓬类药物可降低上呼吸道肌张力,可能会导致镇静和麻醉诱导期间气道梗阻。

静脉注射苯二氮䓬类药物可导致轻度全身性血管扩张和中度血压和心排血量降低。而且,此类血流动力学的改变在低血容量或心脏储备差的患者中会更加剧烈,尤其是在大剂量使用或联合阿片类药物使用时。

苯二氮䓬类药物常用作术前用药、局部麻醉或区域麻醉中的术中镇静、手术室之外的操作镇静,ICU 中的术后镇静以及较小程度的用于全麻诱导和维持。当用于镇静时,药物对不同患者的影响存在明显的差异,考虑到这一点非常重要。推荐严密监测并缓慢滴定至预期效果,可预防过度镇静,避免呼吸抑制。

咪达唑仑

成年患者静脉应用咪达唑仑镇静的初始剂量通常为 $1 \sim 2$ mg,静注时间超过 30 s,继而根据需要大约每隔 2 min 静注 $0.5 \sim 1$ mg。单次注射后在 $30 \sim 60$ s 内即可起效,$3 \sim 5$ min 后达到峰值,镇静消退时间范围为 $15 \sim 80$ min。用药后起效时间受给药剂量、其他镇静药/镇痛药的联合应用、年龄以及合并疾病的影响。

临床研究和日常经验有力地证明,老年人应用咪达唑仑实施镇静时安全且耐受性良好。然而,如一些研究者所指出,老年患者对咪达唑仑的镇静/催眠作用的敏感性明显增加。例如,雅各布斯等用逻辑回归模型证实稳态血药浓度,咪达唑仑的 Cp50(等同于吸入麻醉期间的 MAC 值)能够消除 80 岁患者对于口头命令的反应,比 40 岁患者降低 25%。贝尔等人发现,在上消化道内镜检查过程中患者年龄和镇静所需咪达唑仑剂量之间存在较强的相关性。在此项研究中,年龄超过 70

岁的患者中 90% 耐受检查所需咪达唑仑用量＜ 5 mg。另一项研究探讨了小剂量咪达唑仑在 80～90 岁老年人群中应用的安全性。他们发现内镜检查术后低饱和度（SPO2＜92%）发生频繁，并认为对于老年人严密监测可降低镇静所带来的风险（图 6-4）。

老年患者可能应用咪达唑仑进行全麻诱导；但需大幅减少剂量以维持血流循环稳定，预防长时间认知功能障碍。患者年龄超过 55 岁和 ASA 体格状态分级≥Ⅲ级时，推荐诱导剂量减少 20%～25%（表 6-4）。

近期的一篇文章中，Shafer 回顾和总结了以往研究的结果，并认为根据药效学数据，咪达唑仑在老年患者的诱导剂量应减少 75%。基于此，老年患者的诱导剂量为 0.1～0.15 mg/kg，如果联合使用其他药物如阿片类药物，其诱导剂量进一步减少至＜ 0.1 mg/kg。

对于年轻健康志愿者，与使用硫喷妥钠诱导相比，应用咪达唑仑诱导时其苏醒时间延长 2～2.5 倍；但恢复时间并无明显差异。老年群组缺乏研究数据，我们可以推定，由于 CNS 对苯二氮䓬类药物的敏感性增强、代谢半衰期的延长，其苏醒时间和恢复时间延长。此外，当咪达唑仑用于全身麻醉的维持时，与 20 岁患者相比，80 岁患者的咪达唑仑的时量相关半衰期（维持某恒定血药浓度一段时间停止输注后，血药浓度下降一半所需时间）可延长 1 倍。另外，药物应用时间越长，年轻个体和老年个体恢复时间的差异就越大。

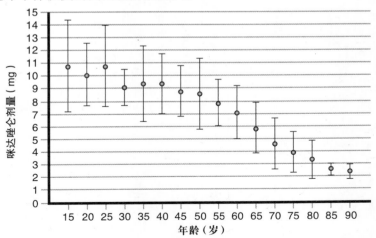

图 6-4 患者的年龄和咪达唑仑静脉应用于上消化道内镜检查前达到足够镇静水平平均剂量的关系

表 6-4 静脉输注苯二氮䓬类药物剂量指南

适应证	咪达唑仑			地西泮			劳拉西泮		
	健康成人	老年人		健康成人	老年人		健康成人	老年人	
[a]镇静	1~2 mg	0.5~1 mg		2~5 mg	1~2.5 mg		0.5~1 mg	0.25 mg	
全麻诱导	0.2~0.3 mg/kg	0.05~0.15 mg/kg		0.3~0.5 mg/kg	[b]无推荐		0.1 mg/kg	[b]无推荐	
输注维持	0.5~1 μ/kg/min	N/A		0.03~0.1 mg/kg，同隔 6 h	N/A		0.01~0.02 mg/kg	N/A	

N/A：无可用数据；剂量可能需减少25%~50%，谨慎滴注至预期药效。a：始终缓慢滴定至预期镇静水平；b：延迟效应

地西泮

多年来地西泮被认为是术前用药和抗焦虑的金标准。目前,地西泮用于无痛小手术的镇静。为此,静脉给药推荐剂量为 0.1 ~ 0.2 mg/kg。单次给药镇静起效时间在 1 min 内,镇静持续时间为 1 ~ 6 h(表 6-4)。

虽然地西泮的效能比咪达唑仑弱 2 ~ 3 倍,但其对老年人的 CNS 具有明显抑制作用。建议减少剂量和缓慢滴定至预期效果可避免过度镇静和苏醒延迟,尤其是老年患者存在其他并发症(如肝硬化),或联合用药时。由于地西泮的时量相关半衰期延长,所以其并不适用于麻醉的诱导和维持或者镇静。

劳拉西泮

劳拉西泮是目前为止比咪达唑仑和地西泮更有效的药物。然而,与咪达唑仑不同,劳拉西泮的起效时间推迟,在静脉给药 20 ~ 30 min 才出现峰值效应,其作用时间亦延长,可持续 8 ~ 10 h 以上(表 6-4)。正因如此,劳拉西泮是麻醉诱导或维持或者滴注至中度镇静的非优选择。劳拉西泮在术前抗焦虑的常用剂量为至少术前 2 h 口服 2 ~ 4 mg。或者在手术前静脉注射 0.5 ~ 2 mg 劳拉西泮。但必须意识到,即使小剂量的劳拉西泮也可能会出现苏醒明显延迟,术后遗忘延长。这在药物作用增强的老年患者中尤为重要。基于药理学研究结果表明,在 ICU 镇静、气管插管并行机械通气的老年患者中,60 岁以上每增加 10 岁,劳拉西泮的药效即增加 18%。因此,其镇静剂量就要相应减少(图 6-5)。

氟马西尼

氟马西尼是一种高度特异性的苯二氮䓬类受体的竞争性拮抗剂,可用以拮抗过量的苯二氮䓬类药物的不必要的不良反应。在中枢神经系统中,氟马西尼竞争抑制苯二氮䓬类药物的结合位点,并以剂量依赖性的方式取代激动剂。但由于结合为竞争性,其比苯二氮䓬类药物的作用时间短,受体可能会重新被激动剂所占领,从而导致

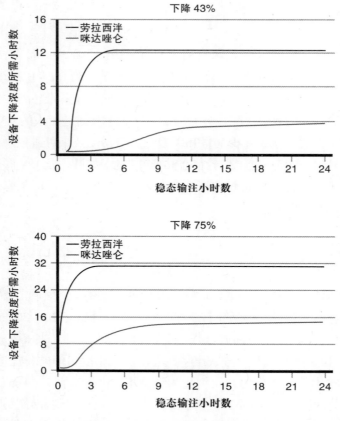

图 6-5　劳拉西泮和咪达唑仑血药浓度分别下降 43% 和 75% 时所需的时间

患者再次镇静。

　　拮抗所需的初始计量以每分钟 0.2 ~ 0.3 mg 的增量滴注,总剂量不超过 3 mg。氟马西尼起效时间很快(1 ~ 2 min),2 ~ 10 min 后达到最大效用,持续时间 45 ~ 90 min。

　　氟马西尼能迅速拮抗苯二氮䓬类药物过度镇静相关的对 CNS 和心肺系统的表现。有证据显示,在老年患者中,应用氟马西尼可有效拮抗苯二氮䓬类相关的疑似躁动。

　　氟马西尼禁用于三环类抗抑郁药过量的患者和应用苯二氮类药物控制癫痫的患者。由于可能会出现急性戒断综合征,对苯二氮䓬类药物依赖的患者最好应避免使用氟马西尼。

要点

- 老年人比年轻成人对阿片类药物和苯二氮䓬类药物敏感性更高。
- 这种敏感性增加主要是由于药效学而非药代动力学的改变：老年大脑对这些药物更为敏感。
- 一般而言，老年患者阿片类药物剂量应减少 50%，并严密监测其不良反应。
- 老年患者咪达唑仑的使用剂量应减少 25%～50%（极高龄患者中甚至更少），并仔细滴注，尤其是同时应用阿片类药物或其他镇静药的患者。
- 非甾体类药物是老年患者多模式镇痛的重要组成部分。但此类药物应慎用于有肾功能不全史、消化性溃疡病史或抗凝相关治疗的老年患者。

建 议 阅 读

1. Albrecht S, Ihmsen H. The effect of age on the pharmacokinetics and pharmacodynamics of midazolam. Clin Pharmacol Ther. 1999;65(6):630–639.

2. Barr J, Zomorodi K, Bertaccini EJ,et al. A double-blind, randomized comparison of i.v. lorazepam versus midazolam for sedation of ICU patients via a pharmacologic model. Anesthesiology.2001;95(2):286–298.

3. Buvanendran A, Kroin JS, Tuman KJ, et al. Effects of perioperative administration of a selective cyclooxygenase-2 inhibitor on pain management and recovery of function after knee replacement. A randomized controlled trial. JAMA. 2003;290:2411–2418.

4. Christe C, Janssens JP. Midazolam sedation for upper gastrointestinal endoscopy in older persons: a randomized, double-blind, placebo-controlled study. J Am Geriatr Soc. 2000 Nov; 48(11):1398–1403.

5. Coloma M, White PF, Huber PJ, et al. Effect of ketorolac on recovery after anorectal surgery: Intravenous vs local administration. Anesth Analg. 2000;90:1107.

6. Davis M, Glare P, Hardy J, ed. Opioids in Cancer Pain, Oxford, UK: Oxford University Press; 2005:247–265.

7. Eilers H, Niemann CU. Clinically Important Drug Interactions with Intravenous Anaesthetics in Older Patients. Drugs Aging. 2003;20(13):969–980.

8. Evers AS, Maze M. Anesthetic Pharmacology. Churchill Livingstone, 2004. Geppetti P,

Benemei S. Pain treatment with opioids achieving the minimal effective and the minimal interacting dose. Clin Drug Investig. 2009;29 Suppl 1:3–16.

9. Gibson SJ, Farrell M. A review of age differences in the neurophysiology of nociception and the perceptual experience of pain. Clin. J. Pain. 2004;20:227–239.

10. Jacobs JR, Reves JG. Aging increases pharmacodynamic sensitivity to the hypnotic effects of midazolam. Anesth Analg. 1995;80(1):143–148.

11. Keïta H, Tubach F. Age-adapted morphine titration produces equivalent analgesia and adverse effects in younger and older patients. Eur J Anaesthesiol. 2008;25(5):352–356.

12. Klotz U. Pharmacokinetics and drug metabolism in the elderly. Drug Metabolism Reviews. 2009; 41(2):67–76.

13. Kurella M, Bennett WM, Chertow GM. Analgesia in patients with ESRD: a review of available evidence. Am J Kidney Dis. 2003;42:217–228.

14. Latta KS, Ginsberg B, Barkin RL. Meperidine: a critical review. Am J Ther. 2002;9:53–68. Lötsch J. Opioid metabolites. J Pain Symptom Manage. 2005;29(5 Suppl):S10–24.

15. Minto CF, Schnider TW, Shafer SL. The in fl uence of age and gender on the pharmacokinetics and pharmacodynamics of remifentanil : I. Model development. Anesthesiology. 1997;86:10–23.

16. Norton JR, Ward DS. Differences between midazolam and propofol sedation on upper airway collapsibility using dynamic negative airway pressure. Anesthesiology. 2006;104(6):1155–1164.

17. Olkkola KT, Ahonen J. Midazolam and other Benzodiazepines. Handb Exp Pharmacol. 2008;(182):335–360.

18. Pasternak GW. The pharmacology of mu analgesics: from patients to genes. Neuroscientist. 2001; 7(3):220–231.

19. Shafer SL. The pharmacology of anaesthetic drugs in elderly patients. Anesthesiol Clin North Am. 2000;18(1):1–29.

20. Shafer SL. The pharmacology of anesthetic drugs in elderly patients. Anesthesiol Clin North America. 2000;18(1):1–29.

21. Silverstein JH, Rooke GA. Geriatric Anesthesiology, Springer 2008, pg.217.

22. Walhovd KB, Fjell AM, Reinvang I, et al. Effects of age on volumes of cortex, white matter and subcortical structures. Neurobiol Aging. 2005;26(9):1261-1–1270.

23. Weinbroum AA, Szold O.The midazolam-induced paradox phenomenon is reversible by fl umazenil. Epidemiology, patient characteristics and review of the literature. Eur J Anaesthesiol. 2001; 18(12):789–797 .

24. White PF, Sacan O, Tufanogullari B, et al. Effect of short-term postoperative celecoxib administration on patient outcome after outpatient laparoscopic surgery. Can J Anaesth. 2007;54:342–348

（朱莉娅 · I. 梅茨纳　　G. 亚历克 · 鲁克）

第七章
全身麻醉：静脉麻醉药、吸入麻醉药和肌松药

静脉诱导药物

　　静脉麻醉是近几十年来全身麻醉时最常用的方法，其优点是起效快，患者不适感少，并且可根据个体来选择麻醉药物及用量。由于没有哪一种静脉麻醉药是绝对理想的，所以我们必须了解每种药物的优点和缺点，以便做出最合理的选择，尤其对于患有某些系统疾病的老年患者，对麻醉药物较年轻患者更加敏感。

　　没有哪种因素比年龄对静脉麻醉药的药代动力学和药效学影响更大。年龄对药代动力学的影响包括初始血药浓度、组织分布和药物代谢与排出，而对药效学的主要影响在于大脑对药物的敏感性。熟悉年龄对生理功能的常见影响，有助于我们对老年患者麻醉药物的作用差异有个预判。

药代动力学

分布变化

　　从 30 岁开始人体内总水量（TBW）将开始减少，肌肉含量开始降低，而脂肪含量却增加。这种变化，每年大约为 1%，到 65 岁时，25% ~ 30% 的肌肉将被脂肪替代。这个年龄的含水量也将以相同程度地减少。机体的这些变化可能影响某些药物的容量分布。

　　水含量的减少，将导致水溶性药物初始剂量的分布容积（V_d）减少，结果老年患者血药浓度增高，大脑浓度亦增高，从而使作用效果更明显。

　　体内的脂肪含量增加，延长了脂溶性药物的半衰期。随着组织含

脂量增加,药物更容易蓄积,因此增加了药物的分布。较大的分布容积,可减少血中的药物分布,从而延长药物的代谢半衰期(半衰期=分布容积/清除率,清除率是指血中药物按照一定时间单位消除)。这种代谢尤其适用于亲脂类药物如苯二氮䓬类和许多阿片类如芬太尼家族药物(除瑞芬太尼)。图 7-1 反映了脂溶性药物的分布容积随年龄的变化关系。奇怪的是,当年龄非常大且患者较虚弱时,身体脂肪总含量会明显减少,因此脂溶性药物的分布容积可能减少。理论上,药物代谢的半衰期将减短,但是年龄对清除率的影响必须除外。

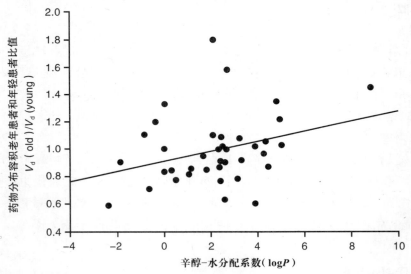

图 7-1　辛醇-水分配系数 Log 值(logP)与药物分布容积老年和年轻患者比值[V_d(old)/V_d(young)]的关系

如果排除某些药物(阿米卡星),这种相关性接近于有统计学意义($P=0.053$)。(摘自 McLean AJ, Le Couteur DG. Pharmacological Reviews. 2004; 56:163—184,由 ASPET 版权部门授权)

代谢变化

正如所想,药物的清除随着年龄增加而减慢。即使在健康的老年人中,肝脏代谢和肾脏排除药物的能力都会降低。年龄较大患者的肝脏容量可减少 20%~40%,肝脏血供可减少 35%。50 岁以后,肾小球的数量将每 10 年减少 10%,同时伴随着肾实质的减少。肾功能的降低并不体现于肌酐水平,因为肌肉总量和合成均减少。因此,清除率降低和容量分布增加共同作用使老年患者代谢药物速度减慢。清除率的降低对代谢的影响是巨大的,例如地西泮的半衰期(h)基本等于患者的年龄,也就是说一个72岁的患者半衰期时间约72 h（3天）。

蛋白结合率的变化

年龄对血浆蛋白的影响及临床意义尚未完全阐明。健康老年人中约有10%以上白蛋白水平降低,而体质较差和营养不良的人降低更明显。然而不是所有患者蛋白随年龄增加都降低,潜在的炎症反应反而会使 α_1- 酸性蛋白增加。但总的来说,老年人的蛋白结合率是降低的。由于血中与蛋白结合的药物减少,血中游离药物的含量增加,从而使所需药物的剂量降低。通过肝脏代谢的高蛋白结合率药物更加明显,如利多卡因、芬太尼和咪达唑仑。

药效动力学

药效动力学研究药物对机体的作用并描述靶器官对药物敏感性的变化。由于研究方法复杂,药效动力学的研究和理解程度远差于药代动力学。

静脉麻醉的作用于中枢神经系统,老年人的中枢神经系统改变包括神经元的解剖数量减少与功能减弱,使药物结合受体的数量和亲和力均降低,信号传递和稳态发生改变。

神经元丢失

尽管正常的衰老过程中凋亡与神经元死亡引起的神经元数量下降并不明显,但是神经退行性疾病如阿尔茨海默病、帕金森病或卒中等会引起神经元显著丢失。健康老年人也可能会经历年龄相关的认知功能下降,如记忆障碍,这不能单纯以神经元的绝对减少来解释,还包含突触水平上解剖和功能的变化。这些变化可能代表活跃的突触数量降低,或失去一些现有突触的功能。

受体的变化

老年人神经系统的受体活性和表达会产生多种变化。这些变化很复杂,并且不同区域的脑组织变化各不相同。这些不平衡的神经变化可能会影响老年人对麻醉药的反应。

年龄增加可伴有 μ – 阿片类受体和 κ – 阿片受体,这种变化主要与健康老年人的记忆损害相关。多巴胺能系统和多巴胺 D_2 受体数量也减少。GABAA 受体不仅数量会减少,并且可由突触前 GABA 释放减弱导致功能变化。这可能是老年人对苯二氮䓬类药物敏感性增加的原因。其他发生数量或功能变化的中枢神经受体还包括胆碱能受体和NMDA 受体。中枢神经系统以外受体,如肾上腺素能受体。中枢神经系统以外的受体变化还包括 β 肾上腺素受体下调和介导心脏保护作用的腺苷 A1 受体反应减弱。虽然受体相关改变的临床意义并不完全清楚,但他们或许可以解释为什么老年人产生预期终末器官效应的麻醉药剂量需求减小。

信号转导和稳态机制

随着年龄的增长,细胞增殖的减少可能与信号传递变化有关,其中一个关键的信号传递部件是 CREB(CAMP 反应元件结合蛋白)。CREB 是介导神经可塑性的重要因素,其表达不足可导致短期记忆障碍。阿尔茨海默病患者大脑 CREB 磷酸化程度下降,尽管目前还不清楚正常老年人中磷酸化 CREB 下降是否导致了认知功能障碍。

稳态机制功能的逐步下降是衰老的标志。当认知储备耗尽,老年患者将对麻醉药物更加敏感,在应用麻醉药后恢复正常需要更多的时间。

还有其他老化现象也可能是有害的。中枢神经系统的稳态变化包括胞质内 Ca^{2+} 信号时间延长。细胞内 Ca^{2+} 增加具有细胞毒性,对神经元和突触可能产生不利影响。随着老化增加还会出现胰岛素抵抗现象,它与血管内皮功能障碍、炎症和动脉粥样硬化的进展有关。

老龄化的其他影响

麻醉医师还应了解静脉镇静药和催眠药对血流动力学产生的预期影响。组织弹性的下降可导致血管和心肌组织僵化。80岁老年人的血管容量扩张性与20岁的年轻人相比下降了90%。自主神经系统也会发生功能下降，老年人基础迷走神经紧张性降低而交感神经张力升高。低血压通过压力感受器影响心率的反应性会降低。心血管系统顺应性减弱，像一个老化的管道系统，不能有效地缓冲急剧的压力或容量变化。

此外，老年人易患高血压、冠状动脉疾病和瓣膜异常。并发症可导致对心血管不稳定的耐受性降低，不良事件发生率增加，例如充血性心力衰竭或心肌缺血。

患有并发症的患者可能完全没有接受常规药物治疗，或者正服用着大量的常规药物。这两种情况都需格外注意。需行急诊手术而没有时间服用药物进行调整时，未经治疗的疾病如高血压可能造成血流动力学不稳定。

相反，平时服用的药物可能与麻醉药有着不利的相互作用。在全身麻醉中 ACEI 类药物可引起顽固性低血压，利尿剂可导致低钾性心律失常，β 受体阻滞剂可能加重心动过缓并掩盖潜在的血容量不足。

从上述分析可以看出，年龄引起的药代动力学变化可使患者对药效和不良反应的敏感性均增加。因此，老年人所需要的诱导剂量比年轻人更小。此外，起效时间可能更慢（机制不清），而苏醒时间可能会延长。

不幸的是，对于麻醉医师来说，没有单一的预测因素可准确衡量年龄引起的药代动力学改变，为达到预期效果，每位患者药物剂量均需个体化制订。

静脉麻醉药物

丙泊酚

丙泊酚（2,6-disopropylphenol）是一种烷基酚。它的作用主要是激活 GABAA 受体，其次为抑制 NMDA 受体。丙泊酚还被证明可通过减缓平滑肌钙通道抑制钙离子转运而舒张气道平滑肌。由于其起效和消退快、量效关系明确和抗呕吐的特点,丙泊酚已快速成为最常用的诱导药物。它还有一定的遗忘作用,尽管该作用微弱且不可靠,但是对于苯二氮䓬类可能增加术后认知功能障碍的老年人而言,这种遗忘效果还是有用的。丙泊酚虽无直接镇痛作用,但可减少镇痛剂的使用量。

除了心血管系统不良反应和静脉注射痛外,丙泊酚是一种近乎理想的诱导药物。它可抑制交感神经缩血管作用,导致全身血管阻力的急剧下降。同时还可抑制老年患者本身已经减弱的反射性心动过速。这些过程可能会导致心输出量减少和血管阻力下降,最终出现明显低血压,在容量耗竭的患者中尤甚。

丙泊酚是一种强效的亲脂性药物,蛋白结合率高。如前所述,年龄可导致分布容积和蛋白结合率发生显著改变。因此,老年人丙泊酚药代动力学发生显著变化,同时由于大脑敏感性增加可伴有一定量的药效增强。为避免不良反应,在老年患者中使用丙泊酚诱导,其剂量应减少 20%,单次注射剂量减少到 1.5 ~ 1.8 mg/kg,维持剂量至少减少 30%(图 7-2)。未正确调整丙泊酚的剂量可能导致诱导后顽固低血压和长时间输注后的苏醒延迟。

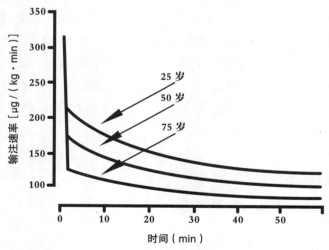

图 7-2 根据年龄调整的维持足够麻醉深度的丙泊酚用药方案
与年轻患者相比,在维持相同麻醉深度的前提下,老年患者丙泊酚用量需减少 30% ~ 50%(摘自 Schnider TW, Minto CF. Anesthesiology. 1998;88:1170–1182,经 Wolters Kluwer Health 授权)

硫喷妥钠

硫喷妥钠通过激活 $GABA_A$ 受体起到催眠作用。硫喷妥钠降低心肌收缩力，降低全身血管阻力，在诱导时给予大剂量会造成血压下降。它对压力反射的抑制作用要小于丙泊酚，因此较易容易引起心动过速。血压下降和心率增快证明其不适用于老年冠状动脉疾病患者，而冠状动脉疾病在老年患者中并不少见。

在 20 世纪的最后 10 年中，硫喷妥钠痛觉过敏的特性曾被广泛讨论，但之后便很少再讨论。与丙泊酚相比，硫喷妥钠提供的插管条件并不尽如人意，并且它确实能降低啮齿类动物痛阈，目前的问题在于其是否产生有临床意义的痛觉过敏仍不清楚。

硫喷妥钠等巴比妥类药物可引起急性肝卟啉症发作。其静脉注射不会引起不适，但外渗或注入动脉内，将可能发生严重的动脉痉挛和组织坏死。

硫喷妥钠药效学并不随年龄变化而改变，老年人大脑对硫喷妥钠的敏感性也无特殊。然而，其药代动力学会随着年龄的变化而改变，主要是由于其初始分布容积发生变化。与 20 岁年轻人相比，高龄老人（80～90 岁）的硫喷妥钠诱导剂量需减少 15%～20%。只要根据年龄适当调整剂量，无论分次注射还是持续输注，恢复时间均与所有年龄组相似。

美索比妥

美索比妥常用于短小手术，如电休克治疗。不像硫喷妥钠，其注射时会有一定不适感。美索比妥的清除率比硫喷妥钠高，更依赖于肝血流量，消除半衰期较短（美索比妥 3～6 h，硫喷妥钠 12 h）。然而，随着年龄的增长肝血流量下降，这使美索比妥的苏醒比年轻人更慢。

早在丙泊酚应用之前，本杰明与 Recant D.D.S 在 1960 年就报道了美索比妥在日间牙科门诊手术中的应用，他描述为："美索比妥最令人满意的地方在于可使老年患者快速苏醒，避免了间断使用硫巴比妥引发的苏醒问题。使用美索比妥的患者能很快苏醒，其早期思维反应能力恢复明显改善。"在不复合使用阿片类药物时,老年患者使用美索比妥的剂量范围为 0.9 ~ 1.2 mg/kg。

依托咪酯

依托咪酯在麻醉诱导时保持了心血管稳定性:尤其在低血容量和心血管系统不稳定的老年患者中应用效果满意。依托咪酯不抑制心肌收缩力,除非剂量较大(0.45 mg/kg)。心率、收缩压、射血时间和心肌收缩速率是心脏代谢需求的主要影响因素。依托咪酯对上述参数的影响较小,相比于丙泊酚提供了更好的心肌氧供氧需比。

依托咪酯对皮质醇产生抑制作用需要引起关注。依托咪酯抑制胆固醇转化为皮质醇。皮质醇水平在依托咪酯单一诱导剂量 1h 后减少,并持续 15 h。这种不良反应在连续输注而不是单一剂量应用后才有临床意义,但是仍被视为一个严重的不良反应。依托咪酯无抗惊厥作用,但它已被成功地用于老年患者癫痫持续状态电休克治疗中。

依托咪酯的药效不随着年龄的变化而改变,但药代动力学可发生改变。80 岁的患者达到同样脑电图深度时所需要依托咪酯的剂量仅为 22 岁患者的一半。

咪达唑仑

虽然咪达唑仑是一种有效的短效镇静剂,但是在老年患者中它可能与术后认知受损或谵妄有关,因此咪达唑仑的选用应谨慎而不应作为常规药物。咪达唑仑引起老年人中枢神经系统障碍的原因可能在于一些未被认识的年龄相关药效学改变。咪达唑仑为高度脂溶性药物,经肝脏代谢。因为全身脂肪含量随年龄增长而增加,咪达唑仑的分布溶剂略有增加,同时由于肝灌注减少,这两个效应共同作用降低了咪达唑仑的清除率,其净作用表现为 55 岁以上的患者中咪达唑仑诱导剂量减少 20%,随着年龄的进一步增长该剂量还需降低更多。

氯胺酮

氯胺酮是一种水溶性的化合物，在结构上与苯环己哌啶有关。氯胺酮阻断谷氨酸神经递质兴奋性是通过阻断 NMDA 受体来实现的，通过干扰对疼痛信号的接收，产生所谓的"分离麻醉"。氯胺酮有拟交感作用，因此能刺激心血管系统并引起支气管扩张。由于其对中枢神经系统的作用并不理想，因此在老年人中氯胺酮的应用受到限制。但只要考虑到不良反应的可能性，仍有以小剂量氯氨酮（10 mg 递增量）作为镇静辅助药使用。

右美托咪定

右美托咪定为 α_2 肾上腺素能受体受体激动剂，在镇静处理方面日渐流行，可应用于重症监护病房和手术室。它产生真正有意识的镇静、镇痛、抗焦虑作用，且无呼吸抑制。α_2 肾上腺素能受体突触前膜的激活抑制去甲肾上腺素的释放，从而阻止疼痛信号的传播，抑制突触后活动中枢神经系统交感紧张度。不良反应包括轻微的心血管抑制，包括心率和血压力轻微下降。右美托咪定对 α_2 肾上腺素能受体选择性存在剂量依赖性，它对 α_2 肾上腺素能受体的选择性比可乐定强 8 倍。负荷剂量的右美托咪定可能导致血压短暂升高，由外周 α_{2B} 肾上腺素能受体刺激血管平滑肌所致。可以通过减药物输注速度来减少这种反应。它是一种应用前景很好的药物，尤其适用于腹部动脉瘤血管内修复等快速发展的外科技术，尽管其在老年患者中的药代动力学和药效动力学并没有得到充分的研究。

老年患者吸入麻醉

使用吸入麻醉剂实施麻醉维持在部分患者中进行诱导仍然是受欢迎和最简单的麻醉方式，尽管在老年患者中全凭静脉麻醉在苏醒方面具有一定优势。从过去 10 年的市场情况来看七氟烷、地氟烷、异氟烷和笑气与其他药物如氟烷和恩氟烷等相比更受偏爱。因此，氟烷、恩氟烷等将不在本章中讨论。

年龄的增长使每一器官系统在结构和生理功能方面均发生重大变化,从而影响所有药物的药代动力学和药效动力学变化,包括吸入麻醉药。然而迄今为止没有可靠的证据证明与年龄相关的肺泡表面气体交换、血流灌注失调及容量失衡减少会影响挥发性麻醉剂的吸收过程。影响挥发性麻醉药物动力学的因素包括体脂百分比增加 50% ~ 70%,肌肉减少和全身水分的减少。这些变化导致高脂溶性吸入药物在体内的积聚,从而导致挥发性麻醉剂在体内蓄积增多,麻醉苏醒延迟。与氟烷和异氟烷相比,脂溶性较低的地氟烷、七氟烷在老年患者中苏醒更快。

MAC(最低肺泡有效浓度)作为定义为挥发性麻醉药物效价的指标,可指导麻醉药物用量的制订。在 31 ~ 65 岁健康、年轻的成年人中异氟烷 MAC 是 1.15%,七氟烷 MAC 是 1.85%,地氟烷 MAC 是 6%。在中枢神经系统储备功能降低的基础上,患者年龄每增加 10 岁 MAC 数值可降低 6%,但这种关系是非线性的,40 ~ 50 岁以后 MAC 减小的速度明显增加。MAC 和年龄变化关系的列线图见图 7-3。

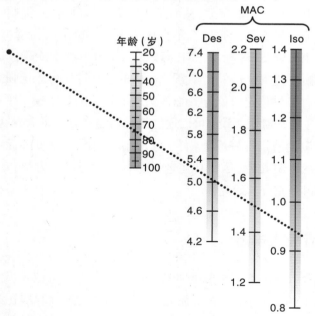

图 7-3 异氟烷、七氟烷和地氟烷的 MAC 与年龄的关系的列线

(摘自 Rivera R, Antognini JF. Anesthesiology. 2009;110:1176-81,经 Wolters Kluwer Health 授权)

　　临床实践中常依据血流动力学反应和 BIS 值监测来指导吸入麻醉剂的使用，并非全由呼吸末气体浓度决定。当合并使用阿片类药物和 /或氧化亚氮时，总麻醉剂量超过 1 个 MAC 可能已过量。已经明确年龄大于 65 岁的患者，吸入 60% 氧气时地氟烷 MAC 已经减少为 5.17%，合用 60% 氧化亚氮时其 MAC 为 1.67%。有报道年龄 95 岁的患者，合并吸入 67% 的氧化亚氮时，其异氟烷呼吸末浓度仅需达到 0.25% 即可满足麻醉效果。

　　其他基础状况和药理学交互作用也会影响 MAC，高龄是其中之一。在增加 MAC 的因素中，慢性酒精滥用、安非他命和可卡因的使用，以及药物如左旋多巴、MAO 抑制剂、麻黄素等是最为人熟知的因素。减少 MAC 的因素也较多，阿片类药物、可乐定、锂、巴比妥酸盐、苯二氮䓬类、氯丙嗪、维拉帕米，以及缺氧、低血压和代谢性酸中毒均可降低 MAC。

　　吸入麻醉药在许多方面可能影响老年人心血管系统。所有吸入麻醉剂对心肌均有不同程度的直接抑制作用。确保血流动力学稳定是一种令人满意的吸入麻醉剂的重要特质，氟烷和恩氟烷之后的多种现代吸入麻醉剂的最大优势在于对心肌的影响小，特别是对心肌收缩和舒张期的扩张，因此老年患者对这些药物具有更好的耐受性。此外，地氟烷和七氟烷已被证实对缺血性心肌有保护作用，异氟烷也有一定程度的保护效应。在老年心脏病患者中，与以丙泊酚作为镇静药的全凭静脉麻醉相比，吸入麻醉剂对心肌抑制作用较轻。使用以上吸入药物能够明显减少术后心脏事件发病率和死亡率。

　　对于低血压或明显的高血压，地氟烷已被证实是具有维持和保护心肌功能的作用。在低新鲜气体流量下（约 1 L/min），地氟烷麻醉比异氟烷提供了更加稳定的条件。在浓度突然增加到 1.5 MAC 时，可能造成短暂窦性心动过速和高血压，原因可能是因为与七氟烷相比，吸入地氟烷诱导后基础儿茶酚胺水平维持至少 5 min。另外，一个原因可能与地氟烷对上呼吸道的刺激有关。地氟烷浓度为 2 MAC 时可延长 QT 间期。对于服用其他药物的患者来说，更易于诱发节律紊乱。七氟烷比地氟烷引发心房纤颤和室上性心律失常的发生率更多。

　　相比于氟烷和恩氟烷，七氟烷、地氟烷、异氟烷降低血压主要通过降低外周血管阻力，通过减少心输出量（通过心肌抑制）的方式降低血压的作用较小。七氟烷诱导后能快速地降低系统血管阻力，而地氟烷在诱导后 7 min 左右即有明显的 SVR 变化。尤其是老年人对于血压的变化及其引发的冠脉和脑血流量波动更为敏感。

尽管异氟烷降低全身血管阻力（为低血压的主要机制），但同时也会抑制心肌和降低心排血量（吸入浓度＞1 MAC）时，这些变化在大于 60 岁的患者中已被证实。与所有其他挥发性麻醉剂相比，异氟烷最大限度地影响了左心室舒张早期的功能，这实际上明显影响心室舒张功能并减少舒张末期体积。在年轻患者中，异氟烷通常加快心率，但实际上在老年患者中可能导致心动过缓，从而削弱了老年患者对抗低血压的能力。

即使麻醉时间较长，氟化物浓度增加，七氟烷和异氟烷并不会引起严重的肾功能毒性，只有少数七氟烷、地氟烷和异氟烷肝毒性的病例报道。七氟烷可与二氧化碳吸收剂在麻醉机中产生相互作用生成化合物 A（三氟甲基乙烯基醚），其肾脏毒性已在实验动物中被证实，但是否引起人类肾毒性还没有被证实。

氧化亚氮（笑气）在麻醉历史中享有超长的寿命，目前仍被广泛使用。氧化亚氮的 MAC 值能降低其他吸入麻醉剂的 MAC。60% 氧化亚氮混合吸入其他麻醉剂，对心肌具有直接拟交感作用，能减少心脏指数 10%～15%，并减少左右心室每搏量指数。与异氟烷混合吸入时，开始吸入氧化亚氮往往引起心动过速并能维持一定血压，随后会出现窦性心动过缓和低血压。在一个风险相对较高（血管手术）的老年患者，吸入氧化亚氮会增加术后心肌缺血发病率。因此，在老年患者中应该考虑完全避免使用氧化亚氮。

各种麻醉药物的起效和麻醉后恢复速度是不同的。与七氟烷、地氟烷，或静脉用药丙泊酚相比，异氟烷麻醉后恢复时间最长，表现为吸入异氟烷后患者自发睁眼、拔管、对语言的反应刺激和定向力恢复等均减慢。地氟烷复苏明显比七氟烷快，如拔管时间、指令性睁眼、时间和地点的定向力均比七氟烷早 2～4 min，并且在复苏室停留时间减少 10~25 min。在拔管后 1 h 采用简易精神状态评分测量患者术后认知功能的下降，发现地氟烷和七氟烷之间无明显差异，拔管后 6 h 对患者进行更为复杂的认知功能测试同样也未发现明显差异。

肌松药及其拮抗剂在老年患者中的应用

尽管最初使用肌松药的目的是为了气管插管,但是术中维持肌肉松弛主要是为了满足外科肌松的要求。如果使用了肌肉松弛剂维持麻醉,而又计划快速拔管,此时肌肉松弛剂的残留作用带来的风险将导致严重后果。其实在很多外科手术中,使用吸入麻醉剂和阿片类药物即可达到足够的肌肉松弛度。

年龄相关的多种因素可能会影响肌松剂的作用,包括解剖和生理变化、从神经肌肉接头到皮层结构的自发运动、身体结构的变化、心血管功能、药物清除以及多种疾病的影响。

随着年龄的增长,神经肌肉接头出现退行性改变。轴突前膜和运动终板(突触间隙)的距离扩大,从而增加乙酰胆碱分子的扩散和与受体结合的时间(图 7-4)。受体的数量在 60 岁以后似乎没有什么改变,但其组成是不同的。神经肌肉受体往往是成组分布,随着年龄的增长,组的数量可能增加,但每组的受体数量减少。同时,终板处的皱褶也会延伸变平。末梢轴突数目增加,导致多个轴突连接到一个运动终板。尽管有以上这些变化,但没有证据表明在高龄患者中神经肌肉传递速度和完整性受到任何功能损害。

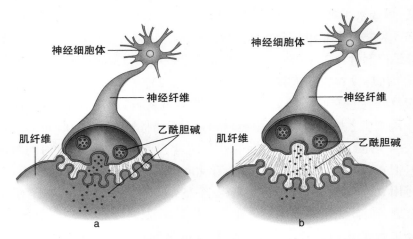

图 7-4　年轻人正常神经肌肉接头(a)与老年个体(b)的比较:突触间隙扩大,运动终板小凹扁平,乙酰胆碱向受体聚集减少(经肌肉萎缩症协会授权)

老年人肌肉会出现一定程度的去神经化和接头外乙酰胆碱受体增多，类似于失用性萎缩的表现。脊髓和腹侧神经根纤维运动神经元的数量也在减少。然而这些变化并未对肌肉松弛剂的耐受性和敏感性造成影响，尤其是对于琥珀酰胆碱来说，在老年患者中的应用并未发现特殊的改变。

尽管老年患者水含量和净体重减少、脂肪含量增加及初始容积分布减少，但是琥珀胆碱的 ED95 并未随着年龄发生改变。药物起效时间和作用时间的延迟在老年患者中较为常见。一般认为琥珀胆碱在老年患者中发生肌颤的严重性较低，但实际临床中并未发现这种现象。

大多数中效和长效非去极化肌肉松弛剂都会随着年龄增长起效时间减慢（表 7-1）。以罗库溴铵和顺阿曲库铵为例，起效时间分别延迟 36 ~ 60 s 和 45 ~ 60 s。此类药物起效延迟往往会导致医师错误认为药物剂量偏少，从而加大用药量，也由此导致药物对肌肉的阻滞时间要比预期时间长很多。

年龄对非去极化肌肉松弛剂的时效和恢复时间有影响，但其影响程度和方式有所不同。米库氯铵是一种很少用却是唯一的短效非去极化肌肉松弛剂，其作用时间短暂归因于其经血浆胆碱酯酶代谢。老年患者其代谢与恢复时间延长约 30%。因此，推荐将老年患者米库氯铵诱导剂量减少到 100 μg/kg，其达到插管条件的时间为 3 ~ 7 min（比接受大剂量的年轻患者延迟 1.5 min）。年长患者血浆胆碱酯酶的活性降低，导致米库氯铵作用时间延长 15% ~ 20%（正常为 14 ~ 28 min）。有 25% ~ 75% 老年患者药物清除时间比非老年患者平均延长 5 min。推荐维持剂量为 25 ~ 35 μg/kg，并根据四个成串刺激指导重复给药。

维库溴铵主要依靠胆汁排泄清除，仅 25% ~ 35% 自尿液排泄。维库溴铵在患有心脏疾患（包括充血性心力衰竭）的患者中应用，能很好地维持血流动力学的稳定。建议使用剂量为 0.08 ~ 0.1 mg/kg，在 2.5 ~ 3 min 即可达到插管条件，但在老年患者中其达到插管时间约延迟 1.5 min。其作用时间和药物清除时间同样延迟。有文献报道，在使用 0.1 mg/kg 剂量时，与年轻患者 35 min 的维持时间相比，老年患者维持时间约延长 50%。更有个案病例发现，老年患者维持时间较年轻患者延长约 3 倍。建议维持剂量减少到 0.01 ~ 0.008 mg/kg（减少 30% ~ 40%）。重复给药时间需根据老年患者个体差异把握，所以临床

表 7-1 老年患者和年轻患者插管剂量、维持剂量、起效时间、维持时间的比较

神经肌肉阻滞剂	年轻患者（年龄18~65岁）				年长患者（年龄65~90岁）			
	插管剂量（mg/kg）	起效时间（min）	维持时间（min）	维持剂量（mg/kg）	插管剂量（mg/kg）	起效时间（min）	维持时间（min）	维持剂量（mg/kg）
琥珀胆碱	0.5~1	0.3~1.1	4~6	01~0.07	0.5~1	1~1.5	4~6	0.01~0.07
罗库溴铵	0.1~0.6	1~2（0.4~6）	31（15~85）	0.1~02	0.05~0.4	3（1.3~11）	35~46	0.08~0.1
维库溴铵	0.02~0.06	2.5~3	25~40	0.01~0.015	0.01~0.04	4~5.5	35~137	0.01~0.008
潘库溴铵	0.02~0.1	2~3	60~180	0.01~0.02	0.01~0.05	4~5	180~220	0.005~0.008
顺阿曲库铵	0.05~0.2	2~3	40~60	0.03~0.04	0.05~0.2	2.5~3.5	45~55	0.03~0.04
阿曲库铵	0.2~0.5	2.5~3	20~45	0.08~0.1	0.2~0.5	2.5~3.5	40~50	0.08~0.1
多沙库铵	0.01~0.03	5~6	100~160	0.005~0.01	0.005~0.03	6~8	120~180	0.005~0.1
米库氯铵	0.15	2.5~4.5	14~25	0.04~0.05	0.1	3~7	17~37	0.025~0.035

持续时间定义为 T_1 肌颤搐幅度自然恢复至25%.（数据来源于Wolters Kluwer Health; Rivera R, Antognini JF. Anesthesiology. 2009;110:1176-81）

上最好依据肌松监测仪来指导用药。

罗库溴铵是另一个使用较为广泛的中效肌松剂。主要依靠肝脏代谢,但肾脏功能衰竭的患者中其清除率下降,作用时间延长。和维库溴铵相似,老年患者罗库溴铵起效时间可延长 35 ~ 60 s,药物清除率可下降约 27%,因此其作用时间和药物清除时间延长 3 ~ 4 min。但其药物效能在老年和年轻患者中无显著差异。在老年患者中,最初给药剂量 0.6 mg/kg 时达到插管条件的时间为 1.3 ~ 11 min(而年轻患者仅为 60 ~ 75 s),其平均作用时间为 46 min(年轻患者为 22 ~ 35 min)。

阿曲库铵及其异构体顺阿曲库铵很大程度上以温度依赖性霍夫曼消除快速代谢。因此其大部分代谢不受年龄的影响,其清除半衰期仅有 15% 的延长。除了部分老年患者起效时间延迟外(顺阿曲库铵 45 ~ 60 s)外,其作用时间和恢复时间与年轻患者基本无差异,在使用剂量上和年轻患者也无差异。建议顺阿曲库铵初始剂量为 0.15 mg/kg,阿曲库铵剂量为 0.4 ~ 0.5 mg/kg,在 120 ~ 180 s 内能达到较为理想的插管条件。顺阿曲库铵和阿曲库铵的维持剂量分别为 0.03 mg/kg 和 0.08 ~ 0.1 mg/kg,其作用维持时间为 45 ~ 55 min。两者均能维持较为平稳的血流动力学状态,在心功能较差的老年患者中也有同样效果。

所有长效肌肉松弛剂的清除都主要依靠肾脏:85% 的潘库溴铵和 90% ~ 98% 的哌库溴铵、多沙溴铵、筒箭毒碱。因为年龄相关的肾功能减退,长效肌肉松弛剂的药效学受到明显的影响(表 7–1)。老年患者中所有长效肌肉松弛剂的起效时间都延迟,作用时间延长(对于哌库溴铵来说,延长 40% ~ 50%,180 ~ 220 min),药物清除时间延长(哌库溴铵延长 60%)。使用长效肌肉松弛剂增加术后机械通气的时间,增加肺部并发症的发生率和气管切开率。因此应尽可能避免在老年患者中使用长效肌肉松弛剂。

抗胆碱酯酶药物和非去极化肌肉松弛剂具有相似的药理学年龄相关的变化。但是,老年患者对抗胆碱酯酶药物(拮抗非去极化肌松剂)的需要量比年轻患者大。如用以拮抗维库溴铵阻滞作用的新斯的明剂量为例,老年患者比年轻患者剂量大 39%(老年患者需要 60 ~ 70 μg/kg,年轻患者 40 ~ 50 μg/kg)。新斯的明在老年患者中的作用时间和清除时间延长,这个特点对老年患者来说是有利的,因为肌肉松弛剂在老年患者的作用时间也是延长的。Sugammadex 是一种新型选择性肌松剂结合药物,单次剂量 2 mg/kg 即能安全有效地拮抗罗库溴铵的肌松作用,在年龄大于 65 岁患者中其药物清除时间减慢的效应非常轻微。

要点

- 由于药代动力学和药效动力学改变,老年患者中大多数静脉诱导麻醉药应减少剂量。
- 在全身麻醉中,老年人容易发生血流动力学波动,慢而谨慎地滴定药物调整剂量有利于预防血流动力学不稳定。
- 咪达唑仑可能导致老年认知障碍,应该谨慎使用。
- 除了以小剂量用作镇静镇痛,氯胺酮不推荐在老年患者中使用。
- 异氟烷、七氟烷、地氟烷的最小肺泡有效浓度随着年龄的增长而下降,在约 50 岁后进一步加速降低,MAC 可根据文中图标仅以预估计。
- 无论使用何种麻醉剂,老年患者都更可能出现血流动力学不稳定,包括吸入麻醉剂。
- 与七氟烷和地氟烷相比,异氟烷不利于血流动力学稳定,且代谢时间最长。
- 异氟烷和地氟烷具有相似的血流动力学的稳定性。然而,如果浓度增加速度过快,地氟烷可能导致心动过速和短暂性高血压。
- 地氟烷的代谢时间最短,但与七氟烷相比没有改善术后认知障碍的作用。
- 异氟烷、七氟烷和地氟烷被证明没有明显的肾毒性。
- 使用氧化亚氮可能产生明显的心肌抑制,与围术期的心脏并发症发病率和死亡率有关。因此应该考虑避免在老年患者中使用氧化亚氮。
- 琥珀酰胆碱药理学不受年龄影响,不需要调整剂量。
- 在老年患者中,中效维库溴铵和罗库溴铵起效时间延迟、作用时间延长、恢复时间延迟。两种化合物剂量应该减少,需滴定至药效产生。
- 阿曲库铵和顺阿曲库铵维持和恢复时间与年轻人相比几乎相同。除了个体差异外,在使用剂量上无须做剂量调整。

- 长效肌松药在老年患者最好避免使用。
- 至少对维库溴铵产生的神经肌肉阻滞作用需增加新斯的明剂量。

建 议 阅 读

1. Arain SR, Kern S, Ficke DJ, et al. Variability of duration of action of neuromuscular blocking drugs in elderly patients. Acta Snesthesiol Scand. 2005 Mar; 49(3):312-315.
2. Chen X. The recovery of cognitive function after general anesthesia in elderly patients: a comparison of desflurane and sevoflurane. Anesth Analg. 2001; 93:1489-1494.
3. Cope TM, Huner JM. Selecting neuromuscular-blocking drugs for elderly patients. Drugs Aging. 2003; 20(2):125-140.
4. Eger EI. Age, minimum alveolar anesthetic concentration, and minimum alveolar anesthetic concentration-awake. Anesth Analg. 2001; 93:947-953.
5. Haynes GR. Inhalationgal anesthetics. In:Silverstein JH, Rooke GA, Reves JG, Macleskey CH. Geriatric anesthesiology, 2008, Springer, pp246-265.
6. Hogg RMG, Mirahur RK. Reversal of neuromuscular blockade: current concepts and Future developments.J Anaesth Clin Pharmacol. 2009; 25(4):403-412.
7. Hutchison LC, O'Brien CE. Changes in Pharmacokinetics and Pharmacodynamics in the Elderly Patient. Journal of Pharmacy Practice. 2007; 20(1):4-12.
8. Lien CA, Suzuki T. Relaxants and their reversal agents. In: Silverstein JH, Rooke GA, Reves JG, Maclesky CH. Geriatric anesthesiology. New York: Springer; 2008:266-277.
9. Macario A, Dexter F, Lubarsky D. Meta-analysis of trials comparing postopertative recoveryafter anesthesia with sevoflurane and desflurane. Am J Health-Syst Pharm. Jan 1, 2005; 62:63-67.
10. Myles PS, Leslie K, Peyton P, et al. Nitrous oxide and perioperative cardiac morbidity (ENIGMA-II) Trial: rationale and design. Am Heart J. 2009 Mar; 157:488-494, e 1.
11. Nickalls RWD. Mapleson WW. Afge-related iso-MAC charts for isoflurane, sevoflurane and desflurane in man. British J Anesth. 2003; 91(2):170-174.
12. Ornstein E, et al. Pharmacodynamics and pharmacokinetics of Cisatracurium in geriatric surgical patients. Anesth. 1996 March; 84(3):520-525.
13. Priebe HJ. The aged cardiovascular risk patient. British journal of anesthesia. 2000; 85(5):763-778.
14. Rivera R, Antognini JF. Perioperative drug therapy in elderly patients. Anesthesiology. 2009;110:1176-1181.
15. Sadean MR, Glass PS. Best pract Res ClinAnaesthesiol. 2003; 17(2):191-205.
16. Shafer SL. The Pharmacology of anesthetic drugs in elderly patients. Anesthesiology Clinics of North America. 2000; 18(1):1-29.
17. Turnheim K. When drug therapy gets old: pharmacokinetics and pharmacodynamics in the elderly. Experimental geronotology. 2003; 38(8):843-853.
18. Vuyk J. Pharmacodynamics in the elderly. Best Practice & Research Clinical Anaesthesiology. 2003; 17(2):207-218.

（尤利亚 · 伊瓦什科夫　亚历山大 ·A.维廷　 G.亚历克 · 鲁克）

第八章
区域麻醉与关节置换手术

简介

　　随着人口的老龄化,为高龄患者提供安全和良好预后的麻醉方案的需求增加(表 8–1)。区域麻醉为高龄患者带来很多益处,尤其利于术后镇痛和手术的迅速恢复。本章将阐述一些区域阻滞麻醉在高龄患者中应用的相关重要问题。

与年龄相关的生理变化和区域麻醉的影响

　　一般认为衰老与许多生理上的变化有关,其对患者的预后起着重要的作用(表 8–1)。这些变化也影响区域麻醉技术的管理和应用。虽然对延缓衰老速度的机制仍知之甚少,但普遍认为,30 岁以后器官基本功能以每年约 1% 的速度下降,同时身体对应激的反应能力也下降。

　　当考虑在老年患者中使用区域麻醉技术时,心血管的变化可能是一个最重要的问题。区域阻滞技术可能会改变心血管应激反应,还可能对生理储备下降的老年患者带来负面影响。例如,蛛网膜下隙阻滞或硬膜外麻醉可伴有低血压,一个年轻的患者可能反应不明显,但在潜在心肌缺血或心脏瓣膜疾病的老年患者中可能会导致不良事件的发生。

　　总之,衰老与血管和心脏顺应性的下降最终导致收缩期高血压伴或不伴舒张期高血压,降低心肌功能和心排血量,并伴有压力感受器功能降低。副交感神经系统占主导地位,而自主神经系统出现功能障碍。因此,老年患者最大心率下降,在应激时增加心排血量的能力变得迟钝。他们变得对前负荷更为依赖,也表现出对儿茶酚胺的变时性反应下降,使他们不太可能在低血压的情况下通过增加心率来进行代偿。当低血压发生时,老年人可能因此不能维持在心、脑组织与肾脏水平的组织灌注的自动调节功能。衰老所带来的有害后果使得拟行麻醉和手术的老年患者易出现低血容量和贫血。对麻醉医师来说,上述因素使得稳定的血流动力学维持更具挑战性。实施区域麻醉技术,如椎管内麻醉和腰丛阻滞等神经阻滞技术实施后低血压并不少见。因为上述原因,老年患者可能无法迅速代偿,导致心排血量明显下降、心脏衰竭、心肌缺血或心肌梗死,以及脑、肾和肠等重要器官的低灌注。区域阻滞麻醉的应用有很多益处,如减少出血和血栓栓塞的发生率;可减少术后阿片类药物的用量,从而避免相关并发症。但必须强调的是,这些区域麻醉的优势只有严格实现血流动力学稳定情况下才能体现出来。

表 8-1　　衰老和区域麻醉相关的生理变化

生理变化	区域麻醉的影响	注意事项
心血管		
副交感神经支配	阻滞交感神经导致全身血管阻力降低引起的低血压,心动过速无法代偿	在蛛网膜下隙和硬膜外麻醉时局麻药的低剂量
心肌和血管僵硬	意外血管内注射局麻药带来的节律紊乱	谨慎补液
前负荷依赖性		尽可能地考虑使用椎旁神经阻滞代替硬膜外神经阻滞
变时性反应下降		常规提高警惕,利用超声,给药时频繁抽吸
心律失常发生率更高		
呼吸		
肺活量下降,残留量增加,FRC增加(弹性下降)	高位脊髓麻醉引起呼吸功能损害和可能的全身麻醉	蛛网膜下隙麻醉时减少剂量

（续表）

生理变化	区域麻醉的影响	注意事项
闭合容量超过FRC	继发于膈神经阻滞的单侧膈肌麻痹	避免在高危患者中行肌间沟臂丛神经阻滞，用超声引导技术降低局麻药剂量，降低膈神经麻痹的风险
		椎旁神经阻滞和硬膜外麻醉有助于预防术后由镇痛不足或阿片类药物的使用不当导致的呼吸衰竭

神经—中枢神经系统

全因痴呆症的发病率增加	继发于硬膜外麻醉/蛛网膜下隙麻醉的低血压和降低的心功能储备	椎管内麻醉低剂量
所需脑灌注压（CPP）增加	降低CPP	考虑在必要时使用升压药维持CPP
MAC降低，镇静敏感性增加	呼吸衰竭的风险增加和过度镇静导致的精神错乱	减少镇静术前神经阻滞和术中镇静
椎管狭窄的发病率增加和硬膜外脂肪减少		

神经—外周神经系统

神经病变的发病率增加	外周神经阻滞起效更快	降低局部麻醉剂量
有髓神经纤维减少，传导速度降低	长时间的封闭和局部麻醉药的敏感性增加虚弱和跌倒的风险增加	经常神经检查，和康复医疗团队良好沟通以降低继发于运动阻滞的跌倒的危险

肾脏

GFR下降	药物清除率下降	减少镇静

肝脏

肝脏体积减小	很少会影响无肝脏疾病的老年患者的代谢	在肝脏疾病和营养不良患者中考虑减少肝脏代谢药物的剂量
血浆胆碱酯酶水平降低	减少药物结合/增加免费药物水平	
营养不良老年患者的白蛋白水平降低		

区域麻醉和手术应激

围术期可能对老年患者的预后造成明显影响的其他因素,包括疼痛相关的级别和后果以及手术应激。在这方面,区域麻醉,尤其是硬膜外技术已被证明可以防止与疼痛相关的应激反应的进展。而在单独使用阿片类药物时并未观察到类似益处。硬膜外麻醉亦被证实可使激素应激反应迟钝。这可有利于对围术期血糖的控制、减少围术期肾上腺类固醇和儿茶酚胺的释放。

衰老对药效学和药代动力学影响

衰老可明显影响许多药物包括局部麻醉药在内的药代动力学和药效学。相对于年轻患者,老年患者临床应用臂丛神经阻滞后感觉和运动阻滞持续时间明显延长,在椎管内麻醉中同样存在类似情况。虽然其具体机制仍不清楚,但已经知道数个导致老年患者阻滞时间延长的因素。

1. 衰老相关的外周循环和血流量的减少,导致局部麻醉药全身再吸收延迟,由此使得受体部位局麻药量增加。

2. 神经元功能退化,例如外周神经病变患者。这导致在效应部位能够结合局部麻醉药的受体数量减少,这亦会间接地增加在受体部位的相对药物浓度。

3. 在实施椎管内麻醉时,结缔组织变性、硬膜外脂肪减少、混合性局部麻醉剂鞘内注射分布容积减少。老年人椎管狭窄时常发生,亦可导致麻醉阻滞时间的延长。总之,与年龄有关的变化会导致药物起效时间缩短,易达到较高的麻醉平面,并延长硬膜外麻醉阻滞时间。

4. 衰老与神经纤维数量减少有关,导致运动和感觉神经纤维的传导速度减慢。年龄相关的有髓神经纤维的数量下降,导致局麻药渗入神经鞘的速度增加。

局部麻醉药代谢

局部麻醉药是由肝脏代谢,其清除依赖于较高的清除机制。虽然衰老与肝脏体积减小有关,但局麻药代谢降低并不是导致老年人神经阻滞时间延长的主要原因。但是,在老年患者中常见的营养不良可能会导致白蛋白水平降低,从而影响所给用的药物结合。

区域麻醉的实践意义

对区域阻滞的选择取决于手术的类型。临床常用的区域阻滞包括用于腹部、骨盆和胸部手术的硬膜外麻醉或椎旁神经阻滞,和应用于上肢和下肢手术的周围神经阻滞的(PNBs)。这些技术不仅可以通过避免使用气道管理、机械通气而保留呼吸功能,而且已被证明能够提供良好的围术期镇痛,减少阿片类药物的需求和相关的不良反应。此外,在某些情况下,更利于维持稳定血流动力学稳定,特别是在周围神经和椎旁阻滞的情况下。

在正确置管后,椎旁神经阻滞具有很宽的适应证和较低的并发症发生率。硬膜外阻滞提供良好的镇痛效果;但椎旁神经阻滞和硬膜外阻滞常引起低血压,从而影响老年患者围术期预后。在恢复期出现低血压往往导致过早停止注射硬膜外药物。这可能再次引起镇痛不足而导致恶性循环,增加对胃肠外阿片类药物的需求和新的应激反应的出现。此外,当停止输注药物的时机到来时,硬膜外导管的应用带来特殊的挑战,所有的抗凝药物均短暂地停用。患者在接受预防血栓的治疗时,其发生硬膜外血肿的风险增加。

老年患者区域麻醉的益处

通过测量术中皮质醇和其他应激生物标志物中的反应,不一致的结果显示硬膜外麻醉可阻断应激反应。但术后硬膜外镇痛为患者提供良好的镇痛效果带来了一致的益处。开胸术和上腹部手术患者从术后硬膜外镇痛中受益似更明显。这最可能与改善术后呼吸力学和功能有关。报道的区域麻醉在术后阶段的其他优势包括阿片类药物使用量的减少，更早运动及更快出院。患者早期活动已被证明是影响患者的术后预后的决定性因素。运动减少导致深静脉血栓形成（DVT）、压疮和感染的风险增加。老年患者有潜在免疫系统损害、肺炎、谵妄、精神错乱和认知功能障碍等风险。体弱的老年患者，早期下床活动，与工作人员和其他患者的互动，尤其是在物理治疗后，会明显改善预后和早期康复。

老年患者区域麻醉的适应证

老年人的区域麻醉/镇痛可用于麻醉和围术期镇痛。区域麻醉可使接受多种手术的老人获益，包括普外科手术、胸部手术、妇科手术、泌尿系统、血管手术、矫形外科和创伤相关的手术。这些手术反映了老年相关内科问题如心脏病、癌症、关节炎和骨质疏松症患者的负担的增加。心脏病是导致死亡的主要原因，而关节炎是致残和死亡的主要原因。

骨科手术和下肢关节置换

骨科手术和关节置换是在老年人群中最常见的一些手术。80%的老年患者存在肌肉骨骼的不适主诉需要去看医师，一些则需要治疗。据估计，在65岁以上的人群中有68%的患者需行全髋关节成形术（THA）和74%的患者需行全膝关节置换术（TKR）。随着当前老年人口的增长，到2030年，关节置换的数量将从50万增加到350万。虽然仅年龄一项不是髋和膝关节成形置换手术的障碍，但术后预后与术前并发症相关。区域麻醉可使该年龄群的老年患者受益。

术前评估

老年患者拟行THA或全TKR的术前评估是麻醉管理方案的重要组成部分。通过术前评估确定并发症和风险评估概况，包括完整的病史、体格检查、实验室检查及手术风险评估。下一节将重点关注老年矫形手术患者术前评估的重要问题。

心血管疾病问题

美国心脏病学会和美国心脏协会（ACC/AHA）工作小组制定了用于非心脏围术期心血管评估指南。使用本指南，根据临床预测指标、拟行手术的风险和患者的功能状态能力，通过渐进式方法对患者进行评估。

血栓问题

- 据报道，60% 的行关节成形术的住院患者通过静脉造影查出DVT。老年患者人工关节置换术中应用药物预防血栓生成已被广泛接受。然而，对预防性药物的选择仍有争议。最近，美国胸科医师学院（ACCP）抗血栓治疗共识会议为老年手术患者推荐以下方案：全髋关节置换术：术后低分子肝素（LMWH）应每 12 h 给药 1 次，术前或术后即刻应启动低强度华法林治疗（保持国际标准化比值 2~3 ）。
- 膝关节置换术：术后低分子肝素应每 12 h 给药 1 次。与低分子肝素相比，间歇充气加压（IPC）是最有效的非药物疗法，低强度华法林也可以使用。
- 髋关节骨折修复：术前应启动固定剂量的磺达肝癸治疗。

接受抗凝治疗的患者发生出血并发症的风险增加，尤其是当患者合并其他疾病时，如糖尿病、肾功能损害与心血管疾病等。当为患者给药时，应考虑患者的肌酐清除率和年龄，因为这两方面因素都会影响药物消除和抗凝药物如磺达肝素和低分子肝素的药代动力学。

疼痛和功能状态

老年关节置换患者于手术前需要长期使用止痛剂并不少见。由于长期使用止痛药降低了患者的整体疼痛阈值,使用麻醉药品管理术后疼痛的需求在此患者人群中更为显著。这使得围术期的疼痛管理颇具挑战。术前的功能状态是影响老年患者预后的最重要的预测因素。患者术后的运动能力将部分取决于手术前的肌肉力量。

感染

假体周围深部感染是人工关节成形术后二次手术的主要原因之一。感染的控制在很大程度上依赖于预防。手术开始切皮 1 h 内预防性应用抗生素并且持续至术后 24 h,大大降低了初次关节置换术后感染的发生率至 1% ~ 4%。

术中麻醉管理

关节成形术可在全身麻醉(GA)或区域麻醉(RA)下进行。区域麻醉技术包括椎管内阻滞和外周神经阻滞。许多研究已比较了两种麻醉方法对髋关节或膝关节置换术的术后预后的影响。最近的一项纳入 10 个独立实验的荟萃分析,比较了全髋关节置换术中使用椎管内阻滞和全身麻醉,报道了应用椎管内阻滞时输血率、深静脉血栓及血栓栓塞事件的发生率比在全麻中低。椎管内阻滞也可以减少手术时间达 7 min/ 例和减少失血达 275 ml/ 例。与全身麻醉相比,椎管内麻醉的其他益处包括心肺状态的变化减少和认知功能损害较小,但总结仍存在争议。大部分数据来自对全髋关节置换术的研究。尚需进一步的研究来阐述区域麻醉较全身麻醉的在关节置换手术中的优势。

在对人工关节置换术实施椎管内阻滞前,对可能存在的禁忌证进行回顾非常重要。这些包括患者拒绝、注射部位感染、凝血异常(获得性、诱发性、遗传性)、严重血容量不足、颅内压增高(即脑肿瘤或最近颅脑外伤)、严重心脏瓣膜病(即主动脉瓣狭窄、二尖瓣狭窄)、重度未予纠正的贫血、局部麻醉药过敏。

应用区域阻滞麻醉时,应考虑所需的镇静水平。对麻醉技术的选择可能取决于外科医生的偏好,但更重要的是手术时间。虽然短手术时间(20～45 min)使区域麻醉的优势得到最大限度的发挥,但进行关节置换有时仍需要4～6 h,在这些情况下,使用区域麻醉可能难以完成麻醉,使得全麻和硬膜外联合麻醉成为一种备选方法。在这种情况下,区域麻醉的使用和减少术中失血量从而减少围术期输血的需求相关。

术后疼痛管理和护理

全髋关节成形术或全膝关节成形术的术后疼痛管理是一项重大的挑战。50%全髋关节成形患者和60%的全膝关节成形患者经历了严重疼痛。若不予以适当处理,这种疼痛可以延迟物理治疗的开始,是一个限制顺利康复的因素。传统上,使用局部麻醉药和阿片类药物实施的患者自控镇痛(PCA)和硬膜外镇痛已用于术后镇痛。但老年人使用阿片类药物可出现明显的不良反应。最近,周围神经阻滞(PNBs)作为一种多模式镇痛的组成部分,在临床得到推崇。单次注射和持续PNB是有效的辅助镇痛治疗,可改善患者的预后、满意度以及康复,同时减少并发症的发生、降低住院费用和缩短住院时间。此外,它们可以安全地用于有严重并发症的老年患者,特别是有心肺疾病的和肥胖的患者。

下肢手术外周神经阻滞(PNBs)技术包括腰丛(LP)阻滞、股神经阻滞和坐骨神经阻滞。连续LP阻滞,与单次注射坐骨神经阻滞,可以为全髋关节成形术提供足够的术后镇痛,而连续股神经阻滞和坐骨神经阻滞适用于全膝关节成形术。

PNBs的益处体现在其与传统的蛛网膜下隙或硬膜外镇痛和PCA方法的比较。PNB技术减少术后恶心和呕吐,不会发生尿潴留,这些并发症往往在接受椎管内阻滞和其他标准的镇痛治疗的患者中时有发生。下肢神经阻滞可以在接受抗凝治疗的患者中安全使用,而对于使用椎管内麻醉来说,接受抗凝治疗明显增加椎管内麻醉患者血肿形成的风险。这对老年患者特别有益,因为老年患者常在术前和术后进行抗凝治疗。此外,PNB减少阿片类药物的需求和全髋或全膝关节成形术后出血。

　　除了局部麻醉药毒性和 PNB 操作相关的神经损伤等固有风险外，LP 阻滞存在发生腹膜后血肿的风险。这是一种罕见的并发症，但必须认识到髋关节和膝关节置换和抗凝药物的使用可以导致腹膜后血肿。在接受全髋关节和膝关节置换术的患者中，坐骨神经损伤是一个重要并发症。损伤原因有时难以确定，特别是实施坐骨神经阻滞时。坐骨神经阻滞和 / 或手术亦可引起自限性感觉异常，通常用加巴喷丁或普瑞巴林治疗有效。股神经阻滞相关的风险被认为后果较小。然而，股神经损伤的发生不仅因为股神经阻滞也可能是因为止血带的使用。

　　在辅助使用环氧合酶 2（COX-2）抑制剂的和非甾体类抗炎药（NSAIDs）时 PNB 体现出更有利的优势。对老年患者应用这些药物时，应特别考虑到出血情况，以及对心脏和肾脏的影响。这种方式已被证明可减少术后阿片类药物的 70% 需要量。在手术过程中，小剂量氯胺酮的使用（0.1 mg/kg IV）亦被用来减少术后疼痛和阿片类药物的用量。

　　早期功能恢复是全关节置换术后远期功能恢复的重要决定因素。不幸的是，随着患者行动变得自如后，其跌倒的风险增加。有报道称，神经阻滞的使用增加了关节置换术后跌倒的风险；然而，应认识到关节置换术后跌倒的发生与神经阻滞无关。跌倒的原因通常是多因素造成的。重要的因素包括高龄、镇静剂使用、心律失常等。预防老年人跌倒的任务并不简单，需要大量的宣教和资源。

　　已行 THA 和 TKA 术后的患者获得活动能力和生活质量的显著改善，术后生活质量往往等于或超过人群标准。这可增加患者其自我独立和自我照顾的能力，并降低医疗费用。THA 和 TKA 手术是对老年人最成功的干预措施，这是由医疗预后研究（36 项健康调查简表，SF-36）进行调查，以生活质量改善年限的增加为根据得出的结果。适当的围术期麻醉管理可能会减少此类患者发生严重的手术相关并发症的风险，保证了实施关节成形术的患者预后的改善。

创伤骨折

髋部、腕部以及肋骨多发骨折是创伤后使用区域麻醉技术的最具重要代表性的适应证。有证据支持,创伤后早期活动和维持认知功能以及维持血流动力学稳定,能减少创伤相关的发病率和死亡率。使用区域麻醉和围术期积极的疼痛管理可以实现上述目标。髋部骨折手术长期以来主张使用椎管内麻醉药,而腕部骨折手术中,应用 PNB 更具价值。但在过去几年里,围术期应用低分子肝素预防血栓形成的普及限制了蛛网膜下隙阻滞和硬膜外阻滞的应用。因此外周和椎旁神经阻滞在围术期镇痛中的应用越来越普及。肋骨骨折引起的疼痛会导致严重的呼吸问题,多种区域阻滞技术已用于肋骨骨折疼痛管理,包括肋间神经阻滞、硬膜外镇痛、胸膜内和椎旁神经阻滞。在严重的胸部钝性创伤患者疼痛管理中,应考虑选择上述区域阻滞技术作为首选的治疗技术。在年龄大于 65 岁合并 4 根或以上肋骨骨折的患者中应用区域阻滞技术可减少其死亡率。另外,使用区域阻滞技术可减少胃肠外阿片类药物的使用量以及其引发的不良反应。

总结

随着高龄及超高龄患者手术量的增加,作为传统全身麻醉技术的重要的替代方法,区域麻醉技术的使用正得到越来越多的认可。

要点

- 仅年龄项不应被认为是手术和术后镇痛应用区域麻醉技术的禁忌证。
- 区域麻醉的应用能减少手术相关的应激反应。
- 在老年患者中实施区域麻醉对维持血流动力学稳定提出了一定的挑战。
- 关节置换术患者应用区域麻醉是非常有益的。
- 使用区域阻滞与老年患者术后早期活动和良好的术后预后密

切相关。

- 老年患者年龄相关的生理和解剖机构的改变，可导致使其局部麻醉药使用量减少。

建 议 阅 读

1. Ben-Ari A, Moreno M, Chelly JE, er al. Ultrasound-guided paravertebral block using an intercostals approach. Anesth Analg. 2009 Nov; 109(5):1691-1694.

2. Ben-David B, Frankel R, Arzumonov T, er al. Minidose bupivacxaine-fentanyl spinal anesthesia for surgical repair of hip fracture in the aged. Anesthesiology. 2000 Jan; 92(1):6-10.

3. Burns DA, Ben-David B, Chelly JE, er al. Intercostally placed paravertebral catheterization: an alternative approach to continuous paravertabal blockade. Anesth Analg. 2008 Jul; 107(1):339-341.

4. Buvanendran A, Tuman KJ, McCit DD, er al. Anesthetic techniques for minimally invasive total knee arthoplasty. J Knee Surg. 2006 Apr; 19(2):133-136.

5. Chelly JE, Greger J, Gebhard R, er al. Continuous femoral blocks improve recovery and outcome of patients undergoing total knee arthroplasty. J Arthroplasty. 2002 Jun; 16(4):436-45.

6. Macfarlane AJ, Prasad GA, Chan VW, er al. Does regional anaesthesia improve outcome after total hip arthroplasty? A systematic review. Br J Anaesth. 2009 Sep; 103(3):335-345.

7. Marino J, Russo J, Herenstein R, er al. Preoperative cardiac evernts in elderly patients with hip fracture randomized to epidural or conventional analgesia. Anesthesiology. 2003 Jan; 98(1):156-163.

8. Matot I, Oppenheim-Eden A, Ratrot R, er al. Preoperative cardiac events in elderly patients with hip fracture randomized to epidural or conventional analgesia. Anesthesiology. 2003 Jan; 98(1):156-163.

9. Mears DC, Mears SC, Chelly JE, er al. THA with a minimally invasive technique, multi-modal anesthesia, and home renabilitation: Factors associated with early discharge? Clin Orthop Relat Res, 2990; 467:1412-1417.

10. Motamed S, Klubien K, Edwardes M, er al. Metabolic change during recovery in normothermic versus hyupothermic patients undergoing surgery and receiving general anesthesia and epidural local anesthetic agents. Anesthesiology. 1998 May; 88(5):1211-1218.

11. Newman S, Stygall J, Hirani S, er al. Postoperative cognitive dysfunction after noncardiac surgery: a systematic review. Anesthesiology. 2007 Mar; 106(3):572-90.

12. O'Hara DA, Duff A, Berlin JA, er al. The effect of anesthetic technique on postoperative outcomes in hip fracture repair. Anesthesiology. 2000 Apr; 92(4):947-957.

13. Paqueron X, Boccara G, Bendahou M, er al. Brachial plexus nerve block exhibits prolonged duration in the elderly. Anesthesiology. 2002 Nov; 97(5):1245-1249.

14. Silerstein JH, Timberger M, Reich DL, er al. Central nervous system dysfunction after noncardiac surgery and anesthesia in the elderly. Anesthesiology. 2007 Mar; 106(3):622-628.

15. Stevens RD, Van Gressel E, Flory N, er al. Lumbar plexus block reduces pain and blood loss associated with total hip arthroplasty. Anesthesiology. 2000 Jul; 93(1):115-121.

16. Urwin SC, Parker MJ, Griffiths R. General versus regional anaesthesia for hip fracture surgery: a meta-analysis of randomized trials. Br J Anaesth. 2000 Apr; 84(4):450-455.

［雅克 · E. 谢伊　安娜 · 乌斯科娃　刘清（音译）、

沙 · 沃德汉　乌切娜 · O. 尤姆］

第九章
输液与输血管理

引言

"输液,不输液?"这是麻醉医师在围术期处理患者时长期面对和反复困扰的问题。液体管理的问题争论触发点在术前禁食状态、术中低血压及术后少尿问题。有关临床医师应如何评估患者容量状态,以及如判断液体治疗终点指标的争议持续存在。毫无例外,输血通常亦存在同样的争论。围绕输液和血液制品的话题在老年患者尤其复杂。本章将对老年患者治疗过程中的输液和输血管理进行阐述。

老年肾脏

随着年龄的增长,肾脏功能和结构呈现进行性退化。内科合并疾病,加上遗传易感性,会改变并加速年龄相关性肾脏功能的变化。然而,这些影响老年患者液体管理的变化仅部分可以预测,剩下的大部分仍需寻找答案。

肾脏结构

人类肾脏从 40 岁开始呈现进行性萎缩。具体的肾脏功能退化包括多方面的改变。肾皮质(肾小球和肾小管)性退化远比肾髓质(髓襻和皮质集合管)要严重。肾小球基底膜是肾脏滤过的主要位点,玻璃样变沉积变厚导致其最终的破坏。肾小管萎缩及减少往往伴随小动脉硬化及血管系膜细胞间质纤维化,最终导致肾单位的减少。

肾脏功能

年龄相关的肾脏滤过功能的下降使急性和慢性损害疾病(如失血性休克和高血压)的肾脏总储备减少。

肾脏血流

老化的肾脏对大量液体置换的调节能力减弱可以部分用肾血流量(RBF)减少来解释。对于一个 70 kg 的男性来说,正常的 RBF 为心排血量的 25% 或 1.5 L/min。在成年人中 RBF 每 10 年均会进行性下降。到生命的第 9 个 10 年,通过体表面积(BSA)来计算,肾脏血流减少50%(由 600 ml/min · 1.73 m² BSA 减少到 300 ml / min · 1.73 m² BSA)。所以对于老年患者肾脏来说,其调节大量的液体负荷的能力减弱,导致容量超负荷引发心肺并发症不足为奇。

肾小球滤过率

老年肾脏的肾小球滤过率(GFR)的变化范围较大。对于大多数无明显并发症的老年健康患者,可以预见其 GFR,较基础值减少约 10%。肾脏肌酐清除率(CrCl)是评定 GFR 的重要决定性指标。与年龄相关的肌肉组织的丢失,使得老年患者肌酐及血浆肌酐含量减少,所以虽然老年患者 GFR 降低,但其肌酐水平仍相对恒定。对于老年患者来说计算肌酐清除率非常重要,而依靠单纯的血浆中的肌酐数值,可能会对老年患者真实的肾功能和储备估计不足。

肌酐清除率(CrCl)的计算公式有很多。Cockcroft-Gault 方程式是公认的计算成年人肌酐清除率的公式:但该公式在极高龄患者中的应用有所限制。

$$CrCl（ml / min）= \frac{[140-年龄（岁）] \times 体重（kg）}{72-血清肌酐（\mu mol/L）} \times（0.85，女性）$$

使用该公式,一位年龄为 80 岁男性血浆肌酐含量为 88.4 μmol/L,仅相当于年龄 40 岁患者 50% 的肌酐清除率。因此在老年患者中,血浆肌酐含量的增加则表明肌酐清除率的明显受损。通过肾脏清除的用药应根据 CrCl 进行校正,以减小其对肾脏的损害。当患者存在并发症如心血管疾病和糖尿病时会加速 GFR 的下降。

肾小管功能

老年患者肾小管的尿液浓缩能力受限,更易发生急性损伤。前者表现在肾脏面临酸性物质过多时其对酸化尿液的能力受限。后者在理论上认为是由于肾脏血管和自分泌功能的改变,最终导致对肾缺血和肾毒性的抵抗能力减弱。最终,随着年龄的增长,肾单位减少,肾小管发生间质纤维化从而坏死。

血容量评估

液体治疗的需求可通过以下问题来澄清:血管内容量是"充盈还是欠缺"? 即患者是否有充足的循环血容量? 但对于此类问题的判断通常较为复杂。液体腔室随年龄的增加而发生变化,老年患者的体检和实验室检查结果可能发生改变或可靠性较差,使得对老年患者的容量评估颇具挑战。新的血流动力学监测仪器为临床测定血容量提供了较为精确的途径和方式。

液体腔室和身体构成

全身体液量(TBW)在年轻时比例最为合理。在年轻成年男性中,全身体液量占体重的 60%,2/3 为细胞内液(ICF),1/3 为细胞外液(ECF)。细胞外液又进一步分为 1/4 为血浆,3/4 为细胞间液。钾离子是细胞内液主要的阳离子,而钠离子是细胞外液主要的阳离子。

全身体液量随年龄增长而减少。老年患者与年轻成人相比,其全身体液量每千克体重减少 10%。因此,老年人的基础体液容量较低,和年轻人相比,同等全身体液量的丢失在老年患者中意味着每千克体重丢失的体液量更多。

因为体液量的减少,年龄导致脂肪组织增加,肌肉组织减少。年龄相关的肌肉组织减少表现为全身体液量的明显减少和循环中肌酐含量的下降,后者为肌肉代谢的标志。

体格检查

一般来说,在评估老年患者容量状态时体格检查具有一定的局限性。极限容量状态相对容易识别,例如,由于急性心力衰竭和容量超负荷导致的明显的颈静脉怒张伴随外周组织水肿、端坐呼吸等。但在其他并发症较多的老年患者中,仅依靠体格检查来评估容量状态可能并非易事。

经典的评价容量状态的体格检查在老年患者中易受到正常体格变化、虚弱无力、并发症及所用药物的影响。例如,皮肤肿胀是老年患者由于皮肤本身弹性蛋白和胶原蛋白的减少的一种正常的表现,而不能作为水肿的可靠评价指标。服用常见精神药物易导致黏膜干燥,如治疗早老性痴呆症的多奈哌齐。老年患者常出现心律失常,使得脉搏质量和心率推测不准确。无经验的颈静脉怒张测量、病态肥胖、右心损害如三尖瓣反流等会使围术期颈静脉怒张的测量无实用价值。外周组织的水肿也可由于非心源性的因素,如淋巴水肿或营养不良所致。

传统使用尿量作为评估血容量的替代指标,但在老年患者中不易实施且容易误导。术前对根据患者尿排空和利尿剂使用史来评估尿量,在实践中较难实施。术中患者体位、麻醉方法的选择,以及手术类型都会影响依据尿量评估容量的可靠性。术后,尿量充足的评估则易受到由于残留麻醉药、抗胆碱能药和良性前列腺肥大等因素导致的尿潴留的影响。另外,由于术后发生抗利尿激素分泌不适当综合征(SIADH)或高血压患者肾素血管紧张素醛固酮系统的激活增加(两者发生率已有报道),均会导致出现术后少尿。

实验室检查及影像学评估

低血容量和容量超负荷的体征可由实验室及影像学标志推测得到(表 9-1)。一般的实验室指标都可用于评估继发于低血容量的低灌注的体征。遗憾的是,在老年患者中,对常规实验室检查的解读受到多方面的挑战。例如,25% ~ 45% 年龄大于 65 岁或以上的老年患者会服用利尿剂。摄服利尿剂可导致可预见性的实验异常。如服用噻嗪类利尿剂患者中常存在低血钾,低盐饮食(典型的老年高血压患者)的低容量患者同时服用噻嗪类利尿剂确实常发展为代谢性碱中毒。呋塞米是另一种极为常用的利尿剂,其可改变钠排泄分数和尿钠排泄的可靠性,使得该指标不可靠。低灌注的指标如乳酸,可反映长时间低血容量状态后的终末结果,当存在更多的评估容量状态的常规手段时,这些指标可能并无作用。

表 9-1　血管内容量状态的替代指标

实验室检查	低血容量的征象
血细胞比容	高于基础值
代谢性酸中毒,HCO_3^-	<21 mmol/L
乳酸	>2.0 mmol/L
尿相对密度	>1.010
尿素氮:肌酐	>20
钠排泄分数(FeNa)	<1%
尿钠	<10 mmol/L
尿渗透压	>450 mmol/kg
影像学	容量过多的征象
胸部X线	肺水肿,外周充盈

容量过多的影像学征象如肺门周围和双侧静脉充盈等已有报道。但胸部 X 线检查结果往往滞后,对早期的容量超负荷表现不敏感,对急性失代偿性心力衰竭的风险不具预测意义。其实际应用受到术前和术后的限制。

血流动力学的管理

有创血流动力学监测

用于指导液体管理的各种血流动力学监测装置可以帮助临床医师

预测患者处于 Frank-Starling 曲线的哪个位置。处于较陡的曲线上升坡段时提示对输液有反应或通过静脉液体能增加心排血量。处于曲线平台阶段则提示对输液反应较差。老年患者多合并明显的心肺并发症，低血容量或容量过多时严重不良反应的风险更高，通常使得临床医师应用这些监测的门槛降低。

静态血流动力学参数

在围术期和重症医疗环境中，通过置入中心静脉导管测量静态心肺压力已被用于液体管理的指导。但近来，由于其评估前负荷或容量状态的预测价值有限，这种方法备受质疑。

中心静脉压

右心室前负荷或舒张末期容量曾被用于推测右房压力及中心静脉压(CVP)。普通患者中心静脉压力 5 ~ 10 cmH$_2$O 时被认为其前负荷充足，也提示静脉容量负荷不会增加每搏量。但近期，这种由来已久的生理概念的临床可靠性受到质疑，因为大量临床研究显示作为静态指标的 CVP 和作为动态指标的容量反应性的相关性较差。此外，许多复杂的因素如机械通气或三尖瓣反流疾病，均会改变 CVP 的可解读性，从而使得其和容量状态的可能相关性变得更加复杂。

肺动脉导管

肺动脉导管(PAC)可用于得到血流动力学的静态参数如肺动脉阻塞压(PAOP)或楔压。传统的前负荷测量和液体管理常把由 PAC 测得的心脏充盈压为目标，用以判断和调整患者处于 Frank-Starling 曲线容量反应曲线位置上的情况。肺动脉楔压，理论上建立了一个由肺循环到左心室的连续循环，推断以下的压力——容关系：PAOP= 左房压(LAP)= 左室舒张末压(LVEDP)= 左室舒张末期容积(LVEDV)。因此通过 PAC 测得的 PAOP 被看作 LVEDV 的替代指标。这种"压力容量关系"的假设目前也受到了质疑，近期有研究发现，PAC 代表的心脏充盈压对容量反应的预测价值较低。PAC 指导 – 目标导向治疗和 CVP 指导的液体治疗在老年高风险非心脏手术患者中的应用，并未能显示可减少其病死率。另一项对休克和 ARDS 成年患者的研究得出了同样的阴性结果,进一步引发了在液体管理中 PAC 的作用的争论。PAC 相关的并发症包括肺栓塞、心律失常和导管感染。

动态血流动力学参数

动态血流动力学监测的区别性特征在于其可根据所测得前负荷指标的变化来鉴别对容量有反应和无反应者,从而为临床医师提供指导液体管理的能力。在正压通气期间前负荷呈大幅度的周期性变化,如同在低血容量所出现的一样,可以增加静脉容量,并可预测液体反应。可导致出现这种动态性前负荷的情况包括脱水、大量出血和全身麻醉。除了了解上述知识以外,临床医师仍需辨别对液体有反应的患者是否需要容量治疗。

有创血流动力学监测

液体管理较为复杂,受很多相关液体反应相关因素的影响:心内容量状态、心排血量、过量液体输注的结果。动态有创血流动力学监测仪可实时提供血流动力学参数,辅助临床医师对这些相互依赖的各类因素进行干预。

Vigileo 监测

每搏量变异(SVV)是 Vigileo 监护仪上可获得的关键动态参数。SVV 是在正压通气期间胸腔内压力变化引起周期性变化的生理现象,其同时可影响每搏量的变化。连续动脉每次搏动的波形或脉搏轮廓分析形成 SVV 测量并推算出每搏量和心排血量。低血容量患者周期性变异明显。SVV 数值高于阈值说明对输液会有反应。当与正在工作的动脉管路相连接时,Vigileo 监测仪和其 FloTrac 传感器可提供连续 SVV 和心排血量测量。监测的可靠性依赖以下几个因素:动脉波形的质量、控制性机械通气、大于 8 ml/kg 的潮气量、避免心律失常。不少老年患者参与的小型术中研究表明,在控制性机械通气中 SVV 预测输液反应性具一定的可靠性。

PiCCO 监测

PiCCO 的独特之处在于其可监测心内容量和肺水指标,可提供血流动力学、液体反应性和肺水肿的动态测定。

和其他监测设备类似,PiCCO 通过测量动脉脉压变异(PPV)和 SVV 来测定液体反应性。PPV 和 SVV 一样,来源于在正压通气期间的周期性 SVV 现象,其中脉压值在最大值(PPmax)和最小值(PPmin)之间波动变化。下面的 PPV 公式描述了这种关系:(PPmax − PPmin)/[(PPmax − PPmin)/2] × 100%。

通过对动脉波形轮廓分析并结合经肺热稀释技术,可以测定心排血量。基于随时间变化的热注射指示液探测,可以测量心肺血容量,从而推算出容量前负荷、全心舒张末期容积(GEDV)和血管外肺水(EVLW)。

在重症患者中,已证实肺水肿或血管外肺水过多与死亡率的增加相关。针对性地减少 EVLW 的保守性液体策略可以改善氧合和肺部力学。临床检查、实验室检测,以及影像学评估对 EVLW 的早期变化可靠性差且不敏感。

无创血流动力学监测

超声心动图

超声心动图可提供心血管生理和液体反应性的床旁快速评估。经胸、经食管、食管多普勒都是可用于监测血流动力学的超声心动图装置。在机械通气期间,心肺相互作用导致容量和后负荷在左右心室容量交换,这种变化可被二维超声和多普勒超声检测。在正压通气的吸气相时,右心室后负荷增加,前负荷减少,而左心室后负荷减少,前负荷增加。在呼气时,则出现相反的情况。低血容量患者行机械通气时,收缩压峰值和每搏量的周期性呼吸变异更为显著。多普勒超声在左室射血期间通过连续测定血流速率可以定量测定上述变异。同样,经食管超声心动图通过测量机械通气期间上下腔静脉受压的程度来反应液体反应性。在行心脏和非心脏手术老年患者中使用经食管多普勒指导围术期液体治疗可减少术后死亡率和缩短住院时间。

液体治疗

理想的围术期液体治疗策略一直备受争议。晶体和胶体的选择？保守的液体治疗策略还是开放液体治疗策略？以及预估的液体交换量等,这些均是持续争议的问题。

液体生理学

Starling 流体学推定当液体流经毛细血管时,跨毛细血管滤过是由流体静水压梯度、渗透压力梯度、毛细血管滤过和渗透相关系数决定的。其关系可通过 Starling 公式来计算:

$$净流量 = K\left[\left(Pc - Pi\right) - r\left(\Pi c - \Pi i\right)\right]$$

K 为滤过系数, Pc 为毛细血管静水压, Pi 为组织间隙静水压, r 为反应系数, Πc 为毛细血管渗透压, Πi 为组织间隙渗透压。

液体交换

毛细血管液体稳态易受破坏。营养不良是体质虚弱高龄患者的常见状态,可降低体循环渗透压,从而引起毛细血管渗漏。外科手术时出现的炎症和组织损伤,可增加毛细血管通透性。过度尝试补偿外渗的液体有可能会产生高容量状态,导致毛细血管压力增加,渗透性负荷稀释,淋巴过度重吸收。高血容量所致会影响伤口愈合并增加感染的风险。围术期液体重量明显增多与生存率下降有关。

液体类型

晶体

围术期液体用于复苏的首选液体类型是晶体,其花费较低,是一种无糖等张含盐溶液(表 9-2)。晶体的扩容效能受限于对血管渗透压的稀释。因此在输注后较大比例的晶体很快渗出血管外。3:1 原则指输注晶体的 1/3 留在血管内。最近有动物试验研究建议在血容量正常时此比率可调整为 5:1。

表 9-2　围术期液体复苏常用晶体

等张晶体	pH	Na$^+$ （mmol/L）	Cl$^+$ （mmol/L）	K$^+$ （mmol/L）	乳酸$^+$ （mmol/L）
0.9%生理盐水	6.0	154	154	–	
乳酸林格液	6.5	130	109	4	28
Plasmalyte$_a$	7.4	140	98	5	

^{a}内含:Mg$^+$，醋酸盐，葡萄糖

胶体

　　胶体是由具有渗透压势能的大分子物质组成的悬浮液（表 9-3）。理论上讲此类液体留在血管内的时间更长,因而减少了大量液体外渗到间质组织。胶体相对较昂贵,是液体复苏的合理选择,但其也有变态反应和凝血方面的风险。每毫升的白蛋白花费明显高于羟乙基淀粉溶液。

晶体和胶体的比较

　　考虑到胶体可以维持容量扩张,减少血管外液体再分布于易感器官如肺部和肠道,在围术期应用液体胶体多于晶体。另外一方面,晶体常以其价格便宜,随手可得,可用作为液体复苏的传统选择。至目前为止,随机对照试验否认胶体复苏优于晶体的理论。与晶体相比,使用胶体复苏并未改善重症患者的生存率。

表 9-3　美国围术期液体复苏常用胶体

胶体	特性	风险
白蛋白	源于人类血浆,无菌,经过滤	变态反应（发生率低）
羟乙基淀粉（hespan）	羟乙基集团取代多糖,耐降解,扩容剂,流变学影响,凝血影响	变态反应（发生率低）
右旋糖酐	细菌发酵形成的胶体分子,包括各种大小、形态及相互间结合力扩容剂,显著流变学影响	获得性血管性血友病综合征,凝血因子Ⅷ激活减少过敏反应

限制和开放输液

"限制性输液"和"开放性输液"的争议一直存在。"限制性输液"策略旨在限制过多液体,主要是血管外重新分布。围术期过多的液体增加与相同疾病严重程度患者的缩血管药依赖性高、呼吸机使用天数增多,以及死亡率增高相关。在腹部大手术中,混合使用"限制性"输液策略,能缩短患者住院时间,改善肠道功能的恢复,减少如伤口感染、伤口裂开、肺水肿、肺炎和心律失常等并发症。使用晶体易再分布至血管外,当予以过量液体时,肾功能受限和患有慢性心肺疾病的老年患者发生并发症的风险增高。

与"限制性输液策略"相反的液体策略称为"开放性输液策略"。一些指定机构的治疗标准常应用这种说法。临床医师在较小的择期手术中应用"开放性策略"可能是想尝试为患者提供一个合理的液体输注,以维持患者充足的器官灌注、稳定的血流动力学,并预防术后恶心呕吐的发生。

评价和实施"限制性"和"开放性"输液策略的多个研究因其围术期方法学不同而受到了阻碍。目前就胶体或晶体的选择或理想的输液量方面仍无循证推荐。虽然如此,限制晶体应用的建议策略包括:①严格坚持理论上的"最佳"液体范围;②为抵消全身麻醉的血管扩张作用,术中应谨慎使用缩血管药物;③平衡使用晶体和胶体量;④关注明显并发症如终末肾病和充血性心力衰竭。最后,合理的液体输注既不是以"限制性"为主也不是以"开放性"为主,而必须是以患者为中心,以临床评价为基础。

围术期浓缩红细胞的输注

围术期会输注大量异体血。常通过对失血量的估计、并发症、手术医师请求、血细胞比容水平、凝血状态、血流动力学参数、改善心肌氧供或输血指南来确定输血的目标。基于围术期治疗的不稳定的性质,临床医师评估血液成分输注的短期有效性和长期并发症的发生率比较困难。

近期的社区调查数据显示,年龄大于 65 岁的老人中有 11% 男性和 10% 女性常患有贫血。促发因素包括营养不良、铁摄入不足、慢性疾病或骨髓增生异常综合征。然而,通过输血纠正或治疗潜在的贫血是否可以改善疾病发病率和死亡率仍不清楚。鲜有研究报道输血具有巨大益处或风险。

益处

观察性资料显示,输血可对老年急性心脏病患者有益。纠正 HCT 至 33% 或更低可改善贫血合并心肌梗死的老年患者的 30 天死亡率。

风险

与输注不含白细胞异体血相比,输注含白细胞的异体血可导致大量促炎性细胞因子释放。这种观察到的免疫学现象可能加重毛细血管的渗透性改变,增加围术期血管外水肿的发生。

危重症患者输血需求(TRICC)研究中是全面评价血容量正常的成人患者"限制"和"开放"输血策略的最重要的研究。危重患者血红蛋白维持在 10 ~ 12 g/L(开放)和血红蛋白维持在 7 ~ 9 g/L(限制)相比,开放组急性心肌梗死和肺水肿的发生率高于限制组,但两组的 30 天和 60 天的死亡率并无差异。所有成年患者通过输血将血细胞比容绝对值维持在 30% 的策略值得商榷。目前的证据倾向于重新设定输血的阈值标准即血红蛋白小于 10 g/L,此标准应适用于老年和非老年患者。

输血指南

目前并无专门适用于老年患者的输血指南。尽管如此,于围术期红细胞输注的 ASA 实践指南推荐如下。
- 失血量的视觉评估。
- 通过有创和无创手段监测器官灌注和氧合。
- 在血红蛋白 6 ~ 10 g/L 考虑输血时,应该考虑患者有无进行性出血、心肺风险、器官缺血的征象和血管内容量状态。

总结

实现合理的老年患者围术期液体管理是对临床医师的严峻考验。除了由于年龄相关性肾脏退化导致易发生肾损伤外，老年患者可能存在潜在的液体处置能力上的限制。而且，老年患者多合并心肺疾病，对血管外液体积累的并发症的处理能力减退。传统的体格检查、实验室检测，其或是有创和无创的动脉参数监测对于评估和管理血容量状态的敏感性较差。液体管理策略仍存在争议。"限制性"输液可在特定的外科手术中合理应用。最终，麻醉从业人员所追求的最根本的围术期液体管理目标是要在维持合理的器官灌注和减少术后并发症之间获得平衡。

要点

- 老年患者肾脏功能退化限制了其液体处理的能力。
- 静态和动态血流动力学参数监测均有利于指导液体管理。但最终是否需要输注液体需要由临床医师做出决定。
- 老年患者液体超负荷与心肺并发症可能会导致术后肺水肿及胃肠功能恢复延迟。
- "限制性"和"开放性"输液策略都可能是合适的输液方式。
- 与使用晶体相比，使用胶体复苏并未减少死亡率。
- 在血红蛋白小于 6 ~ 10 g/L 时输注压缩红细胞是合适的措施，但输注压缩红细胞的有效性仍存有争议。

建 议 阅 读

1. Bilgin YM, van de Watering LM, Versteegh MI, et al. Effects of allogeneic leukocytes in blood transfusions during cardiac surgery on inflammatory mediators and postoperative complications. Crit Care Med. 2010;38:546-552.
2. Brandstrup B, Tonnesen H, Beier-Holgertsen R, et al. Effects of intravenous fluid restriction

on postoperative complications: comparison of two perioperative fluid regimens: a randomized assessor-blinded multicenter trial. Ann Surg. 2003;238:641-648.

3. Cannesson M, Musard H, Desebbe O, et al. The ability of stroke volume variations obtained with Vigileo/FloTrac system to monitor fluid responsiveness in mechanically ventilated patients. Anesth Analg.2009;108:513-517.

4. Cavallaro F, Sandroni C, Antonelli M. Functional hemodynamic monitoring and dynamic indices of fluid responsiveness. Minerva Anestesiol.2008;74:123-135.

5. de Aguilar-Nascimento JE, Diniz BN, do Carmo AV, et al. Clinical benefits after the implementation of a protocol of restricted perioperative intravenous crystalloid fluids in major abdominal operations. World J Surg. 2009;33:925-930.

6. Eisenberg PR, Hansbrough JR, Anderson D, et al. A prospective study of lung water measurements during patient management in an intensive care unit. Am Rev Respir Dis.1987;136:662-668.

7. Gerstle J, Shahul S, Mahmood F. Echocardiographically derived parameters of fluid responsiveness. Int Anesthesiol Clin. 2010;48:37-44.

8. Guralnik JM, Eisenstaedt RS, Ferrucci L, Klein HG, et al. Prevalence of anemia in persons 65 years and older in the United States: evidence for a high rate of unexplained anemia. Blood. 2004;104:2263-2268.

9. Hebert PC, Wells G, Blajchman MA, et al. A multicenter, randomized, controlled clinical trial of transfusion requirements in critical care. Transfusion Requirements in Critical Care Investigators, Canadian Critical Care Trials Group. N Engl J Med. 1999;340:409-417.

10. Holte K, Kehlet H. Fluid therapy and surgical outcomes in elective surgery: a need for reassessment in fast-track surgery. J Am Coll Surg. 2006;202:971-989.

11. K/DOQI clinical practice guidelines for chronic kidney disease: evaluation, classification, and stratification. Am J Kidney Dis. 2002;39:S1-266.

12. Kelleher CL. Disorders of water and electrolyte metabolism. In: Tallis R, Fillit H, eds. Brocklehurst's textbook of geriatric medicine and geronotology. 6th ed. London: Churchill Livingstone;2003:1109-1117.

13. Kumar A, Anel R, Bummell E, et al. Pulmonary artery occlusion pressure and central venous pressure fail to predict ventricular

14. Lobo DN, Bostock KA, Neal KR, et al. Effect of salt and water balance on recovery of gastrointestinal function after elective colonic resection: a randomized controlled trial. Lancet. 2002;359:18:728-733.

15. Lowell JA, Schifferdecker C, Driscoll

16. Marik PE, Baram M, Vahid B. Does central venous pressure predict fluid responsiveness? A systematic review of the literature and the tale of seven mares. Chest. 2008;134:172-178.

17. Michard F, Teboul Jl. Using heart-lung interactions to assess fluid responsiveness during mechanical ventilation. Crit Care.2000;4:282-489.

18. Nisanevich V, Felsenstein I, Almogy G, Weissman C, Einav S, Matot I. Effect of intraoperative fluid management on outcome after intraabdominal surgery. Anesthesiology. 2005;103:25-32.

19. Nutall GA, Stehling LC, Beighley CM, Faust RJ. Current transfusion practices of members of the American society of anesthesiologists: a survey. Anesthesiology. 2003;99:1433-1443.

20. Onwuanyi A, Taylor M. Acute decompensated heart failure: pathophysiology and treatment. Am J Cardiol. 2007;99:25D-30D.

21. Oren-Grinberg A. The PiCCO Monitor. Int Anesthesiol Clin. 2010;48:57-85.

22. Osman D, Ridel C, Ray P, et al. Cardiac filling pressures are not appropriate to predict hemodynamic response to volume challenge. Ctrit Care. Med. 2007;35:64-68.

23. Perel P, Roberts I. Colloids versus crystalloids for fluid resuscitation in critically ill patients. Cochrane Database Syst Rev. 2007:CD000567.

24. Practice guidelines forblook component therapy: A report by the American Society of Anesthesiologists Task Force on Blood Component Therapy. Anesthesiology. 1996;84:732-747.

25. Practice guidelines for perioperative blood transfusion and adjuvant therapies: an updated report by the American Society of Anesthesiologists Task Force on Perioperative Blood Transfusion and Adjuvant Therapies. Anesthesiology. 2006;105:198-208.

26. Robin E, Costecalde M, Lebuffe G, et al. Clinical relevance of data from the pulmonary artery catheter. Critical Care. 2006;10:S3.

27. Sandham JD, Hull RD, Brant RF, et al. Arandomizedm, controlled trial of the use of pulmonaryartery catheters in high-risk surgical patients. N Engl J Med. 2003;348:5-14.

28. Spahn DR, Chassot PG. CON: Fluid restriction for cardiac patients during major noncardiac surgery should be replaced by goal-directed intravascular fluid administration. Anesth Analg. 2006;102L344-6.

29. Tollofsrud S, Elgjo FI, Prough DS, et al. The dynamics of vascular volume and fluid shifts of lactated Ringer's solution and hypertonic-saline-dextran solutions infused in normovolemic sheep. Anesth Analg. 2001;93:823-831.

30. van Kraaij DJ, Jansen GR, Thompson BT, et al. pulmonary-artery versus central venous catheter to guide treatment of acute lung injury. N Engl J Med. 2006;354:2213-2224.

31. Wheeler AP, Bernard GR, Thompson BT, et al. Pulmonary-artery versus central venous catheter to guide treatment of acute lung injury. N Engl J Med. 2006;354:2213-2224.

32. Wiggins J. Changes in renal function. In: Hazzard WR, Blass JP, Halter JB, Ouslander JG, Tinetti ME, eds. Principles of geriatric medicine and geronotology. 5th ed. New York: McGraw-Hill/Professional; 2003:543-549.

33. Wu WC, Rathore SS, Wang Y, et al. Blood transfusion in elderly patients with acute myocardial infarction. N Engl J Med. 2001;345:1230-1236.

34. Zimmermann M, Feibicke T, Keyl C, et al. Accuracy of stroke volume variation compared with pleth variability index to predict fluid responsiveness in mechanically ventilated patients undergoing major surgery. Eur J Anaesthesiol.2010;27(6):555-561.

（杰拉尔多 · 罗德里格斯　基思 · P. 刘易斯）

第三部分
围术期管理

第十章
老年患者急性疼痛管理

随着越来越多老年患者需要手术治疗,术后急性疼痛管理成为麻醉医师越来越关注的问题。老年患者术后急性疼痛管理不当的后果是严重的,将导致不良后果。

老年患者围术期伴有慢性疼痛是普遍现象。几项研究提示,年龄大于65岁的老年患者围术期疼痛发生率67% ~ 80%。接近80%居民社区老年患者至少1周使用1次镇痛药物,甚至39%的老年患者每天使用。术前进行镇痛治疗会增加缓解术后疼痛最佳治疗策略的难度。但次优的疼痛缓解策略会给老年患者带来活动受限,功能下降,抑郁,躁动,认知功能下降以及日常活动减少等。另外,多重用药会导致意识混乱和跌倒。总之,不充分的术后疼痛治疗会延迟康复,增加并发症的发生,延长住院天数及增加医疗费用(表10-1)。

表 10-1 老年患者急性痛的不良后果

老年患者急性痛的不良后果
遭受痛苦
生理功能下降
失去自理能力
降低社交活动
抑郁
谵妄
睡眠障碍
增加医疗费用
增加术后心肺疾病发病率
延长住院时间

年龄相关疼痛系统的改变

多种因素促成术后急性痛患者治疗和管理困难。起初,衰老过程本身与疼痛生理变化关联。此外,与年龄相关疾病,如关节炎、骨质疏松和糖尿病可加剧伤害感受性初级传入神经纤维、中枢神经系统及内源性疼痛抑制系统增龄性变化。高龄者初级传入神经纤维密度减少。到 60 岁时,有髓神经纤维密度降低 35%,无髓神经纤维密度降低 50%。有证据表明,感觉纤维的数目受损或退化,以及外周神经传导速度变慢。脊髓背角感觉神经元退化性改变表现为髓鞘消失、轴突退化和脊髓神经化学改变。脑的变化包括神经元死亡,树突分支消失,神经元纤维异常,以及神经递质合成、轴突运输、摄取和受体结合的改变。

伤害感受性初级传入神经纤维和中枢系统的变化引起痛知觉变化。同样地,老年患者疼痛抑制体系的抑制调节变化使其难以处理严重或持续性疼痛。此外,老龄似乎会导致疼痛阈值提高(痛阈通常作为组织受损的预警)。当痛阈提高,感知到疼痛和组织受损的间期缩短,使得老年患者面临高危风险。老年人痛阈和痛知觉的变化可致确诊被延误或漏诊。比如,一位老年患者和青年患者患有同一程度急腹症和腹膜炎,老年患者感受到的疼痛要比青年患者轻很多,这可能导致疾病诊断被延误甚至漏诊。

老年患者疼痛现状

雨果曾经说过:"疼痛犹如人一样形形色色。只有遭受疼痛的人自己最清楚"。这种现象特别适用于老年人群,因为该人群往往有多样并发病,且患者人数较多。这些疾病包括痴呆、卒中病史及其他神经系统疾病,如帕金森等,意味着患者可能呈现多种疼痛临床表现,给诊断和治疗带来挑战。另外,老年患者疼痛评估比年轻患者困难,因为 23% 老年人群患有痴呆或者无法用语言交流。术后成功的急性疼痛管理应该具备两个条件:①缓解疼痛;②确保尽快恢复术前功能。

疼痛评估首先需要彻底了解病史,完整的体格检查,并且应该包括在术前评估中,以鉴别诊断围术期新出现的疼痛和既往存在的慢性疼痛。询问疼痛病史时,需要确认疼痛的性质、程度、部位及加剧或缓解疼痛的因素。如果术后出现疼痛,比较容易诊断,因为基本上是由于手术创伤导致的。对于老年患者,主动询问疼痛是十分必要的,因为由于各种原因使得许多老年患者不会主动诉说或者抱怨存在疼痛。首先,他们常常低估疼痛,仅仅在休息时才表达疼痛。此外,他们往往认为术后疼痛忍耐过去即可,因此可能并未充分表现实际遭受的疼痛程度;其次,老年患者往往担心自己成为拖累,导致他们不愿意抱怨疼痛或者寻求帮助,或者因为老年患者惧怕疼痛的原因。最后,老年患者认为医护工作人员能意识到他们所遭受的疼痛并给予适当的治疗,无须特别强调。因此,当正在检查有疼痛的老年患者,应该直截了当并且运用描述性术语如不舒服、刺痛以及伤害性疼痛等(表10-2)。

如前所述,痴呆在老年人群发病率高,这部分人群如果存在疼痛,评估将十分困难,无法得到彻底的病史。传统的问卷调查评估疼痛的方法往往不适用于无法用言语交流的老年人群,替代方法是更深刻的观察,才能初步确定疼痛程度。注意观察他们的行为,包括痛苦的表情、摇摆、哭泣或者检查时触碰导致的退缩。对于该类老年患者,疼痛时引起的心率或呼吸频率增快提示欠佳。

表10-2　老年患者急性痛的评估

老年患者急性痛的评估
积极主动对存在的疼痛提问
对疼痛的描述,包括疼痛的性质,程度,有无放射,感觉异常等
评估疼痛加重或者缓解的因素
评估疼痛是否导致功能异常
评估疼痛是否导致情绪变化
用疼痛评定量表量化疼痛程度

评估

有效的疼痛管理策略包括量化疼痛程度的重复测量工具和可重复评估治疗手段对疼痛程度影响的方法。目前最普遍的评估疼痛的是语言评估量表(verbal rating scale, VRS),数字评估量表(numerical rating scale, NRS)和视觉模拟评分量表(visual analogue scale, VAS)(表

10-3）。面部表情评分量表对于认知功能障碍和无法用语言表达的老年患者具有优势。

语言评估量表（VRS）使用形容词描述不同特征不同程度疼痛，包括无痛，轻微疼痛，中度疼痛及重度疼痛。患者需要在 VRS 中指出哪一个水平最符合他们遭受的疼痛程度。尽管 VRS 易于理解，便于操作，但对于语言和理解障碍的老年患者来说却很困难。

数字评估量表是简单的量表，通常用 0~10 数字评估疼痛。患者被训练评价他们的疼痛介于 0 分代表无痛和 10 分代表想象中的最痛之间。NRS 易于理解与应用，但应用于认知障碍的患者有限。

表 10-3　常见的疼痛评估工具要点

视觉模拟评分量表
简便易行
完整的视觉敏度
完整的运动功能
使得20%老年患者理解困难
数字评估量表
简便易行
容易被老年患者理解
身体及视觉障碍患者亦能执行
语言评估量表
依赖于患者对量表内容的理解
不如其他疼痛量表精确度和灵敏度高
受到用语言比数字描述疼痛更易的老年患者青睐
面部疼痛表情评分量表
为了儿童设计，同时成功应用于老年患者
适合于学习障碍的老年患者
对于听力障碍的老年患者有用
对于语言能力匮乏的老年患者有用

视觉模拟评分量表（VAS）是一把水平量尺，量尺的最左边代表无痛，而最右边代表程度最深的疼痛。患者可在量尺上相应位置做标记代表他们正遭受的疼痛程度。量尺上的标记可转变为可量化的数字，可立即或随访评估疼痛程度。VAS 评估方法略微复杂，致使其较少用于老年患者。

面部疼痛表情评分量表由 6 幅具有编号的表情图组成,6 幅图从开心(代表无痛)到十分悲伤(程度最深的疼痛),代表了不同程度的疼痛。患者可选择其中一种表情代表其正遭遇的疼痛程度。该量表最初设计用于儿童,但其同样成功适用于成人,包括学习记忆障碍、听力缺陷和语言能力障碍的老年患者。

好的疼痛管理重要的是持续地评估和治疗药物的调整。此外,与镇痛剂镇痛疗效和疼痛控制与否的评估比较,选择疼痛评估量表类型显得不那么重要了。

认知功能受损的老年患者疼痛评估:晚期痴呆患者的疼痛评估

80 岁以上老年患者 5 名中有 1 名患有痴呆。患有阿尔茨海默病老年患者在 2050 年将达到 1 300 万。不幸的是认知障碍患者的疼痛是很难评估或理解的,特别是非特异的抱怨和模糊的症状较难评估。认知功能障碍患者的疼痛管理核心问题是治疗不足。即使痴呆患者得到镇痛治疗,与认知功能正常的患者相比镇痛也是不充分的。造成这种结果的原因之一是人们广泛误解认知功能障碍患者感受不到疼痛,以及镇痛治疗对他们来说无意义。即使痴呆导致疼痛评估困难,痴呆患者诉说的疼痛程度仍然是评估时最重要的信息。因此,对痴呆患者进行完整的术后疼痛评估犹如对认知功能正常的患者进行术后疼痛评估一样重要。

在临床,认知功能障碍是一个非特异的名称,用以形容一群智力障碍和疾病状态的患者。它可以用来形容患有轻微认知功能障碍的患者,或者由于阿尔茨海默病、血管性痴呆及其他病因学导致的晚期痴呆患者。针对仅有轻微认知功能障碍患者,可以采用一种疼痛评估量表,如语言评估量表(VRS)、视觉评估量表(VAS)、面部疼痛表情评分量表等是比较常用,且容易评估的量表。在某些情况下,有必要尝试多种评估方法再决定哪一种评估方法是这类患者最能理解,且可以提供精确信息的评估方法。

没有语言能力的晚期痴呆患者,其代理人的描述及观察指标可以作为评估疼痛的依据。然而,值得注意的是代理人的描述往往低估了疼痛程度。有研究表明,医师从 43% 可交流患者获得疼痛信息,17% 有交流障碍的老年患者获得信息。由于疼痛是主观的,应用观察评价方法可以有效地避免低估疼痛程度的情况。晚期痴呆患者疼痛评估量表(PAINAD)是临床最常用的观测量表(表 10-4)。该量表简单、易行,可以用做评价语言障碍和痴呆患者的疼痛程度。PAINAD 不仅可提供整体疼痛评分,还具有足够的灵敏度检测疼痛的变化,因此其可作为一种评估疼痛治疗效果的方法。PAINAD 量表包含五个指标:呼吸、呻吟、表情表达、肢体语言和是否需要安慰(何种安慰)。每个指标占 0~2 分,总分为 0~10 分。PAINAD 量表同样适用于术后或者麻醉恢复期。

表 10-4 晚期痴呆患者疼痛评估量表(PAINAD)

评估内容	评分		
	0	1	2
呼吸	正常	偶尔呼吸困难/短时期换气过度	呼吸困难兼发出吵闹声响/长时期的换气过度/潮式呼吸
负面的声音表达	没有	偶尔呻吟/低沉的声音,带有负面语气	重复性的叫嚷/大声呻吟/哭泣
面部表情	微笑或无表情	难过/恐惧/皱眉头	愁眉苦脸
身体语言	轻松	绷紧/紧张步伐/坐立不安	僵硬/紧握拳头/膝盖提起/拉扯或推开/推撞
可安抚程度	无须安抚	通过分散注意力或触摸、安慰,可安抚患者	通过分散注意力或触摸、安慰,也不可安抚患者

医疗机构认证联合委员会

联合委员会认为充分的疼痛治疗是围术期管理的重要组成部分。为了确保充分的镇痛治疗,联合委员会强制所有医疗机构执行以下要求:① 认识到患者享有充分疼痛评估和治疗的权利;② 对所有患者、社区居民等进行疼痛评估,了解疼痛病史及疼痛程度。急性痛评估的关键要素在于仔细询问疼痛情况;疼痛的描述包括:原发痛、放射痛、感觉类型及严重程度；了解疼痛加重及缓解的因素；询问关于疼痛影响功能情况。疼痛评估量表是疼痛评估重要的一部分，理解其价值，应用范围及限制情况是必不可少的，同时要清楚要想获得全面评估需要联合使用评估工具。

疼痛管理

老年患者术后疼痛治疗方法包括非药物、药物和介入方法。医师通常给予药物和物理治疗，有些老年患者偏好在家中进行治疗、按摩、局部外敷、物理方法（热敷/冷敷）和非正式认知方面策略（祷告/幽默）。两种治疗方法各有各优点，个体化治疗十分重要。

急性痛治疗分为两大策略：非药物和药物治疗，两者均重要。非药物治疗意味着在患者教育背景基础上配合专业的治疗指导（如放松的技巧、音乐疗法、艺术疗法、应对技能、生物反馈及催眠疗法），或者进行支配区域神经阻滞介入治疗。

世界卫生组织阶梯性镇痛治疗

世界卫生组织（WHO）阶梯性镇痛治疗提供阶梯式治疗方法指导顽固性和非顽固性疼痛的治疗。第一阶梯治疗应用非阿片类药物治疗。如果疼痛持续存在或恶化，WHO 阶梯治疗建议联合非阿片类药物和温和的阿片类药物治疗。第三阶梯提供强效阿片类药物控制疼痛。显然，术后通常需要阿片类药物镇痛，但考虑替代治疗也很重要。当考虑老年患者术后药物治疗时，必须遵循原则，就如一句格言"起点低，慢慢走"。一旦开始药物治疗，需要经常评估疼痛情况，如果存在持续性疼痛，就慢慢地递增阿片类药物剂量。如果一开始便给予高剂量药物，不良反应也会增加。WHO 第三阶梯治疗如果选择合适的药物可以治疗年轻和老年患者术后疼痛。第一阶梯可选择非阿片类药物治疗轻度至中度疼痛，如对乙酰氨基酚。第二阶梯可选择小剂量阿片类药物联合非阿片类药物治疗中度疼痛。第三阶梯可选择强效阿片类药物治疗重度疼痛。拥有最小不良反应的药物应该考虑最先应用，从最小剂量开始,缓慢增量。持续疼痛可考虑使用长效或者缓释镇痛药物,而突发或爆发的疼痛使用起效迅速、短效的镇痛药较好。COX-2 抑制剂可以有效缓解疼痛,因其有抗炎作用,但却可能发生 NSAID 药物诱发的消化性溃疡。需要注意的是,老年患者镇痛起始剂量为年轻患者 50%,且基于持续、突发性疼痛而进行缓慢递增剂量。

不良反应

老年患者镇痛治疗避免治疗不良反应很重要,因为治疗不良反应可延长住院时间、降低行动力,甚至失去独立自主能力。老年患者对不良反应更加敏感,比如便秘。预防性进行肠道处理方案,可以促进胃肠蠕动,如番泻叶类药物,如果添加大便软化剂,如硫琥辛酯钠,对便秘有一定帮助。

幸运的是,呼吸抑制很少发生,仅在长效镇痛药物使用时会发生。镇痛药物需要几天时间才能达到稳定的血药浓度,在这个过程中由于药物浓度不断积聚,可能导致老年患者药物过量。另外,一种不良反应情况是,由于患者遭受严重程度的疼痛需要不断增加镇痛药物的用量从而发生呼吸抑制。如果一旦疼痛得到缓解,正在使用的药物剂量可能会突然导致呼吸功能不全,甚至窒息。值得注意的是,如果存在陈-施呼吸综合征(与真正的呼吸抑制不同),尽管在老年患者中鲜有发生,其禁用阿片类药物治疗。

非阿片类药物

对乙酰氨基酚

对乙酰氨基酚是 WHO 第一阶梯镇痛药,也是老年患者非阿片类药物镇痛首选。然而其在围术期并不常用。除了患者存在肝功能损害等禁忌证,其推荐剂量为口服或肛门给药 650 ~ 1 000 mg,每 6 小时重复 1 次。在美国,静脉给药方法已经可以应用,且是有效的肠外给药途径。在术后病房仅仅使用对乙酰氨基酚镇痛显然是不够的,通常需要联合使用阿片类药物。一项系统评价提示,吗啡自控镇痛辅以对乙酰氨基酚可以节约吗啡用量约 20%,同时可以减少阿片类药物过度镇静不良反应及改善疼痛评分。

非甾体抗炎药

对于 65 岁以上患者来说,相对禁忌使用非甾体类抗炎药(NSAIDS)镇痛,因其有双倍危险指数可能发生胃肠道出血及急性肾功能不全。然而非乙酰化药物由于代谢简单通常具有更好的耐受性。吲哚美辛和吡罗昔康应避免使用,因其具有较长的半衰期及可能带来更多的胃肠道问题。吲哚美辛还可能引起谵妄。比较常用于围术期的 NSAIDS 药物是酮洛酸,其可以通过静脉给药,然而其仍然可能增加胃肠出血、溃疡及穿孔等并发症风险。如果使用酮洛酸,剂量应该始于静脉给药15 mg,每 6 小时重复 1 次,24 小时不超过 60 mg。

阿片类镇痛药物

阿片类药物是 WHO 阶梯性镇痛治疗第二、第三阶梯用药。与阿片类受体有效亲和力结合并产生临床疗效。弱效的阿片类药物,如可待因、曲马朵,由于其天花板效应限制导致其镇痛效果有限,且易发生剂量相关不良反应。如果使用对乙酰氨基酚进行镇痛治疗,需要考虑其与阿片类药物合用时产生的药物毒性。总之,考虑到老年患者对药物代谢减慢原因,阿片类药物使用间隔需延长,剂量需减少。初始治疗阶段宜选择短效镇痛药物直至达到稳定的血药浓度,方可转为长效阿片类镇痛药。阿片类药物不良反应包括镇静、恶心呕吐和便秘。

硫酸吗啡

硫酸吗啡是应用广泛且廉价的术后镇痛药。优点是相对降低不良反应发生率,广泛的治疗经验,以及多种多样的给药途径,如口服、肌内注射、皮下注射或者蛛网膜下隙注射。术后镇痛静脉注射比口服更有效,因为口服吗啡生物利用度较低,且起效时间需要 30 min,而静脉注射仅需 5 ~ 10 min。重复给药要慎重,因为在老年患者中其代谢产物吗啡 –6– 葡萄糖醛酸可造成肾功能损害且消除半衰期延长。老年患者术后镇痛合理的初始剂量为静脉注射 1 mg,每 4 小时重复 1 次。有研究报道,在 PACU 中同样的方法阶梯增量静脉给予吗啡,无论老年患者还是年轻患者均安全。但这一总结并不适用于高龄患者或者存在严重认知功能障碍的患者中。

双氢吗啡酮

双氢吗啡酮与吗啡有类似疗效。可以经口服、静脉滴注、肌肉注射及皮下注射给药。口服起效时间 15 ~ 30 min,达到峰值为 30 ~ 60 min。双氢吗啡酮平均代谢时间是 4 ~ 5 h,但在老年患者可能会因为潜在的肾功能不全延长代谢时间。合理的初始剂量为静脉注射 1 mg,每 6 h 重复 1 次。

羟考酮

羟考酮是门诊患者首选的口服镇痛药,具有胶囊、片剂、水剂及浓缩剂类型。口服起效时间 10 ~ 15 min,达到峰值为 30 ~ 60 min。羟考酮平均代谢时间是 3 ~ 6 h,但其半衰期可能因为肝肾功能不全延长。老年患者推荐剂量为 2.5 mg 口服,每 6 h 重复 1 次。

拮抗 – 激动混合型镇痛药

该类型药物如喷他佐辛和布托啡诺,可能会造成老年患者精神症状。丙氧芬易于引起老年患者神经毒性作用。半衰期长的镇痛药,如美沙酮和左啡诺,需要长时间才能达到血药浓度平衡。哌替啶会因为重复给药或者其代谢产物去甲哌替啶引起药物蓄积及机体抽搐。它还具有抗胆碱能作用,可能引起老年患者心动过速、躁动及谵妄。这类阿片类衍生物不推荐用于高龄患者。

镇痛方法

术前用药

　　术前给予加巴喷丁 300 ~ 1 200 mg 已在多种手术中被评估疗效,如子宫切除术、椎间盘切除术、胆囊切除术和乳房切除术等。加巴喷丁作用于脊髓伤害感受性神经元突触前膜钙离子通道的 $\alpha_2\delta$ 亚基,抑制钙离子内流,减少兴奋性神经递质释放,从而抑制疼痛。有研究表明,尽管加巴喷丁会造成镇静过度及眩晕症状,但术前加巴喷丁单次剂量可以降低疼痛强度及术后第 1 个 24 小时阿片类药物用量。此外,还可降低术后恶心呕吐、便秘和尿潴留的发生率。由于加巴喷丁主要经过肾脏代谢,因此有肾功能不全老年患者剂量要减少,需要更多的研究指导老年患者术前应用加巴喷丁的最优剂量。

　　经过区域阻滞注射局麻药可以预防术后疼痛,同时可以缩短住院时间及提高患者满意度。

患者自控镇痛

　　患者自控镇痛(patient-controlled analgesia, PCA)应用于老年患者安全有效,特别适用于认知正常的老年患者。PCA 术后镇痛通常会比静脉或者肌内注射阿片类药物预计剂量大,可能导致患者给药剂量不足或者过量,这给准确的疼痛评估带来了挑战。与肌内注射吗啡疗效比较,PCA 吗啡镇痛可使老年患者术后疼痛改善更明显,患者更加满意,降低术后精神障碍,减少肺部并发症;背景剂量在老年患者中应该避免使用,因为其可能造成呼吸抑制,过度镇静,并不能减少阿片类用药量,不能提升患者满意度。

区域阻滞镇痛

　　老年患者术后应用椎管内阻滞镇痛可以有效控制术后疼痛。蛛网膜下隙注射吗啡镇痛已被证实,在特定的环境下可以达到完美的术后镇痛效果,但在老年患者中使用必须小心谨慎。蛛网膜下隙注射吗啡会产生剂量依赖性不良反应,如恶心呕吐,嗜睡,尿潴留及延迟性呼吸抑制。因此应用于老年患者时剂量必须减少,且患者必须在术后接受连续的生命体征监测。如果蛛网膜下隙注射吗啡镇痛在老年患者中使用方法正确,将提供有效的镇痛效果,减少术后镇痛药的需求以及最小化不良反应发生率。

另外,术后将局麻药和阿片类药物联合应用于硬膜外镇痛同样可以完美地缓解疼痛。应该减量应用于老年患者,可以减少低血压和呼吸抑制发生率。有研究表明,与全身应用阿片类药物镇痛比较,在胸科或者上腹部手术后采用硬膜外镇痛可以促进患者术后转归。

谵妄

谵妄是一种注意力和认知相关的急性疾病,25% ~ 60% 住院的老年患者可能发生谵妄,其中 13% ~ 61% 是行择期手术的老年患者。老年患者发生谵妄的不良后果包括:住院死亡率达 22% ~ 76%,延长住院时间,增加出院后治疗负担,增加出院 30 天内再入院率。老年患者谵妄类型多种多样,哌替啶和丙氧芬是唯一可能增加谵妄风险的阿片类镇痛药。其他可能导致谵妄的药物有苯二氮䓬类和抗胆碱能药物(如苯海拉明)。镇痛不足同样也会发生谵妄,有研究表明,术后给予低剂量镇痛药物(小于 10 mg 硫酸吗啡及其衍生物 / 天)或者不给予镇痛治疗可能增加谵妄发生率。因此,对住院的老年患者进行最佳的术后镇痛治疗对于预防和治疗谵妄是极其重要的。

总结

尽管老年患者疼痛十分普遍且可能导致多种不良反应,但老年患者疼痛治疗往往不足且评估不完善。最佳的疼痛管理建立在对老年患者疼痛充分理解,准确的评估以及选择合理的个体化治疗方法基础上。

要点

- 在选择镇痛方法中需考虑老年患者疼痛状况及镇痛药物药代动力学特点。特别要注意由于老年患者肾功能损害而导致的药物经肾代谢的变化。
- 应该对所有老年患者经常进行疼痛评估，包括不能用语言表达的晚期痴呆患者。这类患者建议采用 PAINAD 评估工具进行疼痛评估。
- 镇痛药物治疗应该遵循 WHO 疼痛阶梯治疗原则。
- 对乙酰氨基酚是治疗老年患者疼痛的第一阶梯药物。在住院的老年患者中，如果存在急性疼痛，阿片类药物应用可以达到最佳镇痛疗效。
- 谵妄在老年患者中普遍存在且会带来显著的不良后果。镇痛不足是谵妄的一种可能原因。

建 议 阅 读

1. Benzon RM. Essentials of Pain Medicine and Regional Anesthesia. In: Benzon RM, Essentials of Pain Medicine and Regional Anesthesia. Philadelphia: Elsevier; 2005: 18–40.
2. Casteldon CM, Pickles H. Suspected adverse drug reactions in elderly patients reported to the Committee on Safety of Medicine. Br J Clin Pharmacol. 1988;26(4):347–353.
3. Chau DL, Walker V, Pai L, et al. Opiates and elderly: Use and side effects. Clin Interv Aging. 2008; 3(2):273–278.
4. Cooper B. Assessment and management of chronic pain in the older adult. Journal of American Pharmacits Association. 2010; 89–101.
5. Collett B, O'Mahoney S, Schofield P, et al. The assessment of pain in older people. Clin Med. 2007;7(5):496–500.
6. Gagliese L, Jackson M, Ritvo P, et al. Age is not an impediment to effective use of patient-controlled analgesia by surgical patients. Anesthesiology. 2000;93(3):601–610.
7. Gagliese L, Katz J. Age differences in postoperative pain are scale dependent: a comparison of measures of pain intensity and quality in younger and older surgical patients. Pain. 2003; 103—(1-2):11–20.
8. Gibson SJ, Farrell M. A review of age differences in the neurophysiology of nociception and the perceptual experience of pain. Clin J Pain. 2004;20(4):227–239.
9. Gloth FM, 3rd. Pain management in older adults: prevention and treatment. J Am Geriatr Soc. 2001;49(2):188–199.
10. Greenblatt DJ, Allen MD, Harmatz JS, et al. Diazepam disposition determinants. Clin

Pharmacol Ther. 1980;27:301–312.

11. Herr K. Pain Assessment in the Nonverbal Patient: Position Statement with Clinical Practice Recommendations. American Society for Pain Management Nursing. 2006;44–52.

12. Jackson SH. Pharmacodynamics in the elderly. J R Soc Med. 1994;87(suppl 23);5–7.

13. Krulewitch H, London MR, Skakel VJ, et al. Assessment of pain in cognitively impaired older adults: a comparison of pain assessment tools and their use by nonprofessional caregivers. J Am Geriatr Soc. 2000;48(12):1607–1611.

14. Macintyre PE. Safety and efficacy of patient-controlled analgesia. Br J Anaesth. 2001;87(1):36–46.

15. McCleane G. Current Therapy in Pain: Pain in the Elderly. Chapter 50. Saunders Elsevier; 2009: 382–385.

16. Morrison RS, Magaziner J, Gilbert M, et al. Relationship between pain and opioid analgesics on the development of delirium following hip fracture. J Gerontol A Biol Sci Med Sci. 2003;58(1):76–81.

17. Rudberg MA, Pompei P, Foreman MD, et al. The natural history of delirium in older hospitalized patients: a syndrome of heterogeneity. Age Ageing. 1997;26(3):169–174.

18. Sawyer P, Bodner EV, Ritchie CS, Allman RM. Pain and pain medication use in community-dwelling older adults. Am J Geriatr Pharmacother. 2006;4(4):316–324.

19. Smith M. Pain assessment in nonverbal older adults with advanced dementia. Perspect Psychiatr Care. 2005;41(3):99–113.

20. Verdu E, Ceballos D, Vilches JJ, et al. Influence of aging on peripheral nerve function and regeneration. J of Periph Nerv Syst. 2008;5(4):191–208.

21. Warden V, Hurley AC, Volicer L. Development and psychometric evaluation of the Pain Assessment in Advanced Dementia (PAINAD) scale. J Am Med Dir Assoc. 2003;4(1):9–15.

（史蒂夫 · 李　安吉拉 · 乔治娅 · 凯迪克）

第十一章
老年患者的慢性疼痛治疗

引言

外伤或疾病所引发的急性疼痛往往在几周后即可减轻,但是当疼痛持续 3 个月或以上即定义为慢性疼痛。在一次对老年人群的横断面调查中发现超过 50% 的老年人有慢性疼痛,且 30% 没有接受规律的止痛治疗。因此,慢性疼痛在老年患者中非常常见且治疗不足。

疼痛的治疗不足可以引发一系列严重后果,如抑郁、睡眠障碍、认知损害、营养不良,以及社会功能和生活质量(QoL)的下降。疼痛对日常生活的影响程度随着年龄的增长而增加。例如,带状疱疹后遗神经痛(PNH)对于老年患者生活质量的负面影响与致命疾病的影响相类似。

由于慢性疼痛临床表现多样性,为慢性疼痛制定诊疗变得非常复杂。老年患者的慢性疼痛类型很多,包括肌肉骨骼疾患引发的疼痛,例如脊柱退化性病变以及退化性关节炎;肌肉抽筋引发的夜间腿疼痛、不安腿综合征以及其他腿部疼痛;跛行引发的疼痛;癌症以及癌症治疗引发的疼痛;继发于糖尿病或感染例如带状疱疹病毒的神经病理性疼痛。因此可将老年患者慢性疼痛分类为:伤害性疼痛、神经病理性疼痛、感染性疼痛、中枢增强性疼痛。在临床工作中很难将老年患者的慢性疼痛进行分类,疼痛经常单独或者多种原因合并存在。

老年患者的慢性疼痛诊疗所面临的另一挑战就是高龄并发症的复杂性。老年患者由于其患有一种或几种慢性疾病并且经常服用各种药物,导致其疼痛临床表现并不典型。此外,老年患者不愿意且不能够详细描述疼痛,因为他们认为疼痛是年龄增长的正常表现。人类老化的过程本身就可以影响药代动力学和药效动力学,影响着疼痛治疗方案的制定。

老年患者慢性疼痛的评估

对患者持续性疼痛的评估和治疗可以从了解现病史以及体格检查开始。对老年患者询问病史是件困难并且复杂的事情,老年人往往合并记忆丧失、痴呆以及神经精神疾病。如果问诊是照料者在场会给问诊提供很多便利。在问诊过程中,应将重点放在疼痛症状的诱发、部位、持续时间、强度、性质、缓和或者加剧因素、放射痛以及时间特性(持续性还是间歇性),诊疗过程以及疗效,是否影响睡眠,是否合并精神病学疾病,是否接受过社会心理学的评估以及社会功能的评估。患者的既往史、手术史、用药史、社会史以及家族史都需详细记录在案以便于系统评估。

临床医师可以运用一些工具对患者的疼痛程度进行客观地评估。疼痛的强度可以用数字评定量表(numeric rating scale, NRS)以及视觉模拟量表(visual analog scale, VAS)进行测量评估。22%~78% 慢性疼痛患者合并抑郁症状表现,此外可以在经患者允许的情况下对抑郁程度进行评估。贝克抑郁量表(BDI)可以作为抑郁症筛查工具也可以用于治疗的随访评估。

收集病史后,以患者的疼痛作为重点进行体格检查,同时患者的一般状况如有变动也需记录。在对肌肉骨骼系统、神经系统和皮肤系统,进行全面检查后,精神心理状态也应进行评估。肌肉骨骼系统评估包括周围神经反射检查,关节和肢体对称性检查,评估肌肉张力和肌力、肢体运动检查(主动和被动运动)。此外,疼痛相关性体格检查包括皮肤是否存在红斑、水肿或捻发音,扳机点的触诊,腰痛或有神经根症状的直腿抬高试验,梨状肌综合征进行髋关节屈曲内收内旋试验(FAIR试验),肩袖损伤的肩关节撞击试验,胸廓出口综合征的 Adson's 试验以及是否存在畸形(如夏科骨折)。神经系统检查包括脑神经检查、小脑功能检查(步态、平衡和协调)、深反射检查以及感觉功能检查(包括轻触觉、128 Hz 音叉振动觉和针刺觉)。是否存在前旋肌偏移以及巴宾斯基征,温度觉测试(包括痛觉减退、痛觉过敏以及痛觉超敏)也需进行检查。小纤维神经病变可以通过温度觉测试得以验证。将音叉放入温水或冷水中,然后直接将音叉与患者皮肤相接触,以检测患者是否存在痛觉异常并且在检查过程中需与对侧肢体相比较。慢性疼痛常常伴随有自主神经功能障碍,表现为汗液分泌的改变,头发的生长或脱发的改变,皮肤颜色的改变,或营养不良的皮肤变化,指甲增厚或甲床的改变以及和四肢体温不同的改变。完成皮肤系统的彻底检查,还需检查是否存在溃疡或破溃,是否存在表观的或潜在的皮肤损伤例如纹身,手否存在手掌红斑或蜘蛛痣。如果需要评估精神状态,心理学者可以用简易精神状态检查(MMSE)进行筛查。

询问病史以及体格检查后,应进行实验室检查,以便于临床医师掌握患者的肝肾功能基本情况,根据肝肾功能选择药物。除此之外,还需进一步的进行如下检查:疼痛部位的 X 线片检查可能发现隐匿的骨折、异物或退行性改变。核磁扫描可发现是否为肿瘤造成的疼痛,在患者有金属植入物,或是幽闭恐惧症,或是无 MRI 时,可选择 CT 断层扫描。当怀疑疼痛是脊柱或脊髓和其神经根来源时,例如慢性下腰部疼痛,磁共振成像是理想的影像学检查方法。电生理检查(神经传导检查和肌电图检查)评估的神经以及其支配肌肉的生理情况。虽然是有创检查,但是这些测试可以帮助诊断髓鞘、轴突或神经肌肉接头的损伤,可以提示损伤的位置和受伤程度以及提示损伤时间。类似的皮肤以及神经的组织切片检查也可以帮助诊断,但是有创性检查尽量在必要时使用。

疼痛治疗的一般原则

生理变化

老年患者的慢性疼痛治疗与年轻患者不同,主要原因由于随着年龄的增长发生的生理改变。在身体构成方面,肌肉含量降低但是脂肪的含量增加。脂肪的增加以及去脂体重的降低会增加脂溶性药物的体积分布,导致这些药物半衰期延长。此外,身体总水量的减少,骨骼肌含量下降以及脂肪组织含量增加,导致白蛋白水平降低,甚至营养不良,但研究表明这对药物与蛋白质结合和药物运输的影响很小。从中枢神经系统（CNS）方面，从50岁开始，脑容量以及减少神经递质都呈进行性下降。神经系统功能的下降可能会使门诊慢性疼痛患者的正规服药成为问题，因为患者可能无法保证药物正常服用，以及不能够理解哪些药物能够治疗他（她）的疼痛。从心血管系统方面，整个系统都在老化。如交感神经传入的增加，以及副交感神经传入的减少导致心率加快，α受体反应能力下降。这些变化可以明显改变疼痛治疗药物的药效以及作用靶点。呼吸系统方面发生的变化包括胸壁僵硬，肺的弹性以及呼吸肌的张力特别是上呼吸道的下降。这些变化将影响特定的药物，如阿片类药物，在老年患者的慢性疼痛治疗中疗效良好可是容易引起呼吸抑制。

非阿片类药物治疗

对乙酰氨基酚

由于对乙酰氨基酚（APAP）的有效性和安全性，在老年患者的慢性疼痛治疗中可作为推荐的一线镇痛药物，尤其是肌肉骨骼疼痛，如骨关节炎（OA）和下腰痛（LBP）。因为有些阿片类药物与可APAP做成合剂，且APAP无须处方，临床医生应该告知患者APAP最大安全剂量是 < 4 g/d。肝衰竭是APAP使用的绝对禁忌证，相对禁忌证包括肝功能不全和慢性酒精滥用或依赖。短暂的丙氨酸转氨酶升高的患者长期使用APAP治疗似乎不会导致肝衰竭或肝功能障碍，只要避免最大推荐剂量。

非甾体抗炎药

2009年指南关于非甾体抗炎药（NSAIDS）使用推荐有了显著的变化。相比APAP，非甾体类抗炎药的优势包括在慢性炎症患者中（如类风湿关节炎）止痛更有效，但在老年患者中非甾体类抗炎药的不良事件包括胃肠道（GI）反应增加（通常是随着年龄的增加而加剧），心血管事件风险增加，血压控制不良以及肾功能和心功能受损。COX-2选择性抑制剂可以保护肠道减少胃肠道出血，但作用并不完全，且其他NSAIDS

相关性药物不良反应 COX-2 选择性抑制剂并无优势。2009 年的指南建议非选择性 NSAIDs 和选择性 COX-2 抑制剂一般不推荐使用,即使在高度选择的患者使用时也需十分谨慎。非甾体类抗炎药物仅适用于其他安全的治疗方法失败,治疗无法达标,治疗效果可以抵消风险和并发症风险的患者。老年患者在接受非选择性非甾体类抗炎药和选择性 COX-2 抑制剂治疗时,要同时服用具有心脏保护作用剂量的阿司匹林,以及具有胃肠道保护作用的质子泵抑制剂或米索前列醇。在控制疼痛时,不应该选择超过一种的非甾体抗炎药。阿司匹林对心脏有保护作用,不应该再合用布洛芬。常规评估患者需要服用非甾体消炎药,特别注意胃肠道反应和肾脏毒性、高血压、心力衰竭以及药物的相互作用。

抗抑郁药

治疗神经性疼痛有四类抗抑郁药物。其中两种被认为是治疗神经性疼痛的一线药物,包括三环类抗抑郁药(TCAs)(如去甲丙咪嗪、去甲替林阿米替林和阿米替林)以及 5-羟色胺和去甲肾上腺素再摄取抑制剂(SNRI)(比如度洛西汀以及文拉法辛)。超过 20% 的慢性疼痛患者伴随抑郁症状,所以增加抗抑郁药物是非常必需的。虽然 TCAs 没有被证实对所有类型的神经性疼痛都有效,但它是所有的抗抑郁药物治疗神经性疼痛最有效的。AGS 推荐去甲丙咪嗪、阿米替林或去甲替林初始剂量 10 mg 睡前服用并采用滴定法调整药物用量。剂量可以每 3~5 天增加 10 mg,直到可有效减少疼痛或极量(100 mg)。TCAs 可引起过度镇静、视物模糊、便秘、口腔干燥、尿潴留、直立性低血压和 QT 间隔延长。故而相对禁忌证包括心脏传导缺陷和良性的前列腺肥大。在开始 TCAs 治疗之前应进行心电图检查评估心脏传导是否存在异常。SNRI 的不良反应包括恶心、嗜睡、头晕、便秘。文拉法辛呈剂量依赖性提升心率和血压。

抗痉挛药

可缓解疼痛的抗痉挛药物包括类加巴喷丁和普瑞巴林。加巴喷丁已经被证明是可以有效治疗慢性疼痛。加巴喷丁作用机制是结合到突

触前的 $\alpha_2\delta$ 亚基压力依赖性钙通道（VDCC）。加巴喷丁通过作用于 VDCC 而抑制钙内流,随后释放兴奋性神经递质。加巴喷丁的半衰期为 5 ~ 7 h,常见的不良反应包括眩晕、共济失调、嗜睡、疲劳。普瑞巴林作用机制类似于加巴喷丁。普瑞巴林有更大的溶解度,比加巴喷丁更容易通过血脑屏障,因此更容易起效。常见的不良反应包括嗜睡、眩晕、共济失调、复视以及体重增加。

肌肉松弛剂

肌肉松弛剂包含一系列的药物,曾经用于肌肉相关性疼痛,尽管此类药物产生许多其他很难解释的效果。感觉和肌梭传入信号调节在背根神经节和脊髓腹角。进一步同时受到从脑干和皮质通路下行的神经传出信号的调节。当调节因素的稳态被打破,会导致肌肉痉挛以及疼痛。巴氯芬（Lioresal®）是一种 GABA 受体激动剂。它在使用 3 ~ 4 天后即可起效。巴氯芬是通过肾脏代谢的。起始剂量应该为 5 mg,每天 3 次,并且 1 天总量不超过 30 ~ 40 mg。不良反应包括嗜睡、口齿不清、虚弱和尿潴留。与抗抑郁药物一起使用时,短期的会发生记忆丧失。停药时,巴氯芬应逐渐减量以避免中枢神经系统兴奋性过高和撤药症状。特别是老年患者以及肾功能不全患者。氯硝西泮（klonopin®）通过苯二氮类受体结合进而激活 GABA 受体,从而增强 GABA 的影响。氯硝西泮摄入后 1 ~ 4 h 血清水平达到峰值,半衰期 30 ~ 40 h,通过肝细胞色素 P450 CYP3A 代谢,从而被乙酰化或葡糖醛酸化产生代谢物而被肾脏清除。起始剂量应为睡前 0.25 ~ 0.5 mg 开始服用,不良反应有过度镇静、疲劳,与氯硝西泮合用可影响记忆。常规监测以及血常规检查可避免血液疾病的发生。与类似于巴氯芬,氯硝西泮必须慢慢减量停药以避免撤药症状。

替扎尼定（zanaflex®）是 α_2 肾上腺素能受体激动剂。服药 2 周后起效,用药安全范围较宽。作用于细胞色素 P450 CYP1A2 产生代谢产物,为水溶性化合物通过肾脏排出。老年患者通常剂量为 2 mg,每天 3 次。临床医生应监测患者镇静情况、是否虚弱、泌尿功能、体位性低血压以及认知变化。

阿片类药物治疗

吗啡

美国老年学会（AGS）指出"中度到重度的疼痛应考虑阿片类药物治疗"。吗啡是最古老的阿片类药物，今天仍然广泛使用。吗啡通过结合 μ 受体而发挥作用，其止痛作用通过作用于中枢受体发挥而其不良反应由于作用于外周受体而发生。吗啡口服后 30 min 血清浓度达到峰值，吗啡的镇痛持续时间是 4 ~ 6 h。吗啡在肝脏发生首过作用，约 50% 药物代谢。Ⅱ 相消除是通过作用于 UDP 葡萄糖醛酸转移酶 2 家族多肽 B7（UGT2B7）而发生葡萄糖醛酸化，在肝脏产生水溶性代谢物经肾脏排出。两个代谢产物，吗啡 -3- 葡萄糖苷酸（M3G）和吗啡 -6- 葡萄糖苷酸（M6G），可在肾衰竭患者体内蓄积，引发一些吗啡的不良反应。由于肾功能衰竭和蓄积，M6G 的半衰期延长（89 ~ 136 h）导致不良反应（如反应迟钝、呼吸抑制）。M3G 的半衰期延长（41 ~ 141 h），M3G 具有神经毒性介质特性从而引起呈剂量依赖性的肌阵挛和癫痫发作。吗啡像所有的阿片类药物一样会导致便秘、恶心和呕吐、瘙痒、尿潴留、改变情绪、过度镇静以及呼吸抑制。推荐老年患者使用的吗啡有立即释放和持续释放两种剂型。立即释放剂型（MSIR®,Roxanol®）剂量范围从 2.5 ~ 10 mg/4 h。除片剂还有液体制剂，适用于无法吞咽药片的患者。持续释放剂型（Avinza®,Kadian®, MSContin® 和 Oramorph SR®）推荐 15 mg/24 h，特别适用于老年患者持续疼痛。短效阿片类药物应用于接受长效阿片类制剂治疗的疼痛患者的突发疼痛。老年患者使用持续释放剂型应该小心胃肠蠕动减慢会增加阿片类药物的吸收。

芬太尼

芬太尼是一种合成的阿片类镇痛药，效力相当于口服吗啡 100 倍。它是 1960 年由 Janssen P 合成的。和吗啡一样其作用位点是 μ 受体。芬太尼在肝脏中通过 CYP3A4 酶代谢为去甲芬太尼。CYP3A4 的抑制剂包括抗真菌药物、大环内酯类抗生素、奈法唑酮、阿瑞匹坦、维拉帕米、地尔硫䓬、胺碘酮以及柚子汁，这些药物可以延长芬太尼的半衰期。芬太尼较吗啡具有亲脂性，非肠道给药起效更快。芬太尼透皮贴（Duragesic®）和芬太尼颊贴（Actiq® 或 Fentora®）用于控制慢性疼痛。芬太尼透皮贴 12 h 起效，是由于其在皮下储存药物使芬太尼持续缓慢释放，镇痛持续时间可以持续 48～72 h。发热或当贴剂置于皮肤破损处时可能增加芬太尼的吸收。芬太尼透皮贴剂剂量为每小时 12.5～25 μg，每 72 h 应更换。芬太尼透皮贴剂应用于恶病质或是极度虚弱的老年患者时应注意，脂肪储存下降、肌肉萎缩，或者清除能力下降可能会改变药物动力学。急性疼痛不应使用经皮的芬太尼透皮贴。芬太尼颊贴是含片或棒棒糖式的制剂用于治疗癌性疼痛。芬太尼颊贴推荐滴定剂量根据需要与以下初始剂量：Actiq® 200 μg/4 h 或 Fentora® 100 μg/4 h。芬太尼颊贴绕过胃肠道反应和首过效应，增加了生物利用度，可将芬太尼颊贴用于剧烈性疼痛，几分钟起效，镇痛效果可以持续几个小时。芬太尼的不良反应类似于吗啡。

双氢吗啡酮

双氢吗啡酮，μ 受体受体激动剂，口服给药途径作用效果是吗啡的 3～5 倍，非肠道给药途径作用是吗啡的 5～7 倍。镇痛效果持续 3～4 h，产生的代谢物双氢吗啡酮 –3– 葡萄糖醛苷酸无镇痛作用，并且肾功能不全的患者药物蓄积的风险较小，但代谢物可能会引起其他不良反应，如过度镇静、瘙痒、恶心、呕吐。

美沙酮

老年患者使用美沙酮特别具有挑战性，主要由于其不可预知的半衰期（8～80 h），同时不能保持稳定的血药浓度。美沙酮的药效与吗啡相比范围可以从 1:1～1:4。美沙酮优势在于即使肾脏功能损伤患者也没有药物蓄积。最近的 FDA 指出研究发现美沙酮可能更容易引发心律失常，如 Q-T 延长和尖端扭转型室速，特别在与抑制细胞色素 P450 的药物合用时更易发生。建议接受美沙酮治疗开始前需进行常规心电图检查,并在以后的复查时规律进行心电图检查。

丙氧芬

丙氧芬是继 APAP 后私人疗养院第二常用的镇痛治疗药物。建议肾功能不全患者需谨慎使用,可能会增加丙氧芬毒性的风险。年龄的增长会导致代谢时间延长以及代谢物产物蓄积的风险。故而与年轻患者相比老年患者使用此药时可能更容易便秘、呕吐、腹痛,老年患者服用丙氧芬与年轻人相比不会更容易患头晕或嗜睡,但是老年患者有这些不良反应的后果可能会更严重,中枢神经系统症状可导致跌倒和髋部骨折。研究数据表明,在社区和疗养院服用丙氧芬患者与不服用此镇痛剂患者相比,髋部骨折风险增加。此外,丙氧芬还可以增加住院、急诊以及死亡的风险。

羟考酮

此药在 1916 年由 Freund 和 Speyer 合成,羟考酮效力相当于吗啡的 1.5 倍。羟考酮除了与 μ 受体结合外还具有与 $\kappa_2 b$ 受体结合特性,其可能通过 $\kappa_2 b$ 受体兴奋发挥其治疗内脏疼痛的止痛作用。口服 30 min 后起效 1h 后达到血药浓度的峰值水平,作用持续时间达 3~6 h,羟考酮通过肝脏的细胞色素 P450 CYP3A N- 脱甲基酶代谢,一些由 CYP2D6 O- 脱甲基代谢,通过肾脏完成排泄。故而给予肝病患者或肾功能不全患者羟考酮时应慎重。大环内酯类抗生素、抗真菌药物和蛋白酶抑制剂可以抑制 CYP3A4 活性。利福平、卡马西平、苯妥英通过作用于 CYP450 导致羟考酮的血浆水平较低。AGS 建议羟考酮(OxyIR®)起始剂量为 2.5~5 mg/4~6 h,缓释羟考酮(奥施康定®)起始剂量应为 10mg/12 h,虚弱患者可 24 h 给药。羟考酮和 / 乙酰氨基酚(Percocet®)包含了添加苯胺镇痛的效果。羟考酮 / 对乙酰氨基酚起始剂量应该开始为 2.5~5 mg/4~6 h,另外正常肝功能患者的对乙酰氨基酚极量为 4 g/24 h。羟考酮的不良反应类似于其他止痛药物。羟考酮不能应用于阿片类药物成瘾患者。

氢可酮

氢可酮是合成阿片类药物。一个纯粹的 μ 受体激动剂,它的效能是吗啡的 5 倍,止痛更有效。口服后 30 ~ 60 min 起效,镇痛持续时间 3 ~ 6 h。氢可酮通过肝脏细胞色素 P450 CYP2D6 O- 脱甲基作用和 N- 脱甲基作用代谢,代谢物包括去甲氢可酮以及双氢吗啡酮,后者比前者止痛更有效。通过肾脏排泄。AGS 推荐剂量始于 5 mg/6 h。氢可酮合剂通常包括非阿片类镇痛药物,包括布洛芬(vicoprofen®)或对乙酰氨基酚(Norco ® , Vicodin ®)。对乙酰氨基酚或非甾体类抗炎药不应超过最大安全剂量。AGS 推荐氢可酮可应用于"急性、反复发作、阵发性剧烈疼痛"。与以上提到的镇痛药物不同,氢可酮可以安全地应用于阿片类药物成瘾患者。其不良反应类似于阿片类药物。另外,需注意的安全问题是氢可酮复合制剂中的药物(如对乙酰氨基酚或布洛芬),患者应监测这些药物的不良反应。

具体疾病的疼痛诊疗

下腰痛

下腰痛是各年龄阶段大多数人群的通病,从病因分常见的有神经根性腰痛,腰椎小关节综合征和椎间盘源性疼痛。体格检查中发现神经根性疼痛是以疼痛为主,并接着伴有感觉异常、麻木等症状。根性疼痛是剧烈、针刺样、过电样的强烈的传导性疼痛。客观体征包括肌肉无力,反射减弱,直腿抬高试验阳性。根性腰痛的原因包括椎间盘突出,椎间盘病变,脊柱转移瘤,椎体骨折。椎间盘突出导致椎管内炎症。椎管内炎症反应是由于椎间盘髓核脱出突出释放细胞因子和其他炎性因子导致化学性脊神经炎,最好的确定病变位置的方法是核磁共振,可以让临床医师诊断更准确。治疗腰痛的方法包括卧床休息,药物治疗(适当的使用 NSAIDs,或者 COX-2 抑制剂、肌肉松弛剂和抗惊厥药)和硬膜外注射类固醇。硬膜外注射类固醇(ESI)具有抗炎作用,最可能是由于抑制磷脂酶 A2 的活性,这有助于治疗各种背痛。有两种方法来注射

ESI,椎间隙入路和椎间孔入路两种方式。多项研究表明,椎间孔入路注射具有比椎间隙入路更好的理论基础和较好的疗效。通过荧光检查法得出两种方法在硬膜外腔中的造影剂显示的结果一致。硬膜外腔注射 ESI 在 6 个月之内每 2～3 周注射 3～4 单位,在 6 个月内进行超过 3～4 次的注射没有益处,当超过这个值时的风险得不偿失。ESI 的并发症包括穿刺感染和糖尿病患者受损的血糖控制系统,类固醇一般选择 80 mg 甲泼尼龙能够抑制血浆皮质醇水平并且保持分泌皮质醇水平 3 周。

　　患者的下腰痛如果来源于腰椎关节突关节,通常主诉疼痛位于下腰段并向同侧大腿后侧放射但不超过膝盖平面。体格检查能发现椎旁压痛以及当腰椎伸展或者旋转时反复出现的疼痛。诊断小关节综合征的关键是存在相符的病史,体检阳性体征,以及诊断性阻滞小关节面或内侧支有效。阻滞小关节面可以缓解疼痛持续 3～6 个月。关节突关节空间很小,通常只需要 1～1.5 ml 注射液即可,如果注射液过多可能导致关节严重损失。与 ESI 类似,关节突关节腔内注射治疗在 6 个月内每 2～3 周进行 1 次治疗,并且建议在 X 线透视引导下进行操作。并发症也与 ESI 的类似,且可以通过合适的穿刺技术和对透视下解剖位置的充分理解而避免。

臀部疼痛

　　骶髂关节疼痛主要是由于左右骶髂关节不对称导致骶骨对位不齐而继发的炎症。骶髂关节疼痛的患病率是 10%～38%,肌肉、韧带或神经受累也可能导致这一症状的产生。症状的范围可以从腰痛到臀,腹股沟或腿痛。Gaenslen 试验和大腿推力实验是较可靠的体格检查,Gaenslen 试验要求患者仰卧位或者侧卧位,然后患侧大腿的最大屈曲和延伸的程度,大腿推力实验是让患侧大腿向下屈曲 90°,医师向脊柱方向向下压,在这两个试验中,若再出现疼痛即为阳性,骶髂关节疼痛可通过局部麻醉浸润缓解并可做出诊断。但最近已经因为没有发表论著证明其功效而有所争议。MRI 不是诊断骶髂关节病变的首选措施,但当与其他诊断鉴别的时候可以使用,骶髂关节疼痛通过保守治疗通常可以缓解90%以上。治疗主要依靠口服或骶髂关节注射消炎药,也可以射频消融。

梨状肌综合征

梨状肌综合征是一个用来解释不明原因的坐骨神经痛且目前存在争议的诊断,患有腰疼和坐骨神经痛的患者中,有6%～8%被诊断为梨状肌综合征。局部的坐骨神经和梨状肌损伤被认为是本病的原因。若要理解这一综合征,必须清楚坐骨神经和腓骨(横向)和胫骨(内侧)分支和梨状肌以及骨盆的解剖特点,抛开骨盆,坐骨神经90%的走向是通过坐骨切迹和梨状肌下方的,仅有一小部分是从坐骨神经穿过梨状肌到达腓骨区域或是在胫骨分裂下,腓骨区域上,梨状肌或坐骨神经,或者是坐骨神经直接穿过梨状肌。当大腿向臀部屈曲外伸外展后,梨状肌也向外旋转。梨状肌肌腱连接到大转子上缘,连同闭孔内肌和孖肌。坐骨神经和臀区的创伤被认为是最常见的引发因素,但梨状肌综合征还有其他因素,与久坐不动或者重复旋转臀部相关。不知何故,梨状肌综合征在男女比例为1:6,症状包括患者有患侧臀部的疼痛导致的跛行和久坐不能,蹲、爬楼梯、走路,或长时间坐着都可加重症状。梨状肌综合征最常见的症状是坐骨切迹触诊疼痛和髋关节的屈曲、内收和内旋的疼痛。其他症状包括踝关节背屈和跖屈的无力,反转脚无力,脚趾伸展/屈曲无力,足踝反射,感觉异常和坐骨神经分布区疼痛。梨状肌综合征会出现一些可能排除其他疾病的非典型症状。起初治疗PS是以非手术手段为主,包括口服非甾体抗炎药、肌肉松弛剂或神经性药物(例如加巴喷丁、去甲替林或卡马西平)。另一个主要的保守治疗是物理治疗,主要是伸展和放松梨状肌。热疗和超声波按摩也被认为是保守疗法。如果保守治疗无效的话,下一步可进行注射性治疗,注射疗法缓解疼痛被认为既是诊断方法也是治疗方法,它是在局部进行麻醉(如利多卡因)和皮质类固醇的注射。另外(或替代)肉毒杆菌毒素(BoTox®)可能延长镇痛注射后的持续时间。坐骨神经减压应该算是一种不得已的治疗梨状肌综合征的手术,如果患者手术不是唯一选择的话,考虑鞘内热敏疗法或脊髓点刺激治疗。

糖尿病周围神经病变

糖尿病周围神经病变(DPN)是长期糖尿病导致的并发症。在病理生理学理论中DPN有几个不同的理论,其中包括多元醇通路,微血管理论和最终的糖基化的理论。多元醇通路是假设高血糖水平导致了神经周围葡萄糖浓度的增加,多元醇途径将葡萄糖转化为山梨醇和果糖使其水平也升高。山梨醇和果糖水平的提高导致醛缩酶还原酶的途径中的一氧化碳和谷胱甘肽活化减少,降低一氧化碳可抑制血管舒张,在缺血情况下有利。神经元局部缺血坏死也是神经微血管理论中的一部分,内皮细胞的基底膜增厚和增生可阻断血液供应,糖基化终产物理论是认为葡萄糖代谢的终产物沉积在神经周围阻止了轴突的传递。DPN常见症状是以夜间加重的以烧灼痛、电击痛和刺痛为主的疼痛,下肢通常有振动觉、压力觉、痛温觉的降低。DPN的诊断一般根据病史和临床表现,但也有其他的测试,可以帮助确定周围神经病变的严重程度。神经传导的研究和肌电图可以帮助确定病变的特点(轴突,脱髓鞘)和定位。典型神经传导的测试包括运动和感觉传导速度的研究。通常也可采用神经活检,以帮助确定神经病变的阶段(轻度,中度,或重度),但与神经传导和肌电图相比,这很少需要。在DPN治疗的关键组成部分包括严格控制血糖,保健医师与内分泌医师定期随访。应用抗抑郁药和抗惊厥药已被证明是有效的DPN治疗方法。血清素和去甲肾上腺素再摄取抑制剂(SNRI),例如度洛西汀已显示是治疗有效的抗抑郁药且较少不良反应。有效的治疗DPN的抗惊厥药包括普瑞巴林和加巴喷丁。阿片类药物和这些药物的组合也增进了疗效。

带状疱疹

带状疱疹是由水痘病毒在背根神经节和脑神经节内激活,急性发作的水疱皮疹和皮节区神经病理性疼痛也被称为是带状疱疹后神经痛综合征(PHN),这种疾病通常会发生在老人和免疫力低下的患者。带状疱疹的前期症状已经描述了包括流感样症状(疲劳、头痛、发热或恶心),瘙痒症或疼痛的单侧皮节区疼痛。病毒在背根神经节扩增,引起炎症和神经破坏,可作为前驱疼痛的原因。前驱症状早于皮疹 3 ~ 7 天。皮疹是以红斑为基础的囊泡。被认为是病毒在皮肤复制导致皮肤坏死的表现,囊泡病变 7 ~ 10 天进展成脓疱皮疹。病灶结痂后 3 周后消除。变异性带状疱疹包括眼带状疱疹(累及脑神经 V 的眼分支),耳带状疱疹(与脑神经 V、VI、IX 和 X 可能参与)和无疹带状疱疹(疼痛的单侧皮节分布无皮疹)。带状疱疹是依据体格检查中单侧节段性皮疹和疼痛性质而诊断的,实验室检查可以明确诊断,但在治疗前往往是不需要的。病毒培养是一个烦琐的过程,可能需要数周得到的结果;直接免疫荧光测定法快得多(数小时)并且经济有效,但病灶必须在水疱阶段;病毒 DNA 的检测需要至少 24 h,并比免疫荧光法更昂贵。活检是很少用到的,但是对疑难病例也是必需的。治疗带状疱疹需应用抗病毒药物,抗病毒药物可明显减少急性和慢性疱疹带来的影响,理想情况下应该在出现皮疹 72 h 内应用。抗病毒药物经肾脏代谢,对于肾功能不全者应酌情应用,阿昔洛韦 800 mg,5 次 / 天建议持续 7 ~ 10 天。镇痛药必要情况可使用对乙酰氨基酚和非甾体抗炎药而阿片类药物要根据患者疼痛程度使用。如果口服药物不能够缓解带状疱疹引起的疼痛,可以应用神经阻滞或连续椎管内镇痛的方法,儿童期间水痘的免疫功能是在成人后预防带状疱疹的最有效的方法。接种带状疱疹疫苗可减少在中老年人群带状疱疹的发病率,且其明显降低疾病的严重程度。水痘 – 带状疱疹免疫球蛋白是一种用于治疗带状疱疹另一种疗法,但通常对于免疫功能低下的人慎用。

癌性疼痛

在美国,绝大多数的癌症和癌症相关的死亡发生在 65 岁之后。约 25% 的接受治疗的癌症患者和高达 90% 的癌症转移患者存在癌性疼痛。癌性疼痛的起源可以是躯干的、内脏的或是神经病理性疼痛,从而导致治疗方案各不相同。躯体疼痛可分为浅表疼痛和深部疼痛。浅表躯体疼痛来自皮肤、皮下组织和黏膜,特点是刺痛、跳痛以及灼烧感。躯体深部疼痛来自肌肉、肌腱、关节或骨骼,特点是钝痛、酸痛和定位不准确。通常躯体疼痛对阿片类药物、非甾体类抗炎药、COX–2 抑制剂以及神经阻滞等治疗敏感。内脏痛是由于疾病侵犯胸部、腹部以及骨盆区域而引发的疼痛,其特点为弥漫性钝痛,可伴有恶心、呕吐、出汗、血压和心率的变化。内脏疼痛对交感神经阻滞敏感。通常神经病理性疼痛可用抗惊厥药物、阿片类药物和三环类抗抑郁药合用治疗。癌痛的治疗是个多学科交叉的治疗,涉及药物镇痛、非药物镇痛(相关操作)、抗肿瘤药物治疗、行为和心理疗法和临终关怀。抗肿瘤药物治疗、心理治疗和临终关怀虽然超出本书的范围但是仍然非常重要。从药理学的角度来看,阿片类药物被认为是最主要的治疗方法,但需复合其他药物(抗惊厥药物、抗抑郁药、非甾体类抗炎药等)以提高生命质量。蛛网膜下腔泵、神经松解术、椎体成形术和椎体后凸成形术可以大大有助于缓解疼痛。这些应视为辅助药物治疗的重要方法。

要点

- 在老年人中慢性疼痛是很常见的。
- 考虑老年患者的年龄和疾病相关药代学和药效学的变化,用药时需要减少剂量。
- 对乙酰氨基酚是治疗老年患者非癌症慢性疼痛一线药物。
- 非甾体类抗炎药应该谨慎使用,特别是老年患者有更高的风险,并关注消化道出血和肾损害等不良反应。
- 询问病史以及体格检查有助于寻找疼痛的原因。
- 抑郁症状在慢性疼痛患者中很常见,疼痛评估应包括抑郁评估。
- 下腰痛是最常见的慢性疼痛原因之一。
- 硬膜外和椎间关节注射类固醇治疗慢性背痛,6个月内注射不应超过3~4次。
- 抗抑郁药和抗癫痫药物治疗糖尿病或其他原因引起的神经病理性疼痛可能与传统的镇痛药作用要过或者相当。

建 议 阅 读

1. American Geriatrics Society Panel on the Pharmacological Management of Persistent Pain in

Older Persons. Pharmacological Management of Persistent Pain in Older Persons. Journal of the American Geriatric Society. 2009;57(8):1331–1346.

2. Benzon HT, Hurley RW, Deer TR. Chronic Pain Management. In: Barash PG, Cullen BF, Stoelting RK, Cahalan MK, Stock MC, eds. Clinical Anesthesia. 6th Ed. Philadelphia, Pa: Lippincott, Williams, & Wilkins; 2009: 1505–1531.

3. Dworkin RH, Turk DC, Farrar JT, et al. Core Outcome Measures for Chronic Pain Clinical Trials: IMMPACT Recommendations. Pain. 2005; 113(1-2):9–19.

4. Dworkin RH, Turk DC, Wyrwich KW, et al. Interpreting the Clinical Importance of Treatment Outcomes in Chronic Pain Clinical Trials: IMMPACT Recommendations. Journal of Pain. 2008; 9(2):105–121.

5. Gloth, III FM. Pain Management in Older Adults: Prevention and Treatment. Journal of The American Geriatric Society. 2001; 49:188–199.

6. Irving G, Squire P. Medical Evaluation of the Chronic Pain Patient. In: Fishman SM, Ballantyne JC, Rathmell JP, eds. Bonica's Management of Pain. 4th Ed. Philadelphia, Pa: Lippincott,Williams, & Wilkins; 2010: 210–224.

7. Katz N, Mazer NA. The Impact of Opioids on the Endocrine System. Clinical Journal of Pain. 2009; 25:170–175.

8. McGuirk BE, Bogduk N. Chronic Low Back Pain. In: Fishman SM, Ballantyne JC, Rathmell JP, eds. Bonica's Management of Pain. 4th Ed. Philadelphia, Pa: Lippincott, Williams, & Wilkins; 2010: 1106–1123.

9. Oxman MN, Levin MJ, Johnson GR, et al. For the Shingles Prevention Study Group. A Vaccine to Prevent Herpes Zoster and Postherpetic Neuralgia in Older Adults. New England Journal of Medicine. 2005; 352:2271–2284.

10. Peura DA. Gastrointestinal Safety and Tolerability of Non-Selective Non-Steroidal Anti-In fl ammatory Agents and Cyclooxygenase-2-Selective Inhibitors. Cleveland Clinic Journal of Medicine. 2002; 69(Supplement 1):SI31–39.

11. Rupert MP, Lee M, Manchikanti L, et al. Evaluation of Sacroiliac Joint Interventions: A Systematic Appraisal of the Literature. Pain Physician. 2009;12(2):399–418.

12. Thakur R, Kent JL, Dworkin RH. Herpes Zoster. In: Fishman SM, Ballantyne JC, Rathmell JP, eds. Bonica's Management of Pain. 4th Ed. Philadelphia, Pa: Lippincott, Williams, & Wilkins; 2010: 339–357.

13. Trescot AM, Datta S, Lee M, Hansen H. Opioid Pharmacology. Pain Physician. 2008; 11(Supplement 2): S133–153.

14. Williams BS, Buvanendran A. Nonopioid Adjuvants in Multimodal Therapy for Acute Perioperative Pain. Advances in Anesthesia. 2009; 27:111–142.

（维杰 · 迪莱纳丹　亚当 · 扬　艾索库玛 · 布冯恩丹）

第十二章
老年患者与重症监护病房

重症监护病房（intensive care unit, ICU）中 20% ~ 50% 患者是年龄大于 65 岁的患者，老年患者 ICU 住院天数占所有患者的 60%。不幸的是，许多老年患者活着的最后一天是在 ICU 里度过的；在病患终末期，40% 需要药物治疗的患者在 ICU 去世，ICU 的治疗费用占据了总费用的 25%。即便活着出 ICU 患者也会因为慢性器官衰竭最终导致死亡。此外，出 ICU 到亚急性病房的患者死亡率比出 ICU 回家的患者高（31% vs. 17%）。决定老年患者是否入 ICU 应该建立在他们患有何种并存病，疾病的程度，入院前机体功能状态，包括生活质量及维持生命所需要的治疗手段等基础之上。在疾病终末期进行介入治疗往往不能改变疾病进程，如果介入治疗不当的话还有可能带来潜在的危害和不适。为了避免不良后果发生和提高终末期生活质量，健康医疗保障机构需要经过鉴定和解释病情，从而达到一致而准确的治疗目标。研究数据表明，2005 年年龄大于 65 岁患者医疗费用达 3 420 亿美金，占全美总医疗费用 2 万亿美金的 17%，重症医疗开支占 4%。在患者生命的最后 6 个月中，11% 有医疗保险的老年患者在重症监护病房里待了 8 天或更多时间。多种数据表明年龄大于 65 岁患者 ICU 床位占有率在 1/4 到 1/2。这些统计学数据提示大量的财政必须拨入医疗范围中，且其中很大一部分需要提供给 ICU 治疗。

重症监护病房里的心血管疾病

接受重症医疗的老年患者心血管疾病可以是初始疾病也可以是并发症。ICU 中对心血管疾病治疗方法包括：缓解症状的药物治疗和为介入治疗而准备的舒适护理，如有创监测，经皮冠状动脉介入治疗

（percutaneous coronary intervention, PCI），主动脉球囊反搏术和心脏手术等。尽管年龄不是介入治疗的禁忌证，但诸如症状缓解，改善生活质量，治疗后的生存率等治疗目标应该在每一位患心血管疾病老年患者的治疗方案中建立。老年患者寿命终末期相关问题应该被特殊考虑，因为这些情况经常在 ICU 中遇到且具有科学与技术的挑战。ICU 中遇到的潜在的心脏疾病问题是巨大的，一些相关问题及可能的治疗方案如表 12-1 所示。

表 12-1   ICU 中常见的老年心血管疾病

心血管疾病	可能的紧急治疗方法
不稳定型心绞痛/非 S-T 段抬高心肌梗死	阿司匹林，β 受体拮抗剂，肝素，低分子肝素，硝酸甘油，糖蛋白 Ⅱb/Ⅲa 血小板抑制剂，心血管疾病咨询
急性 S-T 段抬高心肌梗死	经皮冠状动脉介入治疗，溶栓治疗，阿司匹林，β 受体阻滞剂，肝素，低分子肝素，硝酸甘油，心血管疾病咨询
心脏收缩功能不全型心脏衰竭	利尿剂，硝普钠，奈西利肽，硝酸甘油，正性肌力药物
心脏舒张功能不全型心脏衰竭	利尿剂，奈西利肽，硝酸甘油
房颤-控制心率	β 受体阻滞剂：美托洛尔，艾司洛尔；钙拮抗剂：维拉帕米，地尔硫草；地高辛，胺碘酮
房颤-控制心律	胺碘酮，伊布利特，电复律
房颤-预防血栓	肝素，低分子肝素，华法林，阿司匹林
室颤	高级生命支持治疗
室性心动过速	高级生命支持治疗，电复律，胺碘酮
主动脉狭窄	利尿剂，强心剂，心律失常治疗，预防心内膜炎，心血管疾病咨询
瓣膜反流	利尿剂，硝普钠，硝酸甘油，心律失常治疗，正性肌力药物，主动脉内球囊反搏术，预防心内膜炎，心血管疾病咨询

急性冠脉综合征

急性冠脉综合征（acute coronary syndrome, ACS）是临床中急性冠状动脉疾病一种类型，不稳定型心绞痛，非 S-T 段抬高心肌梗死和 S-T

段抬高心肌梗死。急性冠脉综合征(ACS)发生率,发病率和死亡率随着年龄增长而增加。与S-T段抬高心肌梗死患者比较,遭受不稳定型心绞痛,非S-T段抬高心肌梗死的患者多数是老年患者,且有着更高的糖尿病,高血压发生率和冠状动脉疾病病史和更加不良预后。

老年患者冠心病同样应用阿司匹林,β受体阻滞剂,血管紧张素转化酶抑制剂 I(ACE-I)和硝酸甘油等药物治疗。在心肌梗死后采用阿司匹林和β受体阻滞剂治疗,老年患者和年轻患者生存获益率是相同的。但在心肌梗死后的高龄患者应用ACE-I类药物的生存获益率并不清楚。与对照组比较,年龄在65~74岁老年患者心肌梗死后用ACE-I药物治疗30天死亡率降低10%,但年龄大于75岁高龄患者未有数据表明心肌梗死后用ACE-I药物治疗可使其生存获益。当老年患者遭受心功能不全或者左心室收缩功能不全时,ACE-I药物治疗可使其生存获益。但需要注意的是老年患者药物治疗可能带来更多的并发症,包括ACE-I治疗导致的肾功能不全和阿司匹林治疗导致的胃肠道出血等症状。

不稳定型心绞痛,非S-T段抬高心肌梗死的患者还应该接受普通或低分子肝素治疗。目前有数据表明IIb/IIIa血小板抑制剂对包括老年患者在内存在高危因素的非S-T段抬高心肌梗死的患者治疗有效,高危因素包括高表达生化标记,S-T动态变化及持续的心肌缺血症状,特别在行经皮冠状动脉介入治疗(PCI)患者中。口服抗血小板药物(阿司匹林和氯吡格雷),肝素和IIb/IIIa血小板抑制剂造成的出血,β受体阻滞剂和硝酸盐带来的心动过缓和低血压等并发症的发生风险需要在个体化治疗中充分考虑。

再灌注治疗无疑是S-T段抬高心肌梗死最佳治疗方法,特别是老年患者及前壁心肌梗死患者可获得最佳的治疗效果。绝对禁忌证包括:出血性卒中,颅内肿瘤,体内活动性出血或者主动脉夹层等。这些禁忌证在老年患者中发生率相对较高。

急性心肌梗死患者院内死亡首要原因是心源性休克或是合并其中一种心脏机械性并存症,这两种原因在老年患者中常见。危及生命的并发症包括室间隔缺损,游离壁破裂和乳头肌断裂。存在这些并发症的患者平均年龄66岁,如果仅单独使用药物死亡率非常高,达90%

或更高。即便能够紧急行手术治疗可以改善生存率,但死亡率仍然很高:存在室间隔缺损的死亡率为 50%,存在乳头肌断裂的死亡率为 40%~90%。

外科血运重建手术

老年患者冠状动脉搭桥术(CABG)后的血运重建需要仔细考虑,特别年龄大于 75 岁者,因为在这个年龄之上 CABG 死亡率会迅速增高。手术目的总是非常明确的,如是否可以缓解症状,是否可以延长生命?如果治疗只是为了缓解症状,对于高龄患者来说可能需要优先考虑药物治疗或者 PCI 治疗,然后再考虑手术治疗。因为高龄患者手术的死亡率非常高。老年患者如果伴有高风险因素可能发生急性冠脉综合征(ACS)或者存在药物治疗无效的慢性严重心绞痛,CABG 可能是最合理的选择。高风险因素包括药物无法治疗的静息状态心电图变化,三支冠状动脉疾病,左心室功能受损,左主干或左前降支血管病变,心肌梗死病史和糖尿病。患者如果存在左心室疾病或者由于三支冠脉病变导致左心室功能减弱,血运再通手术可以延长生命。年龄并非手术禁忌证,但随着年龄增长并发症发生率也随之增加,因此必须全面考虑手术风险。合并多种疾病的老年患者 CABG 死亡率约 30%,甚至更高。

心力衰竭

伴有心力衰竭症状的心室功能不全是困扰美国的主要健康问题。两种类型心室功能不全可能导致心力衰竭:收缩功能不全和舒张功能不全。心室收缩功能不全主要的机制为心室收缩力受损,导致心室容积增加。心室舒张功能不全主要机制为心脏顺应性受损,或心室舒张末期容积和心搏量无法增加。现有的证据提示心力衰竭老年患者中 50% 由于心室舒张功能不全,且比例随着年龄增加而增加。心力衰竭老年患者,无论是收缩功能还是舒张功能不全,均存在高发病率,频繁的住院率及高并发症发生率,如卒中、心肌梗死、肾功能不全和肺疾病。危重症的心力衰竭老年患者预后极差且治疗十分复杂。死亡率预测因素包括年龄、性别、近期住院史、糖尿病、左心室扩张、心脏收缩功能障碍、冠状动脉疾病、肾功能不全、低钠血症、峰值耗氧量减少、分钟通气量增加等。

识别心力衰竭临床症状具有挑战性,特别是可能患有其他重症疾病的老年患者。高龄患者心衰临床表现可能不典型,如疲劳、发育停滞、嗜睡、体弱和意识混乱等。伴有心脏收缩和舒张功能不全患者通常存在充血症状。体格检查时,如果心尖搏动横向或向下移位伴有第三心音说明以收缩功能不全为主。肺部湿啰音,颈静脉怒张,肝肿大,腹水,水肿及低心输出量可见于心脏收缩和舒张功能不全患者。心电图(ECG),胸片和超声心动图是诊断的关键检查。异常的心电图(ECG)结果通常暗示存在心血管疾病,胸片显示心影增大或者肺血管充血往往暗示有心脏功能不全。心室收缩功能,心室肥大程度,瓣膜功能不全,心室容积和一些血流动力学评估可由超声心动图反映。B型利钠肽监测对鉴别心脏功能不全和心力衰竭症状有帮助。

心力衰竭治疗目标多种多样,包括缓解症状,维持脏器灌注及功能,控制容量,鉴别心室功能不全原因,鉴别心室功能不全类型(收缩性和舒张性)及启动长期适当的血管紧张素转化酶抑制剂治疗(ACEI)。老年重症患者临床症状大多数为充血性症状,利尿、激素及其他血管扩张方法是治疗充血性症状的主要方法。而现在收缩功能不全患者伴有低心排或者低血压情况,增加心肌收缩力治疗比较恰当,可选用多巴酚丁胺和米力农治疗。存在心力衰竭和高血压症状的患者,控制血压是关键。

ICU医师必须注意的是伴有心力衰竭老年患者1年高死亡率,可能达到25%～50%,而该问题往往在ICU患者中被忽视。因此,当心力衰竭患者进入ICU治疗时应该将该问题提出,特别对那些没有最佳治疗方案的患者。

ICU中置入型心律转复除颤器(implantable cardioverter-defibrillator, ICDs)

老年患者置入心律转复除颤器(ICDs)越来越普遍。装有该仪器的 ICU 老年患者有两种情况需要解除 ICD 心动过速治疗。第一种情况，当 ICD 被不正确启动，包括自限性室性心律失常或被错误识别的快速型房性心律失常。第二种情况，患者选择安乐死，ICD 解除可能只会延缓死亡进程或者带来不适感，包括放弃抢救仅仅接受舒适医疗的患者。在这些情况中，在做解除心动过速治疗模式之前必须充分与患者本人及其直系亲属进行交流讨论，并且有医疗文书记录。如果患者决定不解除该类型装置治疗，该决定需要被尊重。

ICU 老年患者肺部疾病

慢性阻塞性肺疾病（chronic obstructive pulmonary disease, COPD）是大小气道受损，肺实质受损及呼气气流受限的一类肺疾病。慢性阻塞性肺疾病（COPD）临床症状广泛，从轻微的呼气末哮鸣音到需要机械通气支持的呼吸衰竭。

吸烟是慢性阻塞性肺疾病主要的致病因素，临床表现为慢性支气管炎，肺气肿，或两者皆有。慢性支气管炎表现为患者慢性咳嗽伴有呼吸道分泌物增多，增加支气管感染及呼气气流受限概率。肺气肿表现为肺泡的不可逆受损，引起肺气体交换功能不全及气道坍塌导致的气流受限。老年患者伴有中到重度 COPD 且存在急性加重病情时，可能会发生急性呼吸衰竭。COPD 急性加重定义多样，近期学者们达成一致，认为其伴有一种或多种主要症状：进行性加重的呼吸困难，气道分泌物增加及脓性分泌物增加（表 12–2）。

气道感染是重要的 COPD 急性加重原因，常见的有细菌感染，非典型细菌感染及病毒感染。10%～20% 患者 COPD 急性加重时存在两种及以上致病菌感染。非典型致病菌中，衣原体和肺炎链球菌感染占 5%～10%，且导致 18% 感染患者需要进入 ICU 治疗。病毒感染占 30%～40%，但仅有 16% 感染需要进入 ICU 治疗（表 12–3）。

呼吸道疾病急性加重期药物治疗

老年患者处于呼吸道疾病急性加重期时，其呼气气流阻力增加，吸

气做功增加,这些会导致呼吸肌肉疲劳。绝大多数关于 ICU 老年患者
COPD 急性加重期治疗指南来源于专家共识,因为缺乏大样本前瞻性随

表 12-2　慢性支气管炎严重分级标准

美国胸科学会-美国内科学会指南

症状轻度加重:存在以下任何一种主要症状,进行性加重的呼吸困难,痰
　　量增加,或脓痰增加伴近5 d内上呼吸道感染,不明原因发热,哮喘或咳
　　嗽,呼吸频率或心率增加20%

症状中度加重:存在三种主要症状,其中两种主要症状恶化的情况

症状严重加重:存在的三种主要症状均恶化的情况

表 12-3　慢性支气管炎急性加重的感染原因

细菌感染

非典型流感嗜血杆菌

卡他莫拉菌

肺炎链球菌

副流感嗜血杆菌

金黄色葡萄球菌

铜绿假单胞菌和其他革兰阴性菌（FEV1＜50%常见）

非典型细菌感染

肺炎支原体

肺炎衣原体

病毒感染

副流感病毒

鼻病毒

流感病毒

冠状病毒

呼吸道合胞病毒

腺病毒

机对照研究。初期治疗包括控制氧流量的鼻导管或面罩给氧治疗,
氧流量控制在维持氧饱和度在90% ~ 92%即可,或者动脉氧分压在
60 ~ 64 mmHg。控制性氧流量治疗需要监测预防高碳酸血症,这可能

会导致肺无效腔量增加和通气/血流比例失调。

吸入支气管扩张剂可以扩张支气管,增加 15% ~ 29% 的 FEV1 和 FVC,持续时间 1 ~ 2 h。随机对照研究提示短效 β 受体激动剂(沙丁胺醇,左旋沙丁胺醇,吡布特罗,比托特罗,非诺特罗,奥西那林,特布他林)和抗胆碱能吸入支气管扩张剂(异丙托溴铵)对急性加重期治疗有类似疗效,且吸入途径疗效强于静脉注射支气管扩张剂。β 受体激动剂起效快,而抗胆碱药物不良反应发生率低,可根据不同病情选择用药。初期治疗通常采用雾化器,因为重症患者无法使用计量吸入器治疗。没有数据支持应用静脉注射氨茶碱治疗老年患者 COPD 急性加重症状。

细菌感染引起的呼吸道急性加重症状可应用抗生素治疗,但是绝大多数对抗生素疗效肯定的研究是在出现多重耐药菌出现之前进行的,且对重症患者抗生素合理选择仍不清楚。危重疾病患者及存在极差预后因素患者(基础 FEV1 < 50% 预计值,并发症,过去 12 个月中存在 3 种及以上加重症状)可能从新喹诺酮类药物(左氧氟沙星,莫西沙

表 12-4　启动正压通气的原则

启动正压通气的原则
识别具有适应证的患者
向患者解释护理流程及检查装备
选择合适的面罩
当患者带上面罩时初调呼吸机处于低压力状态（8 ~ 10 cmH$_2$O 吸气压力,4 ~ 5 cmH$_2$O 呼气压力）
逐步调整呼吸机压力并让患者告知舒适水平
调节氧流量以达到目标氧饱和度
调节面罩避免漏气
监测患者以训练患者适宜的呼吸方式
逐步增加吸气压力以最大程度缓解呼吸困难症状

星)治疗中获益,因为这些患者可能存在革兰阴性菌感染。如果怀疑患者存在铜绿假单胞菌感染(基础FEV$_1$<50%预计值,潜在的支气管扩张,多疗程抗生素治疗无效),环丙沙星是首选抗生素。

前瞻随机对照研究证明全身性给予激素可改善急性加重期患者预后,随着适度气流变化,气体交换快速改善和呼吸道症状治疗失败率及

复发率降低所表现出来。高血糖是呼吸道症状急性加重患者激素治疗的主要并发症。

急性加重期患者的通气支持治疗

正压通气可缓解呼吸肌压力,保护呼吸肌或治疗呼吸肌疲劳。通气支持治疗有面罩无创正压通气模式(noninvasive positive pressure ventilation, NIPPV)和气管插管机械通气模式(表 12-4)。所有住院老年患者处于呼吸道疾病急性加重期伴有呼吸困难者应该被评估使用无创正压通气(NIPPV)支持治疗。即便患者仅存在轻度呼吸性酸中毒也能被NIPPV 改善。遗憾的是仅有 20% 住院患者适合 NIPPV 治疗,主要因为一些患者存在心血管不稳定情况,呼吸骤停,自我清除呼吸道分泌物的能力有限,自主呼吸弱,躁动或者严重脑部损伤(格拉斯哥昏迷评分< 10),无法配合,上消化道出血,上呼吸道梗阻,高误吸风险或者由于面部特征无法找到合适的面罩等因素。最近有研究表明,与气管插管机械通气比较,应用 NIPPV 治疗患者不需要过多的护理以及呼吸内科医师的关注。

评估后不适合 NIPPV 治疗的严重呼吸衰竭患者需要气管插管机械通气治疗。辅助呼吸治疗增加了分钟通气量从而纠正不正常的气体交换状况,缓解呼吸肌压力,改善呼吸肌疲劳状态。急性呼吸衰竭患者进行性气流阻塞,从而减慢呼气气流和延迟肺泡排空。

撤除机械通气(脱机)

大多数 COPD 患者由于呼吸衰竭进行气管插管机械通气治疗,通常在第一个 72 小时内症状得到改善且能成功脱机和拔除气管导管。治疗目标是逆转呼吸道痉挛,缓解呼吸肌疲劳,防止过度通气和避免过度镇静,而这些因素是增加医院获得性肺炎和延迟脱机的重要因素。

预后和转归

COPD 是一种进行性加重疾病,其特点是长期的临床前期阶段和当患者出现临床症状后肺功能逐渐下降往往经过多年时间。一些患者在急性加重期可能出现突然和永久的肺功能丧失。COPD 急性加重需要住院的患者,其死亡率为 3% ~ 4%,但入 ICU 患者死亡率达 11% ~ 14%。呼吸困难是降低生活质量的重要因素。

老年患者神经系统疾病

卒中:发病率和危险因素

卒中是老年患者中第三大致死及致失能的主要原因。美国每年有约 50 万老年患者发生卒中。平均每 45 s 发生 1 例卒中,每 3 min 死亡 1 例。超过 55 周岁的人,卒中发生率每 10 年增加 1 倍。但从 20 世纪末至今,在美国、加拿大及西欧等国家卒中发生率在下降,主要因为对其危险因素的管理改善。危险因素中,最密切相关的是高血压,有效地控制血压可降低卒中风险 40%。糖尿病可能增加卒中可能性,而严格控制血糖可显著降低风险,以及延缓糖尿病引起的血管病变,如视网膜病变及肾病等。

卒中急性期(进入 ICU 48 h)

急性期处理首要的是保证呼吸道通畅和血流动力学稳定。其次,治疗目标为:① 鉴别卒中类型:缺血性或者出血性;② 一旦确诊,启动溶栓治疗;③ 鉴别诊断和治疗相关并发症;第一个目标最容易完成,一旦怀疑发生卒中尽快进行非侵入性增强 CT 扫描即可确诊。出血很容易在 CT 影像中识别,但缺血早期可能没有明显异常。早期 CT 扫描可揭示多种卒中类型:蛛网膜下隙出血、硬膜下血肿、肿瘤或者脑水肿等。对比增强扫描可以鉴别肿瘤与感染。老年患者并存症比比皆是,心律失常或者心肌梗死可能由于脑血管事件引起,因此 12 导联心电图和连续心脏监测在卒中患者中是必须的。同时,诸多其他因素导致老年患者精神状态变化的问题必须尽快观察到及解决。专家推荐在没有禁忌证的情况下,卒中发生 180 min 内启动重组组织型纤溶酶原激活物(recombinant tissue plasminogen activator, rt-PA)的静脉溶栓治疗。rt-

PA 可改善卒中后 3 个月的预后。相对较少的数据资料显示,尽管卒中老年患者可能会有不良预后,但 rt-PA 治疗相关的严重颅内出血发生率并不增加。多种卒中评分表,包括国家卫生研究院卒中量表(NIHSS)可辅助量化卒中相关症状严重程度,从而指导选择最佳治疗方法。

感染

每年美国每 10 万 ≥ 85 岁患者就有接近 2 500 例患者患有脓毒症,因为高龄老年人比年轻人更容易患脓毒症和菌血症。尽管近期有研究表明许多老年患者治疗有效,但递增的年龄因素与菌血症和脓毒症导致的死亡高风险有关(表 12-5)。

老年患者比年轻患者更易感染革兰阴性菌。在一项老年患者与年轻患者社区获得性细菌感染比较研究中发现,大肠杆菌感染易见于老年患者,葡萄球菌易见于年轻患者。不同性质感染至少部分导致年龄相关菌血症和脓毒症生物学差异,比如尿路感染(主要为革兰阴性菌感染),常导致老年患者菌血症和脓毒症,而年轻患者并不常见。

表 12-5 感染类型

感染类型	定义
感染	正常的无菌组织、体液或体腔内由致病或潜在致病微生物入侵造成的病理过程
菌血症	血中有细菌存在
全身炎症反应综合征(SIRS)	全身炎症反应至少有以下两种临床表现:①体温 $>38℃$ 或 $<36℃$;②心率 >90 次/min;③呼吸频率 >20 次/min,伴有 $PaCO_2<32$ mmHg;④白细胞 $>12×10^9$/L 或 $<4×10^9$/L 或 $>10\%$ 不成熟型
脓毒症	存在 SIRS,确诊或怀疑感染
严重脓毒症	出现器官功能障碍并发症
脓毒症休克	即使充足的容量治疗,仍然存在顽固性低血压(如收缩压 <90 mmHg 或平均动脉压 <60 mmHg)

无论是短期住院还是长期住院均存在引起感染的多种危险因素。住院或需要在医疗护理中心长期居住的患者存在并发症高风险,如压疮(常见于细菌感染)、耐药菌定植或感染等。年龄本身并不是耐甲氧西林金黄色葡萄球菌感染(MRSA)的独立危险因素,但高龄患者更容

易暴露于 MRSA 感染相关的独立危险因素中,包括过去 6 个月住院治疗史,过去 3 个月抗生素应用史及导尿管置入史。

老年患者更容易被革兰阴性菌感染,可能导致菌血症和脓毒症。养老院和医院中呼吸疾病及较差的供能状态与患者口咽部革兰阴性菌定植有关。

老年患者患有菌血症或脓毒症,其诊断较难,因为非特异性感染在临床中常见。非特异性临床表现包括精神状态改变,呼吸急促,厌食,乏力,心神不安,虚弱和小便失禁。当老年患者出现此类症状,临床医师应高度怀疑存在感染。值得注意的是,老年患者如果存在菌血症或脓毒症,并不像年轻患者容易出现发热症状。

老年和年轻患者的预后差异

我们都知道疾病的严重程度(如器官功能障碍和急性生理异常)比年龄因素更能影响预后,但老年患者因为易患菌血症和脓毒症而比年轻患者更容易面临死亡风险。

与增加的死亡率相关的独立危险因素有严重的脓毒症,休克,革兰阳性菌感染及已经存在的预后较差的疾病。作为菌血症感染途径的泌尿道似乎与生存率改善有关(表 12-6)。

表 12-6　脓毒症老年患者急性生理学评分、年龄与 28 天死亡率的关系

参数	例数	28天死亡率/%	ARLL	置信区间
急性生理学评分				
0～40	152	12	1.0	1.0
41～60	330	22	1.99	1.14～3.45
61～80	348	36	4.27	2.48～7.37
101～120	75	64	15.67	7.90～31.08
120+	72	85	42.93	21.25～86.71
年龄				
0～44	184	26	1.0	1.0
45～54	116	34	1.33	0.75～2.36
55～64	203	33	1.59	0.97～2.62
65～74	315	35	1.61	1.01～2.55
75～84	285	41	2.31	1.45～3.70
85+	100	42	2.29	1.27～4.11

尽管老年患者易患菌血症和脓毒症且因其死亡风险高,许多老年患者对恰当的治疗反应良好。因此,临床医师必须高度警觉且对老年患者菌血症或脓毒症做出及时诊断,一旦确诊第一时间进行恰当的治疗。

老年危重患者生活质量及改善决策

每当 ICU 住院患者需要介入治疗(如气管切开术),讨论患者对其生活质量的愿望,预后和疾病的进展过程中最佳干预时机是十分必要的,其中最重要的是维持其生活质量,而每一位患者改善决策均不一样。在疾病终末期阶段,讨论自然延伸到死亡问题上。患者及其家属往往关注气管切开后呼吸机依赖和最终对患者生活质量影响的潜在局限问题上。通常他们担心气管切开仅仅只是为了延长生命,而对改善生存质量并无帮助。此外,对于大多数患者来说,气管切开意味着吞咽和言语功能变化。对于医师来说,在进行操作之前解决这些恐惧,提供保存语言和吞咽功能方法,告知现实存在的结果是十分必要的。

气管切开术常见原因包括呼吸道梗阻,慢性返流误吸,需要肺部卫生清洁治疗,延长机械通气时间,进行性神经肌肉功能衰退。对任何一种上呼吸道、上消化道有密切协调功能的器官(呼吸、吞咽或者语言)丧失控制均会导致患者与他人交流与沟通困难。

经皮内镜胃造瘘(percutaneous endoscopic gastrostomy, PEG)置管术是常见的维持或改善营养的喂养方法。表 12-7 列出了经皮内镜胃造瘘置管术适应证。PEG 置管术耐受性好,并发症发生率为 2% ~ 15%,主要为疼痛,出血,感染和腹膜炎。经皮内镜盲肠造瘘(percutaneous endoscopic cecostomy, PEC)置管术主要为了解决结肠梗阻或因结肠运动功能障碍需要顺行灌肠(表 12-8)。PEG 或者 PEC 置管术需要考虑医学伦理问题,在执行操作之前需要与患者及其家属充分沟通讨论手术目的、效益、风险、预后和潜在的疾病等。

表 12-7　经皮内镜胃造瘘置管术适应证

肠内营养
恶性吞咽困难
食管癌
头颈部肿瘤
肺癌
颅内转移瘤伴吞咽困难
良性吞咽困难
辐射引起的狭窄
神经性或神经肌肉性吞咽困难
减压
胃肠道良性病变
胃轻瘫
弥漫性胃肠运动障碍
胃肠道恶性病变
弥漫性腹膜转移癌
恶性幽门梗阻

表 12-8　经皮内镜盲肠造瘘置管术适应证

减压
1. 恶性结肠梗阻
　 结肠癌
　 盆腔恶性肿瘤
2. 良性结肠梗阻
　 结肠假性梗阻（Ogilvie综合征）
　 神经性肠道功能失常
3. 大便失禁
　 顺行灌肠

评分系统

　　评分系统提供了一个总体的定量指标,包括器官功能障碍和生命体征,用以评估疾病严重程度,预后或疾病进程。常用的评分系统见表12-9。这些评分系统可在线计算患者分数。生理评分系统已被用于治疗决策,预后和评价研究,护理质量分析和临床基准。在临床决策过程中,评分系统已被用于确定疾病的严重程度和预测死亡风险。

表 12-9　严重脓毒症或脓毒症休克患者常用评分系统

评分系统	描述
ICU评分系统	
急性生理和慢性健康估测评分（APACHE）II 在线计算网址：http://www.icumedicus.com/icu_scores/apache.php http://www.sfar. org/scores2/apache22.html	死亡率预测工具，包括体温，平均动脉压，心率，呼吸频率，氧合，动脉pH，血清钠，血清钾，血清肌酐，血细胞比容，白细胞计数，格拉斯哥昏迷评分，年龄，慢性健康APACHE IV评分不适合脓毒症患者，APACHE II 评分适合。当APACHE II评分达325时表明重组人体活化蛋白C（rhAPC）治疗是合适的
简易急性生理学评分（SAPS）II 在线计算网址：http://www.icumedicus.com/icu_scores/saps.php http://www.sfar.org/scores2/saps2.html	1994年诞生，与APACHE评分类似
序贯器官衰竭评分（SOFA）在线计算网址：http://www.icumedicus.com/icu_scores/sofa.php http://www.sfar.org/scores2/sofa2.html	描述器官功能障碍严重程度，包括心血管、神经系统、肾、肝、呼吸系统和凝血功能等问题
多器官功能障碍评分（MODS）在线计算网址：http://www.icumedicus.com/icu_scores/mods.php http://www.sfar.org/scores2/mods2.html	描述器官功能障碍严重程度，包括心血管、神经系统、肾、肝、呼吸系统和凝血功能等问题

ICU 老年患者的营养要点

营养不良或营养不足是影响 ICU 老年患者有效治疗的复杂因素。能量消耗随年龄增长自然递减，开始于 30 岁左右，伴随着年龄增长，身体脂肪与蛋白质比例增加。

住院患者的营养不良发生率，老年人较高且常被忽视。危重症患者出现营养不良暗示着较差的预后不良，如疾病过程中营养支持不足。相比那些营养充分的老年患者，营养不良老年患者死亡率较高（表 12-10）。

作为有计划、积极的营养状况筛查方案的一部分，老年患者营养不良诊断可以通过体格检查和实验室检查确定。

营养不良给老年患者带来了相当大的负担。蛋白质营养不良症（PEM）和微量元素缺乏等情况使得治疗变得复杂化，常见于 ICU 中。

表 12-10 老年人营养不良的常见原因

老年人营养不良的常见原因
由于随年龄增长导致各方面功能下降以及家庭、其他社会体系隔离
由于慢性疾病或年龄因素导致的神经性厌食症
解剖或味觉异常引起的咀嚼或吞咽困难
药物滥用或被忽视
财政资源不足

导致营养不良的疾病如胃肠道不完整导致多器官功能衰竭,常见的心肺疾病和感染因素等。营养不良影响伤口愈合,压疮更常见于营养不良老年患者,这使得治疗十分困难。蛋白质营养不良症(PEM)患者常处于严重并发症高风险状态,恢复慢,出院后功能状态差,院外死亡率高。35%~65%住院老年患者存在营养不良。

入院后及时获得患者体重信息是评估营养状态的重要步骤。因为 ICU 患者体型多样,Quetelet 计算其体重指数(BMI)有利于规范体重和身高,提供身体脂肪相对规范的估计:BMI= 体重(kg)/ 身高的平方(m²)。老年患者,如果 BMI 低于 20 预示 1 年死亡率接近 50%;事实上与诊断相比,BMI 可能更有利于预测死亡风险。危重症成人患者 BMI ≤ 15 有着类似的死亡率。这些数据表明,老年患者的最佳 BMI 可能比一般人要高。误导的低热量饮食,旨在动员肥胖患者消耗多余的脂肪,但可能造成营养不良,对于老年患者来说,会造成持续的蛋白质分解使机体情况恶化,造成危重疾病难以纠正。

几种简单的实验室检查指标可以反映机体营养状态,也可以定期随访评估营养支持治疗是否成功。白蛋白是肝脏代谢产物,在充分的热量支持下,由摄入或输注机体的含氮前体合成。尽管人血白蛋白水平可反映营养状态,但多种因素影响其水平使其仅能模糊反映总体营养状况。人血白蛋白水平随着年龄增长下降,年龄大于 60 岁的每 10 年下降 0.8 g/L,但仍然保持在正常范围内。显著的人血白蛋白下降归因于疾病,且应该被积极观察。人血白蛋白显著下降准确预示老年患者死亡率高及预后差。但是白蛋白半衰期为 18 ~ 19 天,限制其在变化急剧的急性代谢和合成功能监测中的适用性。白蛋白替代品有前白蛋白,视黄醇白蛋白。前者半衰期 2 天,不受年龄影响,但会随着激素使用而增加。后者半衰期 12 h,随年龄增加略有下降,在急性肝损伤情况下增加。视黄醇白蛋白经过肾脏代谢,肾功能不全患者其血清浓度增加,这可能会错误地认为肾功能不全患者营养情况完整。

总能量消耗(total energy expenditure, TEE)在危重症,脓毒症及创伤患者中可以增至 40 ~ 50 kcal/(kg·d),在纠正潜在的疾病原因之前很难补充能量。患者总能量消耗越多,越难恢复正氮平衡。仅仅补充营养是无法恢复危重症患者的分解代谢特性,因为此特性受到炎症介质影响远远超过营养不良或者补充能量不足的影响,不会因为大量营养支持而恢复。传统的指南建议:根据平时体重给予25 kcal/(kg·d)营养支持,额外给予蛋白质供应 1.2 ~ 1.5 g/(kg·d),肥胖患者根据理想体重,而不是实际体重进行营养支持(IBW 代表理想体重):超过 150 cm 身高的男性:IBW(kg)=50+2.3(每超过 150 cm);超过 150 cm 女性:IBW(kg)=45.5+2.3(每超过 2.5cm)。用 Harris-Benedict 方程可以精确估计静息能量消耗(REE),计算营养需求量:

男性:REE=66.5+[13.75×体重(kg)]+[5.003×身高(cm)]-[6.775×年龄(岁)]

女性:REE = 655.1+[9.563×体重(kg)]+[1.850×身高(cm)]-[4.676×年龄(岁)]

在一个错误的,企图阻止和纠正炎症代谢中,积极过度供给大量营养素会导致宿主出现并发症和高发病率,使得老年患者无法抵御。此外,肥胖的混杂因素有时出现在营养不良老年患者中,使得最佳的营养支持食谱难以确定。绝大部分研究表明肠内营养是首选,由于其可保存完整地肠道黏膜功能,节省费用及使患者暴露于最低程度风险中,如感染和机械性损伤。这些风险与放置鼻饲管进行肠外营养有关。

危重症老年患者的预后

随着社会人口老龄化,意味着需要医疗照顾的老年人比例增加。由于医疗服务资源限制,客观评价必须恰如其分,如提供给患者(包括老年患者)的积极的重症监护医疗服务带来的可能的成功预后。目前,老年患者占 ICU 住院患者的 25% ~ 50%。2000 年,ICU 医疗费用占住院总费用 13.3%，占整个医疗开支 4.2%，占美国国内生产总值 0.56%。与 ICU 有关的巨大医疗费用开支已经促使金融分析师提高对老年患者医疗费用的限额。有意义的探讨解决了许多重症监护医疗问题，如纠正过度医疗，合适的终止治疗时机，以及许多和经济条件无关并且无法给出合理依据的针对老年患者的医疗。

一个成功地 ICU 准入标准被定义为文化和社会，个人及周围环境均适合的条件下的准入。虽然每个家庭成员秉着"为爷爷做任何事"的格言，这往往代表着特定模式照顾所带来的可能的效益的一种不切实际的评价，而这种可能不应该做。尽管 ICU 是一个临时单元供患者恢复机体功能，但 ICU 中复杂的技术和周密的监护等特性使得 ICU 不仅仅是使患者康复的环境，还是对存在致命情况患者的救治地点。不同患者严重的病情有着不同程度相似性，即经过专业的 ICU 单元治疗与护理，死亡常常巧妙地被阻止，然后逐渐降低治疗与护理级别，转到普通病房、康复病房或者回家康复（无论早晚）。然而，在降阶梯治疗后立即发生，或是住普通病房、急诊留观、康复病房，或者出院回家（早期或晚期）后发生的严重疾病引起的死亡，往往可以巧妙地被 ICU 专业治疗所制止。与老年患者及其家属进行治疗前讨论，无论是在进行复杂手术之前还是刚刚进入 ICU 单元治疗的前几天，必须讨论准确地预后结果，以便促进做出针对性的，合适的进一步治疗决定。研究结果表明，危重症老年患者预后多种多样，由于预后监测时间和广泛地种族不同，后者包括年龄，发病前身体状况，长期医疗护理个人感受情况，患者及其家属对出院后生活质量的客观陈述等。危重症老年患者的预后必须特殊，基于其出 ICU 后需要支持治疗的程度及由于文化、宗教、生长环境等不同带来的个人偏好不同决定其医疗护理的不一样。尽管有些老年患者更倾向于不太积极的治疗，这样可以在生命终末期维持生命的同时医疗费用可以接受，但另一些老年患者即便清楚恢复的期望渺茫甚至没有，也愿意接受复杂的治疗方案，希望能延长寿命。此外，医师对患者治疗意愿可能把握不准确，可能导致终止治疗或者采取保留式治疗（在年轻患者治疗上不会考虑的方式）。需要注意的是年龄可能与更差的预后相关，但大量研究观察到年龄本身并不是决定患者准入 ICU 治疗的重要因素。ICU 治疗后老年患者的生活质量（QOL）不一定比年轻患者差，总体生活质量在中年到高龄（> 80 岁）患者中基本相似。老年患者由于年龄的原因通常患有复杂疾病和并发症,致使他们需要进入医院或者重症监护病房治疗,但这些病情也有可能完全治愈。要知道老年患者的严重病情几乎让所有人感到绝望,但除了绝大部分乐观的医师。尽管有相当比例老年患者无法恢复自理能力,医护工作者每一分努力需要达到正确地诊断和有效地治疗,提供充足的重症监护支持,直到正确认识治疗的有限性已经达到。应该强调的是,医护工作者每一分努力应该尊重患者的自主权,并早日或及时解决他们的治疗意愿。

要点

- 至少 20% ~ 50% ICU 治疗患者年龄超过 65 岁,老年患者 ICU 住院天数占所有患者的 60%。
- 决定老年患者进入 ICU 治疗的因素中,不仅仅基于其并发症,疾病程度,入院前机体情况(包括生活质量),还应该基于其喜欢的维持生命治疗方式。
- 无论患者年龄和性别,血管再通治疗是急性 ST 段抬高型心肌梗死最佳治疗方法。溶栓治疗的绝对禁忌证是出血性脑卒中,颅内肿瘤,活动性内出血或者怀疑有主动脉夹层等情况,老年患者有着高发病率。
- 冠脉搭桥手术的死亡率在患有多种并发症的老年患者中≥ 30%。
- 目前证据表明心脏舒张功能不全是导致至少 50% 患者出现心脏衰竭综合征原因,且随着年龄增加,发病率增加。
- 呼吸衰竭时,正压通气可减轻、预防或治疗呼吸肌疲劳。通气支持治疗可通过紧身面罩无创正压通气(NIPPV)或气管插管机械通气治疗实现。
- 老年患者比年轻患者更容易出现革兰阴性菌感染。
- 营养不良或营养不足是影响 ICU 中老年患者治疗效果的复杂因素。
- 住院的老年患者营养不足发生率高且常被忽视。
- 与营养充足危重症老年患者比较,营养不良危重症老年患者死亡率较高。
- 营养状况差的患者伤口愈合困难,压疮常见,且很难成功治疗。

建 议 阅 读

1.   Alsarraf AA, Fowler R. Health, economic evaluation, and critical care. J Crit Care. 2005;20:194–197.

2.   Angus DC, Kelley MA, Schmitz RJ, et al. Committee on Manpower for Pulmonary and Critical Care Societies （COMPACCS）. Caring for the critically ill patient. Current and projected work- force requirements for care of the critically ill and patients with pulmonary disease: can we meet the requirements of an aging population? JAMA. 2000;284:2762–2770.

3.   Antman EM, Anbe DT, Armstrong PW, et al. American College of Cardiology/American Heart Association Task Force on Practice Guidelines （Writing Committee to Revise the 1999 Guidelines for the Management of Patients With Acute Myocardial Infarction）. ACC/ AHA guidelines for the management of patients with ST-elevation myocardial infarction–executive summary: a report of the American College of Cardiology/American Heart Association Task Force on Practice Guidelines （Writing Committee to Revise the 1999 Guidelines for the Management of Patients With Acute Myocardial Infarction）. Circulation. 2004;110（5）:588–636.

4.   Aurigemma GP, Gaasch WH. Clinical practice. Diastolic heart failure. N Engl J Med. 2004;351:1097–1105.

5.   Bach RG, Cannon CP, Weintraub WS, et al. The effect of routine, early invasive management on outcome for elderly patients with non-ST-segment elevation acute coronary syndromes. Ann Intern Med. 2004;141（3）:186–195.

6.   Brucks S, Little WC, Chao T, et al. Contribution of left ventricular diastolic dysfunction to heart failure regardless of ejection fraction. Am J Cardiol. 2005;95:603–606.

7.   CDC/National Center for Health Statistic. Cardiovascular disease in the elderly. www.cdc.gov/ nchs/. Accessed April 1, 2007.

8.   Crispell KA. Common cardiovascular issues encountered in geriatric critical care. Crit Care Clin. 2003;19:677–691.

9.   Martin GS, Mannino DM, Moss M. The effect of age on the development and outcome of adult sepsis. Crit Care Med. 2006;34:15–21.

10. Rice DP, Fineman N. Economic implications of increased longevity in the United States. Annu Rev Public Health. 2004;25:457–473.

有用的网址及计算器

急性生理和慢性健康估测评分（APACHE）II 在线计算网址：
http://www. icumedicus.com/icu_scores/apache.php http://www.sfar.org/scores2/apache22.html
简易急性生理学评分（SAPS）II 在线计算网址：
http://www.icumedicus.com/ icu_scores/saps.php http://www.sfar.org/scores2/saps2.html
序贯器官衰竭评分（SOFA）在线计算网址：
http://www.icumedicus.com/ icu_scores/sofa.php http://www.sfar.org/scores2/sofa2.html
多器官功能障碍评分（MODS）在线计算网址：
http://www.icumedicus.com/ icu_scores/mods.php http://www.sfar.org/scores2/mods2.html

（史蒂文 · J. 施瓦兹　弗雷德里克 · 塞伯）

第十三章
老年患者与创伤

65岁以上老年创伤患者是一个主要的公共卫生问题。2007年,疾病预防控制中心发现意外伤害是所有年龄阶段第五大致死原因,老年患者第九大致死原因。对于老年患者有一个重要问题需要考虑,创伤造成的伤害可能与年轻人不一样。

由于意外造成的创伤给老年患者带来的后遗症与年轻人不同,这是由于老年患者先前存在的和潜在的与年龄有关的基本生理变化。先前存在的并发症对老年患者死亡率、发病率和性格等预后有着重要的影响。任何一名创伤患者存在心肺疾病,特别是正在进行抗凝治疗的,通常暗示着不祥预后结果。1997年,所有创伤死亡的患者中老年人占25%:超过3.6万名死亡。

在某些情况下,老年患者与年轻患者的预后没有区别,比如严重的创伤,几乎没有生存希望的情况下,两者预后无显著差别,年龄因素显得不那么重要。然而在不十分严重的创伤情况下,年龄是患者预后的关键影响因素。某种受伤程度年轻患者可以活下来,但老年人可能面临着死亡。无论什么年龄阶段,对创伤实行量化十分重要,目前拥有多种可以衡量创伤严重程度的量表。最常用的量表是损伤严重程度量表(the Injury Severity Scale, ISS),该评分系统考虑到损伤的严重程度多达身体的三个部位,并基于创伤的每个部位,允许其中一个预测患者预后:

评分越高,死亡率越大。这个评分系统在评估老年患者时存在缺点,即未考虑已经存在的并发症。与年龄相关的并发症部分解释了老年患者比年轻患者的死亡率高。

创伤患者的抢救模式老年患者与年轻患者并无差别。所有受害者的创伤管理基础依赖于生命支持"ABC"的评估,管理和复苏,从而系统地、快速地和有效地确诊和治疗潜在的威胁生命的问题。从美国外科学院的高级创伤生命支持课程看出,老年患者多种并发症显著影响着老年患者评估和复苏过程。尽管定义大于65岁的患者即为老年患者,有证据表明遭遇创伤的年龄大于45岁患者风险高于45岁以下患者,年龄大于75岁的患者遭遇意外后极易受伤。

创伤患者的初级生命支持—ABCDE—始于系统评估气道,呼吸,循环,神经系统损伤程度和全身检查。正常的生理年龄的变化和已经存在的并发症会影响各方面的生理储备。然而,创伤患者的评估过程是系统的严格的过程以防丢失或延迟伤势治疗,否则会带来可怕的后果。初级评估目的是为了快速确诊和治疗危及生命的创伤,高级评估则是迅速地进行从头到脚的评估用以确诊和治疗潜在威胁生命的创伤。

初级评估

气道

所有创伤患者中,在到创伤室之前老年患者应该额外补充氧气。对高度怀疑气道阻塞可以通过气道评估明确。睡眠呼吸暂停和气道阻塞常见于老年人。老年患者存在相对巨舌,仰卧位时以及肌肉韧带松弛情况下可能增加舌后坠风险从而导致气道阻塞。创伤患者躺在平板上或带有颈托处于仰卧位时,返流误吸风险增加,特别是饱胃患者。胃食管返流和食管下括约肌松弛病史常见于老年患者,此外老年患者也常伴有咽部保护反射降低。这些情况均会导致老年患者返流误吸。

一个明确的气道处理可分为两种情况:气道保护和/或保证通气。当患者可以不用气管内插管时,患者口咽部应该被仔细检查以排除气道梗阻导致的呼吸窘迫。老年患者通常都佩戴假牙,在气管插管前应该把假牙拿去,因为假牙滑落可能导致气道梗阻症状。如上所述,老年患者睡眠呼吸暂停综合征发生率高,于是在镇静或者昏迷老年患者中气道梗阻很常见。在老年患者中,有一个下巴的倾斜和提下颌的动作均可以缓解由于舌体肥大或者上呼吸道塌陷引起的气道梗阻。

创伤患者通常需要通气支持。呼吸不良的潜在原因多种多样,包括药物或神经肌肉损伤引起的瘫痪导致呼吸骤停,由于创伤导致的感觉平面改变和胸壁损伤等。即使未出现完全的呼吸衰竭,患者如果存在呼吸力度不足也会表现为呼吸急促、缺氧、高碳酸血症或者发绀等。这些情况都应该建立气道。此外,患者如果因为颅脑损伤存在反应性降低也需要通气支持,可以在脑疝出现时行过度通气。通常此类患者格拉斯哥昏迷评分≤ 8 分(表 13-1)。

表 13.1　颅脑损伤的格拉斯哥昏迷评分量表

表现	评分
睁眼	
自发睁眼	4
语言吩咐睁眼	3
疼痛刺激睁眼	2
无睁眼	1
语言	
正常交谈	5
言语错乱	4
只能说出（不适当）单词	3
只能发音	2
无发音	1
动作	
按吩咐动作	6
对疼痛刺激定位反应	5
对疼痛刺激屈曲反应	4
异常屈曲（去皮质状态）	3
异常伸展（去脑状态）	2
无反应	1
将三类得分相加（最低3分，最高15分）	
严重的颅脑损伤	3~8
中度的颅脑损伤	8~12
轻度的颅脑损伤	13~15

一些额外的因素可能导致老年患者气道具有挑战性,需要气管插管。正如之前提到的,假牙在气管插管前需要拿去。由于老年患者分

泌物减少,鼻咽部比年轻人更脆弱,更容易出血或者损伤,这可能使得插管时视野模糊,特别是反复尝试插管的情况下。许多老年患者患有心脏疾病且长期服用抗凝和抗血小板药物,这些可能导致出血倾向。所有的创伤患者在整个气管插管过程中应该保持颈椎稳定和处于中线位置。

老龄化与器件钙化和韧带钢化有关,先前存在的类风湿关节炎,强直性脊柱炎,胸椎后凸畸形和颞下颌关节退变可能导致困难气道。因此创伤患者气管插管时,设备和有经验的医师十分重要。

呼吸

老年患者由于年龄关系解剖和生理性发生变化使得呼吸储备功能下降。此外,肺疾病如慢性阻塞性肺疾病发病率增加。老年人患有严重或终末期肺疾病的需要依赖家庭氧疗,或者持续低氧呼吸驱动装置以维持足够的通气支持。这些患者创伤后必须接受额外的氧疗,特别在面部受伤的患者中不应该有持续缺氧状态存在。氧疗可以通过面罩或鼻套管给予,具体采用何种方式需根据患者伤情决定。如上所述,应该尽早考虑气管插管,特别是二氧化碳监测仪或血气分析仪提示二氧化碳分压升高的情况。老年患者生理储备能力下降,因此尽早制定稳定心肺功能的治疗措施十分必要,应该早于受同程度创伤的年轻患者。

由于骨质疏松和软骨的减少,老年患者更容易发生肋骨骨折。肋骨骨折是老年患者死亡的独立预测因子,特别是伴有肺挫伤、血胸或气胸。肺部并发症如肺炎,肺不张和呼吸衰竭等在老年患者中十分常见。合理地液体复苏十分关键,即便是健康的老年患者也易发生肺水肿,因为可能存在与年龄或者疾病相关的心脏舒张功能障碍。

循环

老年患者的复苏目标与所有创伤患者相同,均为了恢复内环境稳定。老年人正常生命体征采取慎重判断态度,建议尊重可接受的生理终点。伴有高血压和心肌缺血的老年人其正常血压和心率与年轻患者不同。伴有高血压性血管病变的老年患者需要较高的血压维持器官灌注。此外，老年患者长期服药，药物对心血管系统、肾脏系统和基本生理反射有影响。比如患者服用 β 受体阻滞剂，可能出现误导的令人安心地缓慢心率，在即将发生休克的情况下该药会阻断代偿性心动过速。同样的，经常使用利尿剂与慢性容量不足和电解质的消耗有关，包括钠、钾和镁。这些情况可能导致老年患者血压不稳定。

从实验室检查角度来看，成功地复苏是纠正了酸中毒，这适用于所有的创伤受害者。常用的酸中毒指标包括乳酸，碱缺失和混合静脉血氧饱和度。创伤往往伴随着大量失血，而维持老年患者最佳的血红蛋白量仍然存在争议。目前专家共识建议年龄高于 70 岁的患者其血红蛋白维持在 10 g/L 以上，但这个观点的研究仍然在继续。

若患者使用抗凝治疗，包括血小板抑制剂和抗凝血药，可能使得老年创伤患者的管理复杂化。老年患者的多种常见并发症需要预防血栓，房颤，心脑血管意外或者心肌梗死，心脏支架植入术后，肺栓塞和心脏瓣膜置换术后等。因此，常有老年患者服用抗凝药物史。抗血栓形成药物、血小板和新鲜冰冻血浆是快速纠正此类患者凝血异常的关键干预措施。建议采用悬浮红细胞，新鲜冰冻血浆和血小板 1∶1∶1 的比例对持续出血患者进行液体复苏。

虽然肺动脉导管监测逐渐淡出 ICU 治疗应用，但是老年创伤患者尽早使用有创监测手段是有益的。在老年患者治疗中采取积极的监测手段进行液体复苏可以改善其死亡率，这与其他年龄段患者不同。对于所有创伤患者来说，不考虑监测策略情况下，延缓出血源的控制预示着较差的预后。

服用多种药物和多种并发症可能影响老年患者复苏效果。全面的病史，包括心血管疾病，糖尿病，慢性肾功能不全等药物治疗史应该被询问。准确的用药清单应询问家人和医疗记录，这可以提供潜在的并发症的重要信息以及可能的药物相互作用。虽然心血管药物如 β 受体阻滞剂、钙通道阻滞剂和利尿剂，最常用于老年患者，精神药物在老年人群中也很常用。全面了解老年患者的药物治疗，可以改善预后及有助于给予必要检查和计划治疗策略。

神经系统缺陷

神经系统疾病常见于老年人,无论神经系统缺陷是因为创伤出现还是既往存在均会给创伤老年患者救治带来巨大挑战。无论老年人基础情况如何,其受到外伤时常常需要怀疑存在年龄和疾病相关的中枢神经系统病变。硬脑膜上的交通静脉容易破裂形成硬膜下血肿。动脉系统中的粥样斑块更容易分解脱落导致脑血管意外。评估老年患者意识混乱时不应该完全认为是因为年龄问题,任何一种感觉下降的临床表现,如意识混乱或者新出现的感觉减退均应该被检查和评估。应该行脑部和颈椎 CT 平扫检查,磁共振成像(MRI)检查也十分必要,用以协助诊断。许多老年人存在与年龄相关的脑皮质萎缩,神经检查需要比年轻患者更加细微。此外,老年患者可能存在潜在的颈、腰椎间盘病变,在脊髓冲击创伤过程中可能导致椎间盘突出。老年患者可能出现延迟的脊髓损伤,因此在怀疑脊髓不稳定的情况下,进行连续监测十分必要。老年患者创伤原因微妙,如直立性跌倒,一个简单的人行道行走跌倒等均会导致创伤。值得注意的是,年龄高于 70 岁老年患者即便只是小小的损伤也应该高度怀疑存在神经损伤。

全身检查

老年患者体温调节能力显著受阻,由于其皮肤,结缔组织,血管及与年龄有关的基础代谢率下降等广泛变化引起。老年患者对环境温度的下降反应能力改变,此外老年患者对面部低体温的血管收缩效应能力降低,用以增加热能的颤抖也不十分有效。这些生理变化使得老年患者存在更高的低体温和潜在感染风险。积极的早期监测有利于维持体温。老年患者由于免疫系统功能减退,更容易发生创伤后严重感染。因此,除了适当地清理伤口及应用抗生素治疗,简单的破伤风免疫治疗不应该被忽视。

高级评估

一旦初步检查完成,应该进行彻底地高级检查,包括一个从头到脚检查,以评估不会立即危及生命的伤害。

骨质疏松症常见于老年患者,创伤时比年轻人更可能发生髋部骨折,耻骨骨折,肱骨骨折,肋骨骨折和脊柱损伤。建议通过完整地骨骼检查,包括运动范围的检查,评估骨折和其他软组织损伤。至少,任何一个可见的或明显的畸形或运动范围减低应该行 X 线片检查以排除骨损伤。这些部位的固定应谨慎进行,因为年龄和疾病相关的软组织和结缔组织变化可能导致皮肤破损和溃疡形成。长期制动可能导致更差的预后和影响远期生存率。

对于所有的创伤受害者,高级检查包括一个完整的系统检查,应包括仔细的胸部,腹部和骨盆的体检。临床检查可辅以心包及腹腔快速超声检查,也被称为创伤重点超声评估法(focussed assessment sonograph trauma, FAST)或腹部创伤超声重点评估法。

当遇到年龄较大的受害者时,工作人员应该警惕老年人受虐迹象,特别是认知功能障碍的老年患者。受虐的迹象包括卫生条件差,脱水以及身体的多处伤痕等。如果一旦怀疑老年患者有被虐待迹象,应该在安全环境中进行仔细、彻底询问病史及体格检查。如果有虐待的嫌疑,则应通过适当的社会服务渠道进行进一步调查和跟踪。

总结

总体而言,老年创伤患者液体复苏和治疗的目标与其他受害者一样。一项评估包括完整地初级评估集中于 ABCDE 步骤(气道,呼吸,循环,神经系统损伤程度和全身检查),其次是完整的高级评估才能明确立即和潜在的危及生命的损伤。如果能理解老年人解剖和生理改变,了解完整地并发症病史和用药史,进行密切的监护,将为创伤老年患者营造最佳的预后。

要点

- 创伤患者合并其他病症预示着更差的预后和死亡率。
- 存在心肺疾病,特别是抗凝药物应用预示着更差的预后。

- 对老年患者的评估,如同其他创伤患者,应以系统的方式按照美国外科医师的高级创伤生命支持课程内容实施。
- 系统评估应该包括初级评估,可确诊立即危及生命的伤害;高次评估,可确诊潜在危及生命的伤害。
- 利用 ABCDE 步骤进行气道,呼吸,循环,神经系统损伤程度和全身检查可快速对患者病史进行系统、及时回顾。
- 老年患者可能存在生理和解剖变化,会影响 ABCDE 的评估。
  ——假牙,增加误吸风险;强直性脊柱炎增加气道评估和气管插管的挑战。
  ——无论是否存在慢性阻塞性肺疾病,创伤老年患者不应该存在缺氧情况。
  ——复苏的终点应该包括乳酸,碱缺失和混合静脉血氧饱和度的检测。在对老年患者抢救时应尽早实施肺动脉导管监测。
  ——意识混乱,迟钝和焦虑应该排除诊断:病因不应该归因于患者年龄或中毒。
  ——应该更好地预防低体温的发生。
- 由于骨质疏松症及其他并发症,老年患者更容易出现骨折和其他肌肉骨骼损伤。
- 应该在所有的创伤老年患者和有反复明显外伤史的老年患者中有意识怀疑被虐迹象。

建 议 阅 读

1. American College of Surgeons: Advanced Trauma Life Support Program for Doctors. Chicago: 2007.
2. Asensio JA, Trunkey DD. Current Therapy of Trauma and Surgical Critical Care. Philadelphia: 2008.
3. Feliciano DV, Mattox KL, Moore EE. Trauma. New York: 2008.
4. Flint L, Meredith JW, Schwab CW, et al. Trauma: Contemporary Principles and Therapy. Philadelphia: 2008.

（苏雷什·阿加瓦尔　鲁宾·J.阿佐卡）

第四部分
专科领域

第十四章
老年心血管系统与麻醉

　　心血管系统随着年龄的增加必定会出现一些变化，正如心血管疾病是老年患者常见病是一个道理。因此，为了能有效地治疗老年患者，麻醉医师应全面掌握机体老化及疾病给老年患者带来的负面影响，同时还要熟悉麻醉将会对老年人心血管系统的稳态产生影响。

活动量与耐受能力

　　老年患者生理储备量减少造成对血流动力学不稳定的代偿性反应的能力下降。随着年龄的增长，心脏对交感神经的刺激敏感性降低，但对副交感神经的刺激反应保持不变。副交感神经的活性降低，即使是该神经的反应完全消失也不会对机体产生太大的影响。然而这种调节所带来的负效应则是心率和心肌收缩能力的下降，是机体的最大心率的耐受能力降低，这种调节方式对机体的影响是不可逆的。老年患者为保证足够的心输出量，左室舒张末期容积（LVEDV）代偿性的增加。

　　随着年龄的增加，最大心率、耗氧量及有氧代谢的能力呈下降趋势。纵向研究结果与早先的横向研究结果有所不同，纵向研究认为老龄化可以作为主要研究原因。必须肯定的是耐力训练的确能降低老化对最大耗氧量，心脏舒张能力以及动脉硬化的负面影响。

与年龄相关的生理变化

细胞的变化

老化在基因转录和表达水平上已经发生变化。与这一理论相关的机制包括氧化损伤,非酶糖基化,细胞凋亡和炎症。在哺乳动物中,活性氧(ROS)的产量增加和细胞对 ROS 的敏感性增强,导致细胞损伤的增加和线粒体功能的降低。在细胞水平上与年龄的变化,例如肌质网中减少一个 ATP 酶的翻译将能导致肌细胞的长期松弛。

心脏结构变化

肌细胞属于终末分化的细胞不能再生。随着年龄的增长细胞凋亡(程序性细胞死亡)和细胞坏死导致心肌细胞数量减少,与男性相比这一现象在女性患者中较为明显。机体的正常老化过程中为了弥补细胞数量的较少细胞体积相应性的增大(肥大)。心肌细胞数量减少,但是成纤维细胞活跃并产生胶原,最终结果导致心脏出现与年龄不相符的大量纤维。

随着年龄的增长窦房结(SA)的功能和传导系统可能会受损。老化导致心脏纤维化和脂肪沉积,以及窦房结细胞数量下降,这可能是导致心律失常(心动过速或过缓,病态窦房结综合征)的一个原因,除此之外,随着年龄的增加淀粉样蛋白沉积物通常积聚在老年患者的心脏上,这些沉积物有可能干扰心肌传导通路提高心房纤颤的风险。需要引起我们注意的是淀粉样蛋白在心脏功能方面及心肌生化方面发生原发性淀粉样变性将有可能导致限制性心肌病。随着年龄的增长纤维化会影响心脏的所有细胞,加重传导阻滞,造成心脏进一步肥大最终导致房颤的发生。

钙化和老化造成通道成环状扩张。在 80 岁老年患者尸检报告中发现有 47% 的主动脉瓣和 39% 二尖瓣瓣膜发生瓣膜钙化。主动脉瓣膜随着年龄的增长常常表现为进行性瓣狭窄。老年患者钙化的二尖瓣常局限成环状,若进展到瓣叶就有可能导致二尖瓣狭窄。

心肌功能

代偿机制(下)允许静息心输出和静息收缩功能确保老年人的正常生活需求。动物研究表明,乳头肌收缩功能也保存(表 14-1)。

表 14-1　老年心血管系统的功能性改变

安静状态下的左室射血分数	
与年龄正相关	与年龄负相关
左室舒张压	β 受体的作用效率
心肌舒张时间	动脉的顺应性
心肌张力	最大活动量的耐受力
收缩压	压力感受器的敏感性
心肌缺血	心脏最大频率
心房收缩对对舒张期	
心室充盈的影响	舒张松弛的力度
舒张功能障碍	早期被动舒张

舒张松弛度的降低部分原因是肌浆网钙 ATP 酶衰老的影响。心室舒张需要能量,某种状态下可以进一步改变或增加对能量的需求,如缺氧或缺血性发作的状态。LVEDP 受到长时间的松弛度及左心室硬化度增加的影响。年轻人心室充盈多发生在心室舒张早期,少部分充盈来自舒张晚期,晚期充盈是由心房收缩形成的,但这个充盈量常会收到各方面影响,如心室率过高或房颤等使两个运动不协调的情况下发生。这些现象的最终结果可能导致突发性的心力衰竭,并可以解释老年人舒张功能不全心脏衰竭发病率高(30% ~ 40%)的原因。

老年人心室和血管的顺应性降低是导致心室压力增加的主要原因,心肌肥厚作为代偿状态出现,输液,盐分的摄入量及位置的变化均能增加老年人的心脏负荷。另外,老年人的舒张末容积也是增加的。

血管结构及顺应性(表 14-2)

随着年龄的增长,血管构建中的脂质和胶原蛋白的量较前增加,另外矿物质大量沉积在血管床这些原因均成为影响外周动脉松弛的主要原因。有传导功能的肌肉层增厚、弹性蛋白减少,胶原蛋白增加的程度、形状、方向,以及内皮细胞的数量均有可变性。上述变化增加了湍流的流动、导致血管沉积脂质或中断/夹层。老年人的慢性感染可以使炎症和动脉粥样硬化的危险性增加。随着年龄增长内皮功能有降低的倾向,这一变化可能是由于疾病状态如高胆固醇血症和高血压的原因,其可以降低内皮细胞生产一氧化氮(NO)的量,后者可以对血管舒张功能有促进作用。

表 14-2　与年龄相关的血管结构的变化和影响

与年龄相关的血管结构变化与影响
增加血管内膜的厚度
增加动脉粥样硬化的发生率
增加血管壁的厚度
增加胶原交联和弹性蛋白酶活性
收缩期高血压
左室壁增厚肥大
增加脑血管意外的风险
增加动脉粥样硬化
血管张力的变化
降低一氧化氮产生和效果
增加血管硬化和高血压
早期的关节硬化
体力活动耐受力下降
活动受限
功能失调
对高血压的负效应进一步发展到心脏衰竭

　　大动脉扩张,内膜增厚、中央血管壁硬化均是发生收缩期高血压的易感因素,不仅加快脉搏的传导速度同时拉大了脉压差,而且这大大增加了老年人患心血管疾病的风险。随着时间的推移,动脉的顺应性下降,弹性降低,韧性增强,这些变化造成的结果是血管扩张性的降低及更高的脉速,当上述现象传递给心脏时则会造成心脏后负荷的增加,进一步发展会导致左心室肥厚,临床上称为收缩期高血压。与男性相比女性保持主动脉顺应性较强并维持到绝经后,一旦绝经动脉的顺应性迅速下降,除非接受雌激素的补充否者不可逆转。

　　一般情况下,动脉老化是心血管疾病恶化和影响预后的危险因素。随着年龄的变化又与并发症形成恶性循环,如糖尿病、高血压和终末期肾脏疾病。

冠状动脉血流量

冠脉血流的减少是由于脉搏反射回心脏时间的变化引起的。青壮年的脉搏波与舒张期中重合，能够增加冠脉血流的填充量，但是在老年人，其在收缩期后负荷增加时出现。

自主神经的变化与直立性低血压

老年人压力感受的敏感性和 β 受体的功能是降低的，造成其心脏对交感神经和副交感神经的刺激反应不同，这样就降低了 Ca^{2+} 的转运进一步减少心脏收缩强度。副交感神经的张力降低，迷走神经传导作用也下降，然而交感神经系统活动几乎保持仍然不变。去甲肾上腺素水平与年龄的增长成正比，这样体内儿茶酚胺的水平升高，但老年人的心脏对去甲肾上腺素的反应却降低了，该现象可以用 β 受体脱敏进行解释。可见 β 受体反应的下降在老年人的最大耐受心率下降的原因中起着至关重要的作用。

与年龄相关的自主神经功能的紊乱其特点是在压力感受器功能下降和对 β 受体的反应性降低，诱发老年患者体位性血压不稳。在超过 75 岁的老年人中有 30% 的患者出现体位性低血压。体位性低血压的定义认为凡是收缩压下降 20 mmHg（或舒张压下降 ＞ 10 mmHg）以上。当然此分析排除了高血压患者。

老年患者潜在的心血管疾病

由于心血管疾病的影响显然增加了老年患者麻醉和手术管理的风险。以下对常见的心血管并发症进行一个简短的总结。高血压是老年人的常见病。单纯的收缩期高血压定义为收缩压超过 160 mmHg、舒张压 ＜ 90 mmHg，及有限的脉压差等因素均涉及围术期心脏发病的危险性。高血压是冠状动脉疾病，最终可以成为其他终末器官损害的因素，如脑血管疾病和肾功能不全。如果高血压控制不佳，患者在麻醉状态下更易出现血流动力学不稳定。慢性高血压患者生活状态下需要高于常人的平均动脉压来维持自身的组织灌注。由于麻醉药物常常会降低血压,术中有可能降压过度出现低灌注和器官功能障碍。一般来讲,如果收缩压低于 180 mmHg、舒张压低于 110 mmHg,并且不合并器官功能障碍的患者,我们不主张给予麻醉诱导前的降压措施。压力高于这个限制并且无视觉变化或精神状态改变等临床症状我们可以给予药物控制血压,不需要推迟手术;但是实施手术的同时也应考虑到的围术期高血压的后果,若药物降压不理想可以考虑推迟手术。术后高血压在慢性病患者高血压患者中常见,术后我们应尽量排除可能加重高血压的因素,如疼痛、高碳酸血症和尿潴留等。排除影响因素后血压仍未恢复到基线值的 20% 以内,这时可以考虑给予静脉降压药物进行治疗。

充血性心力衰竭是 65 岁以上的住院患者死亡的常见原因。老年人中,收缩性心力衰竭较常见,而舒张性心力衰竭占所有心力衰竭的1/3。舒张性功能障碍主要是排除性诊断,但是也可以使用超声心动图诊断。利用超声心动图,使用二尖瓣血液流入模式,组织多普勒,肺血液流入模式,以及血流速度可以用来表明舒张性功能障碍损伤的迹象。无论是收缩性心力衰竭还是舒张性心力衰竭,有症状的心力衰竭是老年人术后不良的危险因素,包括死亡。

心律失常在老年心血管疾病中占有很大比例。60 岁以上的健康成年人房颤发生率是年轻人群的 10 倍。弗莱明汉科研小组发现,70 岁或以上的老年人中 16% 男性及 7% 女性有单纯性房颤(无其他潜在心脏疾病),他们的卒中风险是其余人的 4 倍。房颤的治疗包括控制心室率和抗凝治疗。老年人除非有临床症状,采取经药物或者电复律,经皮或者手术切除恢复窦性心律,否则一般不予以治疗。老年人中其余常见的心律失常包括病窦综合征和阵发性房型心动过速。心脏起搏器在老年人中较常见,在手术中常常要求重新设置起搏器或使用磁铁。合适的紧急起搏设备用于起搏器依赖的患者。

虽然不完全是老年人的一种疾病,但是心肌缺血明显随着年龄的增加患病率增高。与不稳定型心绞痛患者相反,控制良好的心绞痛在围术期发生并发症的风险较低。不稳定型心绞痛患者应根据 ACC / AHA 指南进行诊治,必要时需要紧急心脏科医师会诊。患者近期有心肌梗死(MI)的历史发生再次梗死的风险将增加;急性心肌梗死应考虑到推迟择期手术 3 个月。最近实施过经皮血管重建术的患者应基于支架放置的类型考虑是否需要再次手术和延迟手术的时间。裸金属支架放置需要 4～6 周抗凝时间，药物洗脱支架放置至少需要 6～12 个月，手术通常推迟的时间一般大于这个时间段，否者抗血小板治疗将会持续整个围术期。2010 年通过回顾性分析往年近 2 000 例患者的情况表明无论是裸机或药物洗脱支架延迟手术 6 周以上能明显降低手术并发症的风险。这个研究的结果并不是说明大于 6 周后的时间段是安全的，因为这个仅仅是一个评价手段，使用的是手术后 4 周内的统计结果。当然也有部分患者使用支架是解决心肌缺血而不是慢性失血，这部分患者围术期的结果往往不能令人满意。

　　心脏瓣膜病的中老年人在围术期的发病率和死亡率显著增加。主动脉瓣狭窄的发生与年龄的关系越来越密切，有研究表明瓣膜钙化与年龄具有相关性。主动脉瓣狭窄将会渐进性地导致左心室肥厚，直至发展到左心室扩张。主动脉狭窄的患者换瓣的指征是指如果瓣膜面积 < 1 m^2 或心室功能明显下降，出现晕厥，心绞痛，或呼吸困难的症状。这些患者需要进行择期手术瓣膜置换。对于接受手术的中度主动脉瓣狭窄的患者，我们需要控制心室率，增加心肌收缩力并控制 BP。并存有其他瓣膜病变的老年患者，我们需要注意是否合并舒张功能障碍。老年患者常表现为血容量减少的状态，这是因为随年龄的增加机体渗透压降低的原因。血容量不足常在空腹进行手术的时期加剧。在围术期血容量不足具有挑战性，尤其是患者共存舒张功能障碍和承受容积负荷的能力有限的基础上。

麻醉影响

　　以下部分将突出讲解的老年患者术前相关的心血管问题。

麻醉前评估

　　对于老年患者来讲术前心血管系统的评估是麻醉前评估的一个关键要素。心功能是术前评估的重要对象，因为可以根据心功能的评估结果来预测术后心脏病发病率和死亡率。有人质疑认为对患者日常活动代谢当量(METS)的评估不能代替传统的有规律的运动形式,因为后者才是评判运动耐量的有效方法。美国心脏病协会(ACC/ AHA)指出在欧洲的一些国家将心功能与其他的预测方法相结合,并建立了心血管风险的基线,同时还划分了手术风险低(< 1%),中(< 5%),和高(> 5%)。老龄化对预测的结果影响较小,真正影响心血管风险的主要预测指标是充血性心脏衰竭和心脏瓣膜病。心脏衰竭的症状是关键点,这是于围术期未纠正失代偿的充血性心力衰竭的结果。中老年人体格检查有可能发现一些可能影响心血管结局的并发症。体格检查中如果发现水肿,颈静脉怒张,肝颈静脉回流,心脏奔马律,肺部啰音及黏膜检查异常等情况应该评估机体容量状态。在心脏体格检查中如果发现杂音和节律紊乱时,应该寻找心脏肥大的证据,如心尖移位或者心前区隆起等证据。颈动脉听诊应注意是否存在杂音作为颈动脉狭窄的证据。

实验室检查和影像学检查可以帮助评估老年患者的心血管系统的现状。贫血和电解质紊乱会引起中老年人的心血管疾病发生率增高,根据术前实验室检查如血细胞计数和血生化均可以从中选择对我们有帮助的术前评估。进行抗凝治疗的患者,围术期对凝血状态的术前评估尤为重要。在老年患者中,脑钠肽(BNP)水平特别是筛选卧床患者的心血管疾病具有一定的作用,但这个评估还需要进一步的研究。超声心动图可以提供给我们心脏功能的变化,同时观察患者是否合并心脏的并发症,如心肌梗死病史(MI),充血性心力衰竭,或心脏瓣膜病。虽然通过 X 射线和心电图是往往能完善术前患者评估,但是不能直接预测上述患者的结果。

对于术前常见心血管疾病治疗的建议

66% 的老年人服用四种或以上的处方药,以心血管药物最为常见。围术期合理使用 β 受体阻滞剂是很重要的。正在服用 β 受体阻滞剂的患者应在术前继续服用,避免停用后产生戒断综合征及减少术中发病率。具有心肌缺血风险或者正处于心血管风险的患者,如果要进行高风险手术,那么应该考虑围术期使用 β 受体阻滞剂。平衡实验证明,在中、低危非心脏手术的围术期,如果给予轻微心血管疾病迹象的患者开始服用 β 受体阻滞剂,那么患者的卒中及死亡率风险均会增加。这项研究有一些方法上的问题,包括收缩压降至 100 mmHg,相应的药物剂量,缺乏生理的调定点比如血压和心率,因此,它的实用性值得怀疑。然而,目前大量研究并不支持高龄患者在高风险手术围术期使用 β 受体阻滞剂,如血管搭桥术。同样,也没有临床证据显示低、中危心血管手术是否应使用 β 受体阻滞剂。

血管紧张素转移酶抑制剂和血管紧张素受体阻滞剂长期使用可以改善心室功能,并且对高血压和充血性心力衰竭的管理是有益的。然而,它们在麻醉诱导过程中可以提供显著的降低血压。大多数手术,这类低血压可以使用升压药恢复,如肾上腺素,但是顽固性低血压未见报道。一般来说,术前使用这些药物是合理的。

围术期利尿药的使用值得认真思考。鉴于麻醉期间,循环血量对维持血流动力学稳定的重要性,手术当日不应使用利尿剂维持机体动态平衡的,但是考虑到长期使用利尿剂的患者的尿量可能有利尿剂依赖性。如果停止使用利尿剂,可乐定和其他 α₂ 受体激动剂的使用会产生反弹性高血压的风险。与麻醉药物协同会导致低血压和心动过缓,还可以影响麻醉程度。

长期使用硝酸盐药物治疗心绞痛的患者增加围术期心脏并发症及死亡的危险。这些药物的混合作用是否降低术中心肌缺血时间,答案并不明确。

正在进行抗凝治疗的患者,术前评估凝血状态,例如为搭桥手术从服用华法林长效抗凝药物到短效抗凝药物(肝素或依诺肝素),这些在围术期应当准备。继续使用血小板抑制剂阿司匹林或氯吡格雷应当依据手术种类个体化治疗。

术中监测与管理

预测并积极管理中老年人血压的不稳定因素。合理的策略包括保持血压浮动在 20% 基线范围内或者平均动脉压至少维持在 50 ~ 150 mmHg。对于已知或者怀疑冠状动脉疾病的患者,建议平均动脉压＞ 60 mmHg 以维持冠状动脉的灌注。老年患者血压的改变常常因为外周血管阻力的变化，因此使用 α 受体激动剂如去氧肾上腺素即可纠正。相反，因为外周血管阻力升高导致老年高血压，所以增加麻醉深度常常是管理围术期高血压最有效及首选方法。

老年人的心率变化可接受的范围通常较窄。鉴于心肌肥厚高发病率（可有效代偿卒中时血流量），心动过缓可显著降低心输出量。相反，冠状动脉疾病的高发病率也可导致心动过速。因此，这类人群的心率维持在 60 ~ 80 次 /min 是比较理想的。

鉴于静脉和心肌的硬化，这个年纪的心血管系统储存过剩血容量就有些困难。因此，这些血容量就被分流到其他组织，如心脏、肺，最终导致心脏衰竭和 / 或肺水肿。尽管如此，仍然需要高的充盈压来代偿舒张期的低顺应性。因此，低血容量是不可取的。血容量的管理常常效果不佳，因肾功能减退、尿量减少、利尿剂依赖性导致尿量不是一个可靠的血容量指标等因素。鉴于容量管理的难度，使用液体管理来纠正低血压仅用于潜在低血容量或者急性失血情况下。

心血管疾病风险的非心脏手术，评估血容量和心功能的传统方法包括中心静脉压（CVP）和肺动脉导管检测（PAC）。PAC 的放置是侵入性的并且耗时的。没有随机对照试验结果数据支持 PAC，因此不提倡常规的使用。而 CVP 仍然作为血管通路和监测血流量而常规使用，并且已经被证实限制性的并且与后者的方法不同。经食管超声心动图已经成为围术期评估血容量及心室功能的工具，但是需要专业操作者决策。超声心动图的舒张末期容积与血容量相关，但是持续性的监测有些费力。

动脉插管允许监测压力，采集血样，分析波形，这成为高风险老年患者较好的监测选择。在大多数进行机械通气窦性心律的患者，脉压变化，收缩压在较小程度变化，低血压事件已被证实可以用来预测血容量反应性。提供动脉波形的设备，用来评估心输出量同时可用于商业及作为监测心功能的一种趋势 。

其他非侵入性监测心脏功能和血容量的设备也存在，比如脉冲体积描计得出变异指数，呼吸二氧化碳重复吸入得出心输出量等市面上都有出售，有希望作为非侵入性技术监测心脏功能及血容量。

药物的选择

老年人药物选择的原则目标包括维持内环境稳定及避免并发症。常见的解决方案包括药物剂量和含量的减少,改变用药次数。以下评论所关注的是心血管和血流动力学的稳定。

从精神状态的角度来看,术前用咪达唑仑可能有缺陷,它不是一个实质性的心脏镇静剂,当小剂量使用时只有轻度血管扩张作用。因此,从心血管的角度来看,如果是需要改善术前焦虑尽管已经详细咨询和安慰过患者,给予滴注的小剂量(0.05 ~ 0.15 mg/kg)在老年人中可能是有用的。对于心血管系统脆弱的患者,注入更高的剂量的麻醉剂是心脏麻醉管理的主要方法,但一定要保持平衡特别是脆弱的受试者。

如果某种滴注法适当的话,大多数诱导药物可以使用。由于诱导药物具有长效血管扩张的效果,丙泊酚应该给予起始标准诱导剂量的50% 或更少。而研究表明,80% 的标准剂量(1.5 ~ 1.8 mg/kg)表明可能有效,缓慢诱导使用低剂量(0.8 ~ 1.2 mg/kg)通常可能产生低血压致昏迷。诱导期间可能产生心动过缓,尤其是口服 β 受体阻滞剂的患者。在预测 SVR 降低的期间,采用血管收缩剂合理的预处理患有重大心血管并发症的患者,如在诱导期间,使用去氧肾上腺素维持血管紧张度。依托咪酯在诱导药物中对心血管的影响最小,这使得它是患有心室功能差,血容量减少,或明显依赖预加压(如严重主动脉瓣狭窄)患者的一个最好选择。在诱导剂用量方面,氯胺酮可产生心动过速和心肌抑制。因此,它是心血管疾病患者的较差选择。小剂量(0.02 ~ 0.04 mg/kg),用作常规镇静作用的一部分,可能不会产生明显的一定程度的心血管不良反应,可适度减少丙泊酚和苯二氮䓬类的使用,但在这方面需要进行进一步的研究。硫喷妥钠导致心肌抑制,心率增加,血管舒张。而这些影响可以通过减毒(基于重量的 80%)和缓慢的剂量来减少,这种不利的血流动力学现状使得它在患有显著心血管疾病的患者中不受欢迎。

吸入麻醉药在健康老年人中有较好的耐受性。然而,那些患有心血管疾病需要谨慎使用。所有挥发性麻醉剂产生心肌抑制,增加心肌对儿茶酚胺的敏感性,显著舒张血管。年轻患者通过增加心率来弥补低血压,这种情况一般不会发生在老年患者。异氟烷和地氟醚可能与短暂的心动过速、低血压有关,如果迅速增长高于 1 个最低肺泡浓度(MAC),缓慢、渐进的、增加不挥发物的浓度可以防止这种反应。挥发性药物 MAC 显著降低的老年人(每 10 年下降了 6%)剂量应相应减少。

阿片类药物相对老年人心脏具有稳定性和良好的耐受性。吗啡的作用迟缓,但芬太尼和阿芬太尼的动力学保持相对不变。85 岁的患者,麻醉剂量需要降低至 50%,主要是由于老年患者大脑对药物的敏感度增加。

肌肉松弛剂几乎没有心血管不良反应。潘库溴铵可以诱导迷走神经松解,导致心动过速,并且这种机制也可能促进心律失常,所以从心血管的角度来看,潘库溴铵不适宜使用。阿曲库铵可引起低血压,由于组胺的快速释放。顺式阿曲库胺、罗库溴铵、维库溴铵、美维溴铵没有显著临床意义上的心血管不良反应。琥珀酰胆碱能产生心率和节律的改变,最常见的心动过缓,根本原因是窦房结乙酰胆碱受体的激活。

抗胆碱酯酶逆转剂可能导致心律失常。迷走神经阻滞剂如格隆溴铵可能导致不良的心动过速,所以,患有心肌缺血的患者应该考虑减少剂量。不过,格隆溴铵优于阿托品,只有四个氨基,格隆溴铵不能进入中枢神经系统而导致谵妄的风险。麻醉药的临床试验表明,它没有明显的心血管不良反应,也可以不再需要抗胆碱能制剂的使用。

术后护理

老年患者不需要额外的术后护理。ACC / AHA 指南和欧洲心脏病学会指南帮助识别具有心血管疾病的高危患者,这些患者通常受益于额外的监测和术后认真护理。这个年龄段为中心的手术类型需要充分考虑术后护理,但术后谵妄或痴呆的既往因素可能建议需要加强护理。研究 70 岁以上非心脏手术的 544 例老年患者,多变量分析确定了 ASA 状态,紧急手术,术中心动过速可作为围术期并发症的预测因子。心脏的负面结果用来作为预测充血性心力衰竭的临床证据。多元组分析 400 例 60 岁以上(有 14% 的 80 岁以上),死亡率的预测包括冠状动脉疾病史、心脏瓣膜病,和 ASA 的状态,而高水平的人血白蛋白趋向于有利进展(反应更好的营养状况)。在这个人口总体(平均年龄

70.8 ± 8.1 年）死亡率为 8.2%，而发病率是 15.8%。值得注意的是，当控制了心肺功能衰竭，血栓栓塞症的危险并没有影响死亡率。只有 2% 的患者能够进行日常生活活动。不幸的是，病例是倾向于腹部手术，因此不能充分反映整形或神经外科患者的趋势。在心脏外科手术患者，并发症发生率在那些 80 岁或以上高达 15%，相反在 80 以下只有 7.6%。超过 80 岁的患者，神经功能障碍和相关的死亡率可能超过 2 倍。更多的研究需要进行，因为这种患者数量随时间逐渐增多。

要点

- 虽然许多老年患者保持良好的心血管卫生，在衰老伴随的生理变化导致并发症的高发病率，使得麻醉师在外科手术过程中义不容辞的对患者的心血管状态进行调整。
- 心功能是非心脏手术后的结果最重要的预测因子之一。
- 老年人群的心血管储备较低，因此，血流动力学不稳定应该预期并积极进行调控，使患者血压和心率接近基础值。
- 与年轻患者相比，麻醉期间，老年患者的全身血管阻力往往表现出大幅度的下降，老年患者经常受益于早期药物干预支持 SVR，例如去甲肾上腺素。
- 大多数麻醉剂没有明显的心血管不良反应，提供的计量向下调整以反映老年人药效学的改变。

建 议 阅 读

1. Alexander KP, Newby LK: Acute coronary care in the elderly, part II: ST-segment-elevation myocardial infarction: a scientific statement for healthcare professionals from the American Heart Association Council on Clinical Cardiology: in collaboration with the Society of Geriatric Cardiology. Circulation. 2007; 115(19): 2570–2589.
2. Alexander KP, Newby LK: Acute coronary care in the elderly, part I: Non-ST-segmentelevation acute coronary syndromes: a scientific statement for healthcare professionals from the American Heart Association Council on Clinical Cardiology: in collaboration with the Society of Geriatric Cardiology. Circulation. 2007; 115(19): 2549–2569.
3. Andrawes WF, Bussy C: Prevention of cardiovascular events in elderly people. Drugs Aging. 2005; 22(10): 859–76.

4. Barnett S, Jankowski C: A Geriatric Anesthesiology Curriculum. S. f. A. o. G. Anesthesia. 2010.

5. Cruden NL, Harding SA, et al. Previous coronary stent implantation and cardiac events in patients undergoing noncardiac surgery. Circ Cardiovasc Interv. 2010; 3(3): 236–242.

6. Das S, Forrest K: General anaesthesia in elderly patients with cardiovascular disorders: choice of anaesthetic agent. Drugs Aging. 2010; 27(4): 265–282.

7. Ferrari AU, Radaelli A: Invited review: aging and the cardiovascular system. J Appl Physiol. 2003; 95(6): 259–317.

8. Fleg JL, Morrell CH: Accelerated longitudinal decline of aerobic capacity in healthy older adults. Circulation. 2005; 112(5): 674–682.

9. Groban L. Diastolic dysfunction in the older heart. J Cardiothorac Vasc Anesth. 2005; 19(2): 228–36.

10. Groban L, Butterworth J. Perioperative management of chronic heart failure. Anesth Analg. 2006; 103(3): 557–575.

11. Hutcheon SD, Gillespie ND: B-type natriuretic peptide in the diagnosis of cardiac disease in elderly day hospital patients. Age Ageing. 2002; 31(4): 295–301.

12. Janczewski AM, Spurgeon HA: Action potential prolongation in cardiac myocytes of old rats is an adaptation to sustain youthful intracellular Ca2+ regulation. J Mol Cell Cardiol. 2002; 34(6): 641–648.

13. Jani B, Rajkumar C. Ageing and vascular ageing. Postgrad Med J. 2006; 82(968): 357–362.

14. Kass DA. Age-related changes in venticular-arterial coupling: pathophysiologic implications. Heart Fail Rev. 2002; 7(1): 51–62.

15. Kregel KC, Zhang HJ. An integrated view of oxidative stress in aging: basic mechanisms, functional effects, and pathological considerations. Am J Physiol Regul Integr Comp Physiol. 2007; 292(1): R18–36.

16. Lakatta EG. Arterial and cardiac aging: major shareholders in cardiovascular disease enterprises: Part III: cellular and molecular clues to heart and arterial aging. Circulation. 2003; 107(3): 490–497.

17. Lakatta EG, Levy D. Arterial and cardiac aging: major shareholders in cardiovascular disease enterprises: Part I: aging arteries: a "set up" for vascular disease. Circulation. 2003; 107(1): 139–146.

18. Lakatta EG, Levy D. Arterial and cardiac aging: major shareholders in cardiovascular disease enterprises: Part II: the aging heart in health: links to heart disease. Circulation. 2003; 107(2): 346–354.

19. Lakatta EG, Sollott SJ. Perspectives on mammalian cardiovascular aging: humans to molecules. Comp Biochem Physiol A Mol Integr Physiol. 2002; 132(4): 699–721.

20. Laurent S, Cockcroft J, et al. Expert consensus document on arterial stiffness: methodological issues and clinical applications. Eur Heart J. 2006; 27(21): 2588–2605.

21. Leung JM, Dzankic S. Relative importance of preoperative health status versus intraoperative factors in predicting postoperative adverse outcomes in geriatric surgical patients. J Am Geriatr Soc. 2001; 49(8): 1080–1085.

22. Liu LL, Dzankic S: Preoperative electrocardiogram abnormalities do not predict postoperative cardiac complications in geriatric surgical patients. J Am Geriatr Soc. 2002; 50(7): 1186–1191.

23. Machado AN, Sitta Mdo C, et al. Prognostic factors for mortality among patients above the 6th decade undergoing non-cardiac surgery: cares–clinical assessment and research in elderly

surgical patients. Clinics (Sao Paulo). 2008; 63(2): 151–156.

24. Najjar SS, Scuteri A: Arterial aging: is it an immutable cardiovascular risk factor? Hypertension. 2005; 46(3): 454–462.

25. Newsome LT, Kutcher MA:. Coronary artery stents: Part I. Evolution of percutaneous coronary intervention. Anesth Analg. 2008; 107(2): 552–569.

26. Newsome LT, Weller RS: Coronary artery stents: II. Perioperative considerations and management. Anesth Analg. 2008; 107(2): 570–590.

27. Pimentel AE, Gentile CL:. Greater rate of decline in maximal aerobic capacity with age in endurance-trained than in sedentary men. J Appl Physiol. 2003; 94(6): 2406–2413.

28. Poldermans D, Bax JJ:. Guidelines for pre-operative cardiac risk assessment and perioperative cardiac management in non-cardiac surgery: the Task Force for Preoperative Cardiac Risk Assessment and Perioperative Cardiac Management in Non-cardiac Surgery of the European Society of Cardiology (ESC) and endorsed by the European Society of Anaesthesiology (ESA). Eur Heart J. 2009; 30(22): 2769–2812.

29. Priebe HJ. The aged cardiovascular risk patient. Br J Anaesth. 2000; 85(5): 763–778.

30 Pugh KG, Wei JY. Clinical implications of physiological changes in the aging heart. Drugs Aging. 2001; 18(4): 263–376.

31. Rooke GA. Cardiovascular aging and anesthetic implications. J Cardiothorac Vasc Anesth. 2003; 17(4): 512–23.

32. Sear JW, Higham H. Issues in the perioperative management of the elderly patient with cardiovascular disease. Drugs Aging. 2002; 19(6): 429–451.

33. Stathokostas L, Jacob-Johnson S, et al. Longitudinal changes in aerobic power in older men and women. J Appl Physiol. 2004; 97(2): 781–789.

34. Tay EL, Chan M: Impact of combination evidence-based medical therapy on mortality following myocardial infarction in elderly patients. Am J Geriatr Cardiol. 2008; 17(1): 21–26.

35. Vaes B, de Ruijter W: The accuracy of plasma natriuretic peptide levels for diagnosis of cardiac dysfunction and chronic heart failure in community-dwelling elderly: a systematic review. Age Ageing. 2009; 38(6): 655–662.

（约翰·D. 米切尔）

第十五章
老年患者的肺部问题

随着老龄化过程,患者呼吸系统解剖与生理可发生明显改变,加之老年患者多伴有易诱发呼吸衰竭的各类共存疾患(图 15-1),对老年麻醉形成独特挑战。

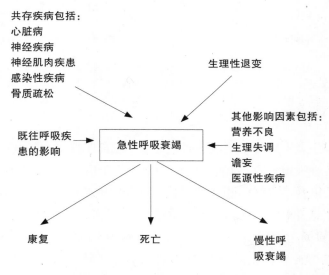

图 15-1　影响老年患者急性呼吸衰竭发生发展与转归的复杂相互作用的因素
(引自 Sevransky JE, Haponik EF. 老年患者呼吸衰竭 . 临床老年医学杂志 2003; 19(1): 207. 经 Elsevier 版商许可)

年龄相关性呼吸生理变化

老年患者肺组织与胸壁顺应性随年龄增长可发生明显变化。肺实质弹性回缩力降低,顺应性虽有所上升,但胸壁可因胸廓钙化而变得僵硬。合并骨质疏松症和肋椎关节炎患者常伴有胸椎后凸畸形,也可降低胸廓顺应性。胸腔前后径增大,膈肌曲度下降,收缩效率降低,呼吸做功增大(图 15-2)。此外,呼吸辅助肌群收缩力随年龄增长而减弱,易发生疲劳,而致通气障碍。

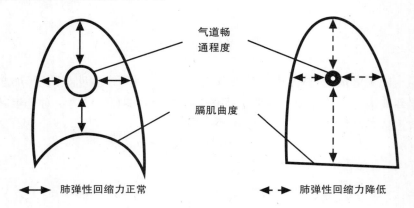

图 15-2 弹性回缩力降低导致胸廓扩大(呈桶状)与隔肌变平

横隔变平收缩效率降低,欲维持跨膈压不变需加强做功(呼吸功增大),隔肌负荷加重,在术后腹胀或气道分泌物过多阻力增大情况下,易致疲劳和早期失代偿(引自 Zaugg M, Lucchinetti E. 老年患者呼吸功能:北美临床麻醉学杂志 2000;18(1):52. 经 Elsevier 许可)

老年患者上呼吸道功能障碍很常见。咽部肌群张力降低和牙列不良易致上呼吸道梗阻;睡眠相关性呼吸障碍随年龄增加而增多,如阻塞性睡眠呼吸暂停(OSA)患病率明显高于青壮年患者。

老年患者对吸入性肺炎极为易感,病因是多方面的:年龄相关性神经、肺及胃肠功能生理性退变;咽部肌群张力下降导致咳嗽反射受损;食管上段功能不全以及口腔卫生条件较差也明显影响吸入量与细菌负荷量。此外,合并脑卒中或痴呆等神经系统疾患的老年患者,可因吞咽困难和气道保护性反射丧失,易感吸入性肺炎。

第一秒用力呼气量(FEV_1)30 岁后逐年降低 10 ~ 30 ml,为维持恰当的分钟通气量,呼吸频率会缓慢增快。用力肺活量(FVC)也随年龄增长逐渐减少,但减少的幅度不如 FEV_1,一般状况良好的老年患者 FEV_1 占 FVC 的比值(FEV_1/FVC,一秒率)较青壮年患者低(55% ~ 65%)。闭合气量(CC)指肺弹性回缩力使细支气管开始闭合时的容量,随年龄增加。尽管功能残气量（FRC）也随年龄缓慢上升，但 CC 的上升速率快于 FRC，可掩盖后者变化。到了 60 岁，竖直位时 CC 将超过 FRC（图 15-3）。反映氧弥散的指标—氧化碳弥散量（D_LCO）40 岁后即可见逐年下降。

　　动脉氧合功能随年龄增长进行性下降，原因主要与通气 / 血流（V/Q）比例失调有关，而非 D_LCO 降低所致。二氧化碳交换不受年龄影响，动脉血二氧化碳分压（$PaCO_2$）与年轻患者相当。老年患者对低氧和高碳酸血症的通气反应削弱，幅度分别达 50% 和 40%，此反应性降低可导致患者对阿片类药引起的呼吸抑制易感。气管黏膜的纤毛清除功能和咳嗽反射也可能严重受抑，甚至丧失，围术期肺部感染风险升高。表 15-1 总结了年龄相关性呼吸功能变化及其与围术期肺部并发症的关系。

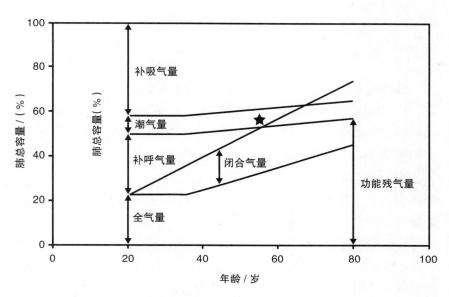

图 15-3　年龄相关性肺容量变化（竖直位）

老年患者余气量（RV）和功能残气量随年龄逐渐上升，补呼气量（ERV）、补吸气量（IRV）与肺活量同时减少，（竖直位）肺总容量（TLC）变化不大，不随年龄波动。第一秒用力呼气量（FEV1）明显下降。肺弹性回缩力减弱可使直径低于 1 mm 小气道变窄，闭合气量（CV）增加，甚至可导致闭合容量（RV + CV）高于 FRC，这样，在正常的潮式呼吸中（上图星号表示），即有小气道闭合，可明显损害肺交换功能（引自 Zaugg M, Lucchinetti E. 老年患者呼吸功能. 北美临床麻醉学杂志 2000; 18(1): 52. 经 Elsevier 许可）

表 15-1　呼吸功能年龄相关的变化与围术期肺部并发症的关系

呼吸功能年龄相关的变化 临床后果

↓ 胸壁顺应性	↑ 呼吸功
↑ 肺顺应性	↓ 运动通气反应
↑ 呼吸系统阻力	
↑ 余气量	换气功能受损
↑ 小气道关闭	
↑ 通气/血流比例失调	
↓ 呼吸肌张力	↓ 分泌物清除能力
↓ 保护性咳嗽与吞咽反射	↑ 误吸风险
呼吸调节的改变	
↓ 对呼吸负荷增大的反应性	通气不足
↓ 对低氧和高碳酸血症的反应性	低氧血症和高碳酸血症
↑ 对麻醉药和阿片类药物的敏感性	术后早期呼吸衰竭

引自 Sprung J, Gajic O, Warner D.O. 综述：呼吸功能年龄相关的变化—麻醉相关问题．加拿大麻醉学杂志 2006; 53(12): 1245. 经 Springer Science 版商与 Business Media B.V. 公司许可。

注：↓ 降低；↑ 升高

慢性阻塞性肺疾病

慢性阻塞性肺疾病（COPD）系一种通常与老龄化进程相伴的综合征，其可使老年患者麻醉处理变得复杂。COPD 在老年人群中很普遍，位居美国第四大死因。进行性不可逆的呼吸气流受阻为本病特征，其分两个亚型：一型为慢性支气管炎，特点是慢性黏液增多和小气道阻塞；另一型为肺气肿，特点是终末细支气管远端扩大呈囊状，实质破坏、弹性丧失及小气道关闭。COPD 发生发展的危险因素包括吸烟、感染、职业性暴露于某些毒素和遗传易感性，如 α_1 抗胰蛋白酶缺乏。

气促与呼气延长是老年重度 COPD 患者典型体征，此外，体格检查时可发现呼吸音弱并常可闻及呼气性哮鸣音。慢支炎患者痰多，且有可能掩盖肺部感染征象，痰量及其着色程度上的变化通常系潜在肺炎的唯一线索。

病情重体能差的 COPD 患者宜行肺功能检查。术前胸片利于明确有无急性肺部感染征象，且可为术后发生肺部并发症与否提供对照。过度透亮和有肺大泡证据即可诊为肺气肿。动脉血气（ABG）分析对于评估肺疾患终末期患者 CO_2 的潴留程度非常有用。COPD 患者均应做心电图（EKG），EKG 或查体结果提示右心功能不良，应进一步检查有无肺源性心脏病,如行超声心动图检查。

COPD 的治疗围绕鼓励戒烟、吸氧(必要时)和支气管扩张药展开。戒烟对 COPD 患者的益处也很肯定。一项针对轻、中度 COPD 患者戒烟的随机研究:肺健康研究结果表明,戒烟可延缓肺功下降速率并降低长期死亡率。吸氧也与可延缓病程,尤其对平时就存在严重缺氧患者有效。患者基础 PaO_2 低于 55 mmHg 以及氧饱和度(SpO_2)低于 88%,一般应开始吸氧,每天至少吸 18h,流速设定于将 SpO_2 提升至 90% 以上。改善动脉氧合状态,利于降低肺血管阻力和延缓右心不全病程,而且,吸氧还可改善体能状况,对于 COPD 老年患者来说,体能是一个很强的致病及致死率的预测因子。

老年 COPD 和慢性支气管炎患者病情特别容易急性加重,慢支炎急性发作者又易感耐药菌感染。对于 COPD 和慢支炎急性加重的药物治疗,主要系吸入 β 受体激动剂与抗胆碱能类药物,后者疗效一般优于前者,若加吸入类固醇治疗,可迅速缓解症状并降低病情继续恶化的风险。对于疗效欠佳病例,全身性使用类固醇类药也非常有用。COPD 和慢支炎急性加重的药物治疗应顾及老年患者的共存疾患,吸入 β 受体激动剂可加重潜在性的冠脉病变,而口服类固醇药有可能引发谵妄。抗生素治疗常用于治疗慢支炎急性发作,对于老年患者需特别注意:抗生素药物与剂量的选择应考虑年龄相关性药代学和药动学方面的变化;也应考虑老年患者耐药菌株的流行情况。

COPD 患者围术期管理目标在于维持氧合、降低病情恶化风险并避免术后呼吸抑制。低氧血症患者应吸氧,相对于青壮年患者,老年患者的确更需要氧,而且吸氧的时间也更长。吸入性治疗药围术期不停。采取积极的康复训练,呼吸系统并发症明显减少。

区域麻醉因免于采用可潜在加重阻塞症状的气道管理措施,对 COPD 患者不失为一种有用的麻醉方法,何况此法尚可来提供完善的术后镇痛,而利于降低呼衰风险。

如选用全身麻醉,需仔细结合此类患者的气道阻塞特性,优化通气策略。一般来说,频率低呼气长的通气模式可避免气体滞留。合并肺大疱和肺过度充气患者应密切监测气胸的可能,此类患者最好不用氧化亚氮和高水平的 PEEP。

围术期症状加重现象很常见,严重情况(多见于感染)下,可对预后产生不良影响,引起肺功永久性降低。合并潜在性肺炎的老年患者表现很特别,难于一目了然,细菌培养多不肯定,白细胞升高、发热与心动过速等全身性炎症征象围术期常见。如推测病因是感染,应及早使用抗生素,药物及使用时间应依据培养结果选择,并请有关专家会诊。支扩药对缓解呼吸困难及清除分泌物方面很有帮助。如病因并非感染症状加重的患者,一开始就静脉使用糖皮质激素有益。

老龄化肺系统的麻醉处理

COPD 在老年患者中虽常见,但多数患者并没有慢性肺疾患,至少没有严重病变。但是,衰老进程加上可能的潜在性亚临床病变,围术期肺部并发症很多见,甚至超过心脏并发症。为此,围术期采取各种措施最大限度地降低老年患者肺部并发症风险很关键(图 15-4)。

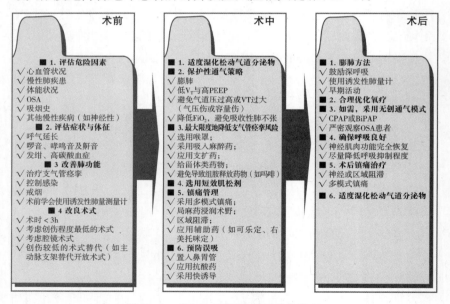

图 15-4 减少肺部并发症的围术期策略

(引自 Cartin-Ceba R, Sprung J, Gajic O, Warner DO. 老年麻醉学 , Mcleskey 等 , 著 . 第二版 . 纽约 , Springer 出版社 ; 2008: 156 页 . 经 Springer Science 版商与 Business Media B.V. 公司许可。)(译注:OSA,阻塞性睡眠呼吸暂停;V_T,潮气量;FiO_2,吸入氧浓度;PEEP,呼气末正压通气;CPAP,连续气道正压通气;BiPAP,双相气道正压通气。)

术前评估

围术期肺部并发症相关致病率与致死率较高,术前评估并最大限度地改善呼吸功能对老年患者至关重要。呼吸衰竭风险主要与基础疾患的严重程度有关,而非年龄。显然,择期手术术前应仔细评估伴有的肺疾患,同时术前也是积极治疗基础病变的机会。

病史方面应重点评估呼吸系统症状、是否有误吸危险因素(神经性疾病、吞咽及咀嚼障碍程度、腹内压升高、食管病变以及反流病史)、营养状况与合并的心肺疾患严重程度。运动耐力与体能状况对心肺风险的预测价值很高,运动耐力评估非常重要。体格检查重点在于胸部听诊、气道状况与心脏情况,尤其右心是否存在功能不全。

胸片和心电图适用于有症状与有急性心肺病变征象患者,但胸部X线检查无需常规用于无症状患者,其筛查价值并不大,且可导致需进一步检查,弊大于利。肺功能检查(PFT)宜用于有症状但体能差,以及无法准确了解其病史的患者。此外,对有严重肺病拟行择期全肺切除患者,术后是否需要通气支持,PFT具有预测价值。既往有重度COPD病史、体能差的患者一般都有慢性高碳酸血症和低氧血症,术前行血气分析,获得基础状态下二氧化碳分压和氧分压,利于指导围术期通气管理。其他实验室检查也应侧重于评价肺炎情况。

旨在降低围术期肺部并发症的术前干预措施很多:最大限度的药物治疗、鼓励活动、改善营养,以及积极采取肺康复措施等,对拟行手术的老年患者尤为有效。伴有可逆性气道阻塞患者可给予支扩药和类固醇类药。有肺感染症状者,应早期给予抗生素治疗。术前戒烟至少6~8周,也可明显降低围术期肺部并发症风险。

术中管理

旨在降低老年患者术中及术后肺部并发症风险的麻醉管理策略众多,这些策略的目标是,在患者肺力学已有所改变的基础上维持有效通气;防止易感患者支气管痉挛与分泌物堵塞;预防呼吸衰竭。

术前如需镇静,应仔细滴定,将认知障碍及呼吸抑制风险降至最低,尤其可导致谵妄的苯二氮䓬类药物,宜慎用;同理,联合用药可致术后出现严重呼吸并发症,应尽量不用。麻醉诱导与维持应考虑老年患者药代学变化,用药过度致麻醉药大量残留,增加术后呼吸衰竭的风险;长效肌松剂和阿片类药物最好不用。

术中呼吸管理应依据老年患者肺力学特点进行,也要顾及基础肺疾患的病理生理变化。因 FRC 逐渐增多,老年患者预充氧所需时间较青壮年患者长。对于伴有气道阻塞性疾病的老年患者,吸入 β 受体激动剂及异丙托铵利于降低气道阻力并减少分泌物。若误吸可能性小,选用喉罩(LMA)可将支气管痉挛风险降至最低。预防阻塞性疾病转剧的其他措施包括选用合适的麻醉药,如七氟醚与异丙酚等。分泌物多的患者,适度湿化、多吸引可防止分泌物变稠。清醒状态下呼气延长(如梗阻性疾患)患者,麻醉期间应减慢呼气速率、延长呼气时间;有限制性疾患患者潮气量宜小。对伴有慢性代偿性高碳酸血症患者,应避免过度通气,否则氧离曲线左移,不利于血红蛋白释放氧。如术中低氧源于肺泡塌陷,应间断膨肺而非高水平 PEEP,后者可降低前负荷,引起低血压。

区域麻醉因可避免全麻和气管插管引起的 COPD 病情恶化,对老年患者十分有利,而且利于早期活动、降低胸壁僵硬程度。椎管内麻醉因无全麻的相关问题,广泛用于老年患者,但阻滞平面不宜过高,以免抑制咳嗽、甚至呼吸,鞘内应用阿片类药物也有此顾虑,须谨慎。周围神经阻滞呼吸抑制发生率低,又无椎管内麻醉相关的硬膜外血肿和 CNS 感染等并发症,尤其利于老年患者。值得提醒的是,区域阻滞联合术中镇静,可增加围术期并发症风险,如谵妄和吸入性肺炎。

术后管理

呼吸功能降低的老年患者,术后管理重点在于维持有效的气体交换;对抗残余麻醉药与肌松剂作用;防止误吸;降低肺部感染风险;以及预防深静脉血栓形成(DVT)。

业已述及,术中使用短效药物对降低术后呼吸衰竭风险十分有益,剂量应考虑老年患者药代学与药效学变化。充分给氧可减少缺氧事件的发生率。DVT 及继发的肺栓塞(PE)是老年患者发病和死亡的重要原因,应积极采用预防措施,如持续性压迫器具、抗凝、鼓励早期活动等。

术后谵妄,系一种以认知功能障碍和睡眠–觉醒周期紊乱为特征的急性精神错乱状态,对肺部并发症和手术预后有明显影响。谵妄的危险因素包括高龄、术前认知功能障碍、体能差、酗酒和药物相互作用等。调整睡眠–觉醒周期、改善营养与体能状况、减少尿管及其他医源性危险因素可明显降低谵妄发生率。另外,亲友间多交往、培养正确的时空定向力、使用如眼镜和助听器等感官刺激辅助器具等干预措施,对减轻谵妄表现有明显效果。

老年患者术后充分的镇痛可减少肺部并发症,但应仔细权衡控制疼痛与应用阿片类药物所致呼吸抑制之间的利弊。有时可加用辅助性止痛药,在提高术后镇痛效果的同时,尚可降低阿片类药引起的呼吸抑制风险。区域阻滞术后镇痛效果确切,应用得当,呼吸抑制的可能性很小,而且,尚利于早期活动,降低 DVT 及继发 PE 的风险。

不同于术中,肺不张是术后低氧血症及其他肺部并发症的主要原因,尤其对于接受胸腹部大手术的老年患者来说。早期活动、直立位、使用诱发性肺量计和胸部理疗对于塌陷肺单位的复张均有显效,积极采用这些策略可明显降低老年患者肺部并发症发生率。

无创正压通气(NIPPV)在术后早期可明显改善通气力学,包括防止肺减容、降低肺不张发病率及减少呼吸做功。NIPPV 对轻度通气障碍患者具有很高的实用价值,这些易感患者术后早期应用可降低因呼吸衰竭所致的再插管率。伴有 OSA 病史患者围术期使用 NIPPV 获益匪浅,可减少此类患者呼吸暂停与缺氧的发作次数。NIPPV 对伴呼吸衰竭的老年危重患者也有明显益处,可避免气管插管相关损伤、保护气道防御机制、降低院内肺炎发病率。NIPPV 对危重患者的上述作用,已经因肺水肿、COPD 急性加剧和肺炎所致呼吸衰竭的老年病例所证实。不过,NIPPV 不宜用于气道损失保护老年患者。相对于气管插管来说,NIPPV 的局限性在于误吸风险较高;需用面罩,有面部损伤的潜在可能。

术后要特别重视预防肺炎,该并发症在老年患者中发病率和死亡率均高。术后肺炎的首因是误吸及呼吸衰竭导致的机械通气,处理详见后述。一旦疑有肺部感染,应积极处理,分泌物送实验室检查、培养,依据培养结果病原体的敏感性,选用抗生素治疗,诊断成立,尽早使用。

老年患者吸入性肺炎的预防

在老年患者围术期并发症中,吸入性肺炎是一种发生率和死亡率均较高的严重并发症。业已述及,老年患者神经、呼吸、胃肠道系统的生理性及病理性改变可增加误吸风险,加之围术期使用的麻醉药、肌松剂和镇痛药作用,又可加重危险因素的影响,导致围术期误吸多见。术前预防需各科专业人员有效合作,包括肺科医师、临床营养师、口腔保健师、呼吸治疗师、理疗师与护士。

口咽部金黄色葡萄球菌及革兰阴性菌是最常见的吸入性肺炎致病菌。伴有神经退行性病变和脑血管病史患者误吸风险很高;老年患者免疫功能会逐渐降低,如伴有气道纤毛清除能力下降及呼吸肌张力减弱情形,误吸风险也较高。此外,胃酸分泌不足患者,胃内容物潴留,经产气荚膜梭菌等病原微生物分解后,吸入性肺炎风险上升。

旨在预防高危老年患者误吸的各种措施应贯穿于整个围术期。麻醉前给予足量的促胃排空药物,可有效减少胃液量,如甲氧氯普胺。伴有误吸危险因素患者宜采取快诱导气管插管。

一旦发生术中反流,应立即吸尽口咽腔分泌物,并将患者置于头低位,必要时可插管,确保氧合。大颗粒物可用纤维支气管镜取出。抗生素的使用相似于青壮年患者,不主张预防性应用,除非吸入物污染严重。类固醇也存在争议,同样不推荐预防性用药。继发于吸入性肺炎的支气管痉挛,如需要可给予吸入性与静脉用支扩药。一旦发生低氧血症,应吸氧甚至采用 PEEP 通气模式治疗。误吸严重病例可发展至 ARDS,肺顺应性明显降低,易致严重缺氧,要求更复杂的通气管理。

高危老年患者的术后预防需有效的多学科合作。首先应请有关专家就其吞咽反射机制进行临床评估,在此基础上,调整膳食方案,食物搭配、进食量及次数取决于其吞咽能力。置入鼻饲管能否预防吸入性肺炎尚不明确,但对于伴有咀嚼与吞咽功能严重障碍患者,作为一种短期的过渡性措施,人工喂养利于患者功能最终康复。在保持经口摄食能力的各种尝试失败后,可考虑置入鼻饲管。

口腔卫生状况的影响也很大。卫生差、牙齿不佳的老年患者口咽部革兰阴性菌定植机会大,肺炎高发且病情较重与此有关。积极护理改善口腔卫生状况,可减少口咽腔潜在病原菌的定植及其负载量,明显有助于降低误吸风险,减少肺炎发病率与致死率。

老年患者开胸手术

肺癌系老年开胸患者最常见的诊断,治疗目标不同于青壮年患者,一般要求缓解症状、改善生活质量,而不是追求长期存活。麻醉应注意,年龄本身对围术期风险及预后的预测意义不大,很多严重的功能障碍与年龄并不相关;实际上,体能对老年开胸患者的围术期风险来说,是一个最重要的决定性因素。

根据 ACC/AHA 指南,对于青壮年患者,开胸手术属于典型的中危心血管风险因素,但对老年患者心肺并发症而言,可能属于高危因素,尤其是全肺切除术,住院期间死亡风险明显升高。术前超声心动图有助于明了潜在的肺动脉高压,尤其利于拟行手术创伤较大的老年患者。

可预测术后肺功能变化的试验对老年开胸患者也有价值,尤其对全肺切除患者,若预计手术切除后 FEV_1 大于 40%,患者术毕在手术室拔管的概率高。除了肺功预计值,尚应评估肺实质与心肺储备功能。肺实质功能可通过 ABG 分析和 DLCO 测定来评估,如 PaO_2 低于 60 mmHg、$PaCO_2$ 高于 45 mmHg,患者预后较差。此外,D_LCO 预期值低于 40%,心肺并发症多见,而且与 FEV_1 值的高低无关。心肺储备能力可通过体能进行评估,可爬上三楼以上患者并发症发生率及死亡率较低,而无法爬上二楼患者意味着高危。如需量化心肺储备功能,可测定最大氧耗量(VO_{2max}),高于 15 ml /(kg·min)患者危险性很低。

老年开胸患者的术中管理与青壮年患者相似。依据患者体型、性别、术式以及基础病理,采用不同的肺隔离技术,一般无须考虑年龄因素。有关单肺通气的问题类似于较年轻患者,但老年患者单肺通气期间 V/Q 失调可能更明显(引起缺氧),而且有阻塞性通气表现,即使患者没有 COPD 的诊断。缺氧性肺血管收缩(HPV)似乎不受年龄影响,与青壮年患者一样,有些药物如挥发性麻醉药和静脉血管扩张剂可抑制 HPV。

老年危重患者的肺疾患

在美国,48% 的重症监护患者都是 65 岁以上的老年患者,收治他们的主要原因之一为呼吸系统并发症,其中需机械通气者高达 40%,通气管理策略应据年龄相关的呼吸生理变化进行调整。

慢性呼吸衰竭

机械通气每天超过 6 h 共 21 天以上称为慢性呼吸机依赖,受此影响的老年患者比例不定。因长期呼吸衰竭死亡率很高(达 40%),慢性呼吸机依赖问题备受关注。老年 ICU 患者常见并发症如呼吸机相关性肺炎(VAP)、营养不良、心功不全及气道损伤等都将使脱机变得困难。

传统的脱机指标不可按部就班地应用于呼吸机依赖的老年患者,适用于青壮年患者的通气参数如分钟通气量、肺活量、吸气负压、浅快指数等,不应机械地作为判断老年患者撤机及拔管与否的唯一指标,对他们而言,撤机是一个伴有很多问题的复杂过程,涉及多个学科,重点应放在优化各脏器功能上。任何脱机策略均强调血动学稳定,应要求在不用或仅用少量升压药的情况下,老年患者血动学稳定并且无任何不稳定型心律失常。因自主呼吸恢复后呼吸功会明显增加,良好的营养状况也很重要,如有必要应积极改善,以加强呼吸肌张力。为耐受机械通气患者常需应用镇静剂,撤机前应缓慢滴定至停用。谵妄系老年 ICU 患者发生呼吸衰竭的常见原因,应积极防治。

急性呼吸窘迫综合征

老年危重患者死亡率较高的另一原因是 ARDS。ARDS 病理特征为伴低氧性呼衰的弥漫性炎性损伤,急性期低氧血症提高吸入氧浓度难于纠正,肺渗出特点类似于心源性肺水肿,氧合指数(PaO_2 / FiO_2) <

200。一旦出现,应查明潜在原因并积极处理。脓毒血症是老年危重患者从急性肺损伤(ALI)进展到 ARDS 的最常见原因。

老年 ARDS 患者的处理尤为复杂。在尽可能不干扰心血管稳定性的前提下,可施加 PEEP 改善氧合,但应尽量降低 FiO_2,将氧中毒致肺损伤的风险降至最低。多项研究表明,正压通气时采用小潮气量明显利于危重患者,值得指出的是,该通气策略对老年 ARDS 患者的益处尚不肯定,原因可能在于为预防肺不张与 VAP,老年患者对膨肺的要求更高。

ICU 老年患者肺部感染

肺部感染是老年危重患者致残与致死的另一重要原因,也是脓毒血症的常见原因,后者可使患者迅速演变至多器官功能障碍,甚至死亡。年龄相关性免疫功能低下使老年住院患者极易发生院内感染。VAP 是机械通气的老年患者常见并发症,预防措施很多。其中"VAP 集束化管理"(常规预防措施清单)策略对降低发病率确实行之有效,该策略建立了一个标准化预案,如镇静休假(指为评估等而中断镇静处理)、抬高床头置于半坐卧位、胸部理疗、口腔护理以及防止误吸等,各种措施联合的效果更佳。肺部感染的处理相似于青壮年危重患者,应积极采用抗生素、呼吸功能康复治疗、必要时甚至机械通气。

要点

- 老年患者呼吸系统生理与解剖可发生明显变化,围术期通气策略应做出相应调整。
- 慢性阻塞性肺疾病(COPD)是一种与老龄化进程密切相关的综合征,对老年患者的麻醉处理有明显影响。
- 老年患者因通气/血流比例失调,动脉氧合功能随年龄增长进行性下降,易致低氧血症,术后吸氧比青壮年患者更常见,时间也更长。
- 接受开胸手术老年患者的术前风险评估主要与其基础肺疾患的严重程度有关,而非年龄本身。

- 老年患者围术期呼吸管理目标包括在肺力学已有所改变的基础上维持有效通气；防止易感患者支气管痉挛与分泌物堵塞；预防术后呼吸衰竭。
- 早期活动、直立位、使用诱发性肺量计和胸部理疗对于降低老年患者术后肺部并发症发生率有显效。
- 充足的氧疗可明显改善伴有重度 COPD 老年患者的体能状况，对平时就存在严重缺氧患者，吸氧尚可延缓病程。
- 老年患者神经、呼吸、胃肠道系统的生理和病理变化可增加吸入性肺炎风险，预防需各科专业人员有效合作。
- 老年患者术后充分的镇痛利于预防肺部并发症，但应仔细权衡呼吸抑制的风险。
- 呼吸系统并发症是老年患者收治 ICU 的主要原因之一。老年危重患者慢性呼吸机依赖死亡率很高，脱机策略涉及多个学科，重点应放在基础疾患的治疗上，不可机械地应用传统的脱机指标。
- 积极预防 ARDS 和呼吸机相关性肺炎，可明显降低老年危重患者致残及致死率。

建 议 阅 读

1. Albertson TE, Louie S, Chan AL. The Diagnosis and Treatment of Elderly Patients with Acute Exacerbations of Chronic Obstructive Pulmonary Disease and Chronic Bronchitis. J Am Geriatr Soc. 2010;58:570–579.

2. Cartin-Ceba R, Sprung J, Gajic O, et al. In: Mcleskey, et al. Geriatric Anesthesiology. 2nd ed. New York, NY: Springer; 2008:149–164.

3. Castillo MD, Heerdt PM. Pulmonary resection in the elderly. Curr Opin Anaesthesiol. 2007; 20(1): 4–9.

4. Eachempati SR, Hydo LJ, Shou J, et al. Outcomes of acute respiratory distress syndrome (ARDS) in elderly patients. J Trauma. 2007; 63(2):344–350.

5. El Solh AA, Ramadan FH. Overview of respiratory failure in older adults. J Intensive Care Med. 2006;21(6):345–351.

6. Epstein CD, El-Mokadem N, Peerless JR. Weaning older patients from long-term mechanical ventilation: a pilot study. Am J Crit Care. 2002;11(4):369–377.

7. Gatti G, Cardu G, Lusa AM, et al. Predictors of postoperative complications in high-risk octogenarians undergoing cardiac operations. Ann Thorac Surg. 2002;74(3):671–677.

8. Griffith KA, Sherrill DL, Siegel EM, et al. Predictors of loss of lung function in the elderly: The Cardiovascular Health Study. Am J Respir Crit Care Med. 2001;163(1):61–68.

9. Hardie JA, Mørkve O, Ellingsen I. Effect of body position on arterial oxygen tension in the elderly. Respiration. 2002;69(2):123–128.

10. Kleinhenz ME, Lewis CY. Chronic ventilator dependence in elderly patients. Clin Geriatr Med. 2000; 16(4):735–756.

11. Kurup V. In: Hines RL, Marschall KE eds. Stoelting's Anesthesia and Coexisting Disease. 5th ed. Philadelphia, Pa: Churchill Livingstone; 2008:161–197.

12. Liu LL, Wiener-Kronish JP. Perioperative anesthesia issues in the elderly. Crit Care Clin. 2003; 19(4): 641–656.

13. Marik PE, Kaplan D. Aspiration pneumonia and dysphagia in the elderly. Chest. 2003;124(1): 328–336.

14. Marik PE. Management of the critically ill geriatric patient. Crit Care Med. 2006;34 (9 Suppl): S176–182.

15. Niewoehner DE. Clinical practice. Outpatient management of severe COPD. N Engl J Med. 2010; 362(15):1407–1416.

16. Rosenthal RA, Kavic SM.Assessment and management of the geriatric patient. Crit Care Med. 2004; 32(4 Suppl):S92–105.

17. Sevransky JE, Haponik EF. Respiratory failure in elderly patients. Clin Geriatr Med. 2003; 19(1): 205–224.

18. Silvay G, Castillo JG, Chikwe J, et al. Cardiac anesthesia and surgery in geriatric patients. Semin Cardiothorac Vasc Anesth. 2008;12(1):18–28.

19. Slinger P. Update on anesthetic management for pneumonectomy. Curr Opin Anaesthesiol. 2009; 22(1):31–37.

20. Smetana GW. Preoperative pulmonary assessment of the older adult. Clin Geriatr Med. 2003; 19(1): 35–55.

21. Sprung J, Gajic O, Warner DO. Review article: age related alterations in respiratory function-ane -sthetic considerations. Can J Anaesth. 2006;53(12):1244–1257.

22. Solh AA, Ramadan FH. Overview of respiratory failure in older adults. J Intensive Care Med. 2006; 21;345–351.

23. The Acute Respiratory Distress Syndrome Network. Ventilation with lower tidal volumes as compared with traditional tidal volumes for acute lung injury and the acute respiratory distress syndrome. N Engl J Med. 2000;342(18):1301–1308.

24. Zaugg M, Lucchinetti E. Respiratory function in the elderly. Anesthesiol Clin North Am. 2000; 18(1): 47–58, vi.

25. Zeleznik J. Normative aging of the respiratory system. Clin Geriatr Med. 2003;19(1):1–18.

（阿努普 · 帕纳尼　辛西娅 · A. 利恩　G. 亚历克 · 鲁克）

第十六章
血管外科：大血管及其腔内手术

简介

全球每年接受非心脏手术的成年患者超过 1 亿,其中接受血管手术而且病史复杂的老年患者占了很大比例。围术期不良事件的风险随年龄增长而升高,尤其心脏事件。伴有严重共存病的老年患者接受高危手术,面临不良事件的风险明显高于无并发症的同龄患者。老年血管手术患者围术期如何管理,麻醉面临特殊挑战。本章阐述老年血管手术患者人口学资料、常见风险、术前评估和围术期管理。

血管外科手术患者人口学资料

心血管患病概率随年龄增长急剧升高。根据美国心脏协会(AHA)最新统计: 超过 80 岁的老年人 78% ~ 85% 患有心血管疾病(CVD);超过 75 岁高血压发病率为 65%;80 岁以上冠状动脉疾病(CAD)为 23% ~ 37%、充血性心力衰竭(CHF)为 13% ~ 15%(图 16–1)。在超过 60 岁的美国人中,糖尿病(DM)患病率 21%、慢性肾脏疾病 38%;超过 70 岁,心房纤颤 10% ~ 15%。慢性阻塞性肺疾患的发病率也随年龄增长明显升高。

约 800 万美国人患有周围血管或动脉性疾病(PAD),年龄超过 65 岁人群 PAD 发病率为 12% ~ 20%,比例上明显不同于非裔美国人。随年龄增长 PAD 发病率急剧升高,例如,直径在 2.9 ~ 4.9 cm 间腹主动脉瘤(AAA)的发病率,45 ~ 54 岁年龄段男性为 1.3%,而 75 ~ 84 岁年龄段已增至 12.5%;相应女性患病率从 0 增至 5.2%。

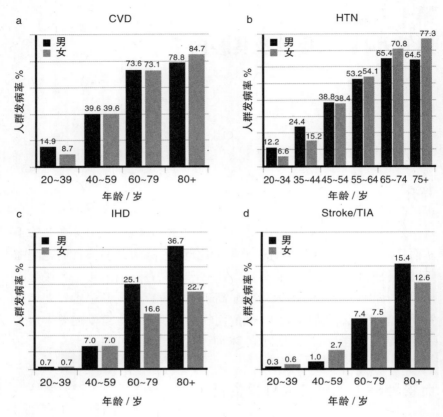

图 16-1 依据年龄和性别的心血管疾病发病率

（a）心血管病；（b）高血压；（c）缺血性心脏病；（d）脑卒中/一过性脑缺血。

引自美国心脏协会统计分会 2010

血管疾病通常分为三类：累及颈动脉与颅内血管系统的脑血管病（CVD）；累及心脏血管系统的脑血管病（CAD）；或累及主动脉及其分支的脑血管病（PAD）。患者一般仅涉及一个血管系统，如只有 CAD或 CVD，但病变涉及 2 个甚至 3 个血管床的患者也不少见。据估计，在血管手术患者中，只有 10% 的患者冠脉正常或处于病变早期，高达60% 的患者有严重 CAD，不难理解，很多患者术前均需服用多种基础治疗药物。基础药服用率为：β 受体阻滞剂 80%、他汀类药 72%、阿司匹林 58%、口服抗凝药 19%、血管紧张素转换酶抑制剂（ACE 抑制剂）35.5%、血管紧张素 Ⅱ 受体拮抗剂（ARB）17% 以及利尿剂 30%。这就带来了药物相互作用问题,除了上述基础药之间相互作用外,还应注意到与麻醉药发生相互作用,并在围术期产生不利影响。

手术风险

血管手术本身围术期死亡率很高(> 5%),但并非所有类型的手术均属高危手术。依据新版指南,开放性主动脉手术与下肢搭桥手术围术期致残率和死亡率最高,属高危手术。择期开腹 AAA 修补术后死亡率随年龄增加而升高,60~80多岁,死亡率从 2.2% 升至 7.3%。尽管围术期致残率和死亡率在总体上呈持续下降趋势,但 AAA 破裂行急诊修补术后,死亡风险仍高达 20%~40%。

随着支架技术的进步,超过60% 的肾下 AAA 目前采用血管腔内动脉瘤修补术(EVARs)处理,越来越多胸主动脉瘤(TAAA)的处理也采用该术式,或开放联合腔内术式,该趋势正方兴未艾。EVARs 短期的发病率和死亡率似乎较低,但长期死亡率与 AAAs 相当。相对于切开修补术而言,EVARs 围术期不良事件风险低于 3%,属中危手术,为老年患者首选,尤其 80 岁以上。

AAA 不论采取何种术式,均有其并发症。开放术式应激程度高、恢复慢、住院时间长、需后期处理的切口疝及小肠梗阻高发。另一方面,EVARs 也有其全身并发症:心、肺、肾等脏器功能不全、栓塞性疾病和脊髓缺血损伤。除此之外,还有内漏(指支架堵塞瘤囊不完全)与开放术式不存在、独特的移植物相关并发症。移植物相关并发症:早期包括同侧肢体血栓形成、意外堵塞主要供血动脉(如肾动脉、肠系膜动脉)导致相应脏器缺血、医源性动脉损伤;晚期包括内漏、支架移位、肢体晚期血栓或骨折、支架织物分离或撕裂。有鉴于此,强烈建议应长期随访 EVARs 患者,保证手术效果。

有些研究报道,因严重肢体缺血而接受腘下动脉搭桥术的老年患者,围术期死亡率高于成年患者,虽尚未得到其他研究的充分证实,但这类血管手术应列为主要的心脏不良事件(MACE)的高危手术。

不论有无症状,颈动脉内膜剥脱术(CEA)对颈内动脉闭塞性疾患患者疗效确切。尽管早期有报道八旬高龄患者接受 CEA 30 天内死亡率有所上升,但近期观察结果并不支持。据估计在接受 CEA 患者中,年龄超过 75 岁的患者近 9%,而早期报道八旬高龄患者就占到了 10%,似乎有出入。值得指出的是,现有资料表明 CEA 并不额外增加患者致病率与死亡率,即使年龄超过 80 岁。近期有个综述回顾了年龄在八旬以上接受 CEA 的 2 564 例患者结果,30d 内脑卒中 / 死亡率为 3.5%。近来另一研究结果为 2.3%,低于 80 岁患者为 2.1%。以支架替代 CEA 术式,对八旬高龄颈动脉闭塞性疾患患者不可取,原因在于支架患者脑卒中发病率高(12.1 vs. 3.2%)。总的来说,当前资料说明老年患者接受 CEA 围术期风险低于 5%,属中危手术。

血管手术老年患者围术期管理

任何患者(不分年龄)围术期管理的通用流程都是首先确认围术期不良事件的风险,然后通过有创和无创检查方法量化风险,最后经各种干预措施尽可能改善患者预后。这个流程囊括了特殊监测技术[例如,中心静脉压监测(CVP)、肺动脉导管监测(PAC)、经食管超声心动图(TEE)、连续动脉血压,或无创心输出量监测],围术期治疗药物的调整,以及术后强化处理(图 16-2)。酌情推迟手术、使用特殊麻醉方法或心血管药物也可能利于改善预后。因合并 CAD 的患者很常见,术前选择有适应证的患者(罕有)行冠脉重建,可能有益。

风险评估

多年来,为预测非心脏手术术后主要不良心脏事件(MACE),提出了很多风险评估指标。目前,在北美地区备受推崇最常用的是改良心脏危险指数(RCRI),最近的 AHA 指南推荐以此进行风险评估。RCRI 风险评估依据六个危险因素:①缺血性心脏病史;②充血性心力衰竭;③糖尿病;④脑血管病;⑤肾功不全;⑥腹股沟以上的主动脉手术。每个危险因素 1 分,MACE 风险随分值升高而增加。RCRI 的预测价值已被许多研究证实,但欧洲对此也作了些修订,将年龄作为一个独立的危险因素(表 16-1)。医师需要注意的是:

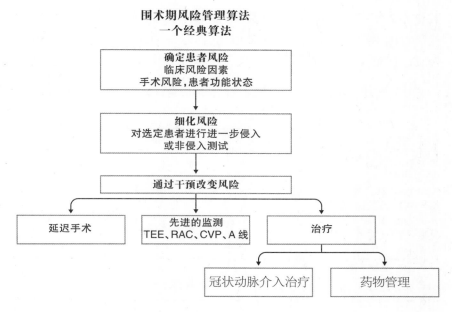

围术期风险管理算法
一个经典算法

确定患者风险
临床风险因素
手术风险，患者功能状态

细化风险
对选定患者进行进一步侵入
或非侵入测试

通过干预改变风险

延迟手术 　先进的监测 TEE、RAC、CVP、A 线 　治疗

冠状动脉介入治疗 　药物管理

图 16-2　　非心脏手术患者围术期管理流程

RCRI 病例收集于 1991~1994 年，在过去的 20 年，医学已有长足发展，特别是在心脏疾病方面（如他汀类药物、ACE 抑制剂、ARB 和抗凝药的使用）。

指数没有针对老年患者。虽两两比较分析提示年龄对每个因素的危险性均有所增益，但 RCRI 并未将年龄作为 MACE 的一个危险因素。最近的一项研究表明年龄超过 80 岁可能是围术期 MACE 发生率较高的一个独立危险因素。

合并 CAD、CVD、DM 及肾功不全患者虽不难确认，但无症状者占了很大比例，如早期收缩性或舒张性心力衰竭容易被忽视。不论有无症状，术前心脏彩超提示存在心衰的血管手术患者高达 50%，无症状的舒张性心力衰竭患者围术期 MACE 多见。

众所周知，老年患者储备能力明显下降，更容易发生 MACE。虚弱指数（表 16-2）可预测非手术人群预后，为此对围术期风险评估有一定作用。最近有个研究提到，在 RCRI 基础上结合虚弱指数，预测力可提高 8% ~ 10%。因虚弱指数为 RCRI 带来的预测增益难于量化，在推荐其作为老年患者常规评估工具以前,需大样本对照研究支持,以综合权衡其在围术期管理中的成本-效益比、物力、一次评估时间(约 10 min)及其临床意义。

表 16-1 用于术前心脏危险性分层的临床因素:Lee 氏指数和欧洲指数（Erasmus 模型）

临床危险因素	Lee氏指数	欧洲指数（Erasmus）
缺血性心脏病病史	+	+
高危手术	+	+
充血性心力衰竭	+	+
脑卒中/一过性脑缺血	+	+
需胰岛素控制的糖尿病	+	+
肾功不全（肌酐>2.0）	+	+
年龄		+

表 16-2 虚弱指数

虚弱指数
消瘦（体重减轻）指无意减肥情况下，过去1年内体重下降超过4.5 kg
握力减退（乏力）以手持握力计测定，量值应根据性别和体重质量指数调整
疲惫（exhaustion）通过对有关目标和动机问题的反应确定
体能下降 通过询问闲暇时间活动情况确定
步速减慢 通过让患者行走4.6 m的速度测定

术前访视

询问病史的一个重要目的是要通过患者或其陪护了解共存病的严重程度、病程和体能受限情况,重点掌握是否伴有临床危险因素:高危(不稳定型冠脉综合征、失代偿性心力衰竭、严重心律失常与严重瓣膜病);中危(稳定型心绞痛、心肌梗死史或病理性 Q 波、代偿性心力衰竭或心力衰竭史、糖尿病及肾功不全);低危(控制不良的高血压、左束支传导阻滞、非特异性 ST-T 改变和卒中史)。CAD 病史或心肌梗死后心电图异常意味着围术期隐匿性心肌缺血概率增加。心肌缺血、心律失常和左室功能障碍常见有心绞痛、呼吸困难、运动耐力受限和周围水肿等表现。静息时 CAD 患者可无不适,为此要着重评估患者对各种体力活动的反应,如平路步行或登楼梯。要提醒的是,在无严重肺疾患情况下,运动耐力受限虽能准确反映心储备低下,但很多有严重血管疾病患者因跛行也表现出耐力受限,注意鉴别。若登上 2~3 层楼梯而无不适,说明心储备尚可。评估患者有无早期充血性心力衰竭(CHF)很重要,若有,在麻醉、手术、体液置换和术后疼痛等应激作用下,有可能导致严重 CHF。

心肌梗死病史对术前评估意义较大。急性心肌梗死后择期手术一般应延迟 4~6 周。围术期再梗死率受手术距上次心肌梗死发生的时间影响,急性心肌梗死(1~7 天)、近期心肌梗死(8~30 天)及不稳定型心绞痛患者围术期心肌缺血、再次心肌梗死、甚至心源性死亡的风险很高。

明确患者是否曾接受过支架植入等冠脉成形术也很重要。支架植入(药物洗脱支架或裸金属支架)后,为使植入血管长时间畅通,需常规抗血小板治疗,预防冠脉急性血栓形成。经皮冠脉介入治疗(PCI)方式不同,择期非心脏手术时机不同,植入裸金属支架患者手术应推迟至 6 周后,药物洗脱支架推迟至 6~12 个月后,以待支架部分内皮化,以及最终抑制糖蛋白 I b / III a 受体的各种抗血小板治疗疗程完成。重要的是,应请心内科医师就患者心脏支架情况、围术期抗凝和抗血小板治疗方面的处理进行会诊。

从病史上,应注意归纳相关非心脏并发症情况。晕厥史有可能反映脑血管病、癫痫发作或心律失常。咳嗽一般是肺问题而非心脏。尽管 CAD 患者常诉端坐呼吸与阵发性夜间呼吸困难,但呼吸困难是源于心功不全还是慢性肺疾患不易鉴别,有长期吸烟史患者一般是慢性阻塞性肺疾病。此外,还应掌握 DM 和肾功不全(肌酐 > 176.8 umol/L)病史。

心血管药物的调整

许多接受血管手术的 PVD 患者都在服用 β 受体阻滞剂、硝酸酯类药、钙通道阻滞剂、他汀类药、抗血小板药与 ACE 抑制剂等心血管药物。手术当日利尿剂应停用,抗凝药则参考心内科专家意见,其他药物多数患者一般继续服用,尤其 β 受体阻滞剂、他汀类药和硝酸酯类药。

术前 1 天是否停用 ACE 抑制剂和 ARB 类药一直争议不断,长期服用 ACE 抑制剂的全麻患者术中可出现长时间低血压,对于术中出血多等存在大量体液转移患者,有人建议术前停用 1 天。ACE 抑制剂引起的低血压一般对补液或拟交感神经药有反应,若无效并出现顽固性低血压,可使用加压素或其长效衍生物特利加压素。

抗血小板药物是治疗急性冠脉综合征的重要组分,CAD 和 PAD 患者也长期使用。阿司匹林不可逆性抑制环氧化酶,防止血小板活化,应继续服用。氯吡格雷和噻氯匹定不可逆性与血小板表面 ADP 受体结合,导致糖蛋白 Ⅱb / Ⅲa 受体变形能力下降,阻止血小板进一步活化。支架植入患者不可轻易停用上述抗血小板药,过早停药可引起围术期急性血栓形成和致命性的心肌梗死,但神经阻滞以及闭合腔内手术如颅内手术,应停双联抗血小板药,因氯吡格雷和噻氯匹定可增加围术期严重出血风险,情况危急甚至需要输注血小板。

体格检查

血管手术老年患者术前体格检查需注意左心力衰竭征象。颈动脉杂音可能提示之前未发现的 CVD。体位性低血压则可能是降压药导致自主神经自调功能低下引起。周围水肿一般是左心衰竭晚期表现,也可能是静脉功能不全所致。颈静脉异常搏动与周围水肿一样可反映右心衰竭。心尖部闻及 S3 奔马律提示左心功能不全和早期肺水肿。应注意评估上呼吸道、气管插管条件与外周静脉位穿刺点。若选用区域麻醉或神经阻滞,注意检查相应区域皮肤是否有破损与感染,解剖标志是否便于辨认。严重骨性关节炎、脊柱侧后凸畸形或肌挛缩患者不宜选用区域麻醉。

老年患者术前心电图十分必要。特殊检查如超声心动图或铊成像术结果要妥善存留,对治疗至关重要。

铊成像术

双嘧达莫—铊试验与应激超声心动图相似,都是模拟运动状态下冠脉扩张情形,适用于运动受限患者。核素扫描成像上的充盈缺损区或"固定缺损"区(cold spots)提示心肌缺血、梗死的部位及范围。铊闪烁成像仅限用于运动不能患者,此类患者围术期心脏并发症风险难于通过临床因素准确评估。

超声心动图

术前经胸或 TEE 对左室功能不全的诊断和瓣膜病的评估有价值。在输注双嘧达莫、多巴酚丁胺或阿托品(药物应激)期间,通过分析室壁运动,可准确评估 CAD,特别是无心肌梗死史患者。药物应激试验假阳性率低,阴性预测价值高。在心肌灌注方面,多巴酚丁胺应激超声心动图结果可与铊闪烁成像结果相比对(如缺更有价值资料),前者尚可提供瓣膜功能方面的额外信息。

风险分层流程

患者在术前是否需要进行心脏评估, AHA 和欧洲心脏病学会(ESC)指南推荐的方法大同小异:分步流程法。第一步评估手术的紧迫性,秉持急诊优先原则,无须虑及额外的评估性检查。第二步评估患者是否曾接受过冠脉重建,如冠脉搭桥移植术(CABG)或经皮冠状动脉介入治疗(PCI)。第三步明确患者是否以及什么时间曾接受过有创或无创冠脉评估,若 5 年内接受过冠脉重建或 2 年有过一次恰当的冠脉评估,而且心脏状况未恶化,那就没必要进一步评估。

接下来, AHA 指南依据临床危险因素、体能和手术本身风险进行风险分层。临床危险因素依据病史、查体结果和心电图,分为高危、中危与低危三类。体能,又称为运动耐力,血管有病变的老年人大多运动耐力较差。

血管手术风险也以高危、中危与低危三个度级表示。高风险的手术指急诊大手术、主动脉及其他大血管手术、周围血管、预计术时长伴有大量体液转移和 / 或失血多的手术;中危手术包括 CEA、EVARs 和下肢截肢术;低危手术指心脏不良事件风险低于 1%,如动静脉瘘切除术。

伴有高危临床危险因素患者,择期手术应推迟,接受心脏学评估和 / 或强化治疗,除非急诊手术。根据 ACC/AHA 和 ESC 指南:接受择期高危手术、体能差又伴有 3 个或 3 个以上 RCRI 危险因素患者,应进行心脏学评估或应激检查(图 16 ~ 3);伴 1 ~ 2 个危险因素、体能差、接受高危或中危手术患者,可考虑进一步应激试验(图 16 ~ 3);体能差或运动耐力难于评估、接受高危或中危手术、伴有 1 ~ 2 个中危因素患者,可考虑进一步应激检查(图 16 ~ 3)。很多老年患者虽有运动负荷试验适应证,但运动耐力差难于配合测试,可选择药物负荷试验:输注多巴酚丁胺或阿托品后的应激超声心动图(DSE)或给双嘧达莫 – 铊的闪烁成像术(DTS)。DSE 和 DTS 具有很高的阴性预测价值(分别为 94% 和 88%),阳性预测力 DSE 优于 DTS(67% vs. 37%),而且 DSE 更接近术后生理状态。

临床危险因素

		中危				低危
		体能差			体能好	
		3个或3个以上危险因素	1~2个危险因素	无危险因素		
高危	E	进一步检查	考虑进一步检查	手术	手术	手术
中危	E	考虑进一步检查	考虑进一步检查	手术	手术	手术
低危	E	手术	手术	手术	手术	手术

手术风险

图 16-3　术前心脏检查决策表

依据临床危险因素、手术风险和体能状况将患者分层归类:高危患者应进一步检查、心脏学评估或推迟手术,除非急诊(E);伴有 3 个或 3 个以上危险因素接受择期高危手术患者,应进一步检查;其他患者可参考本表考虑检查或不检查

　　术前冠状动脉造影最佳适应证是应激试验阳性患者,其提示心肌可能有严重问题;在处理意见明显分歧以及心内科医师建议时也可进

行。造影的意义在于可筛选出严重 CAD 患者：左主干阻塞或严重程度相当的三血管病变 CAD。严重 CAD 患者的后续处理取决于其临床状况、介入治疗的整体风险和资源条件。

风险分层后续处理

将风险进行分层的主要原因就是要筛选出高危患者，通过药物治疗和其他处理策略，降低风险，减少围术期心脏事件。择期非心脏手术术前处理策略有三：① CABG 手术；② PCI 重建血运；③最大限度的药物治疗。

在非手术治疗中，三种治疗选择均可有效改善患者长期存活率，包括 PCI（不论植入支架与否）、CABG 和应用阿司匹林、他汀类药、β 受体阻滞剂、抗凝药、ACE 抑制剂、ARB 的药物治疗。显然，具有严重心血管疾病与表现的血管手术高危患者，不论做不做手术，很可能需要一种或一种以上前述的处理措施。但术前没有必要为改善围术期预后而行预防性介入治疗。行冠状动脉介入治疗与否取决于患者的心脏状况，而非手术大小。此外，还应考虑冠状动脉血运重建后因恢复而延迟手术的潜在影响。

冠脉重建

早期研究表明，高危手术患者术前行 CABG 术后预后较好。但在这种情况下，随后施行的非心脏手术风险，理应高于冠脉置管、血运重建和血管手术三者的累计风险。术前冠脉重建（CABG 和 / 或 PCI）对血管手术患者的优势，尚未得到更多的近期随机研究结果证实，与最大限度的药物（β 受体阻滞剂、阿司匹林、他汀类药和 ACE 抑制剂）治疗组患者相比，观察近 3 年，死亡率无明显差别，两组患者均从良好的处理策略中获益。显然，术前冠脉重建适应证应从严掌握，即等同于非手术状态下适应证（不稳定型心绞痛、左主干或程度相当的三血管病变 CAD、LV 功能降低）。总体上看，稳定型 CAD 患者术前冠脉介入治疗没有价值。

同样，PCI 的初期评估表明，择期非心脏手术患者术前接受冠脉成形术预后较好。但当前血管成形同时多植入支架,这样术后需常规抗血小板治疗,预防急性冠脉血栓形成,保持支架血管长期畅通。干扰血栓形成的因素虽不少,但围术期停用抗血小板治疗排在首位,血栓一旦形成,相关死亡率很高。

有关 PCI 或支架值得注意的是:①掌握病史,明确 PCI 时间、支架类型和并发症情况;②近期植入支架患者属高危(裸金属支架 6 周内、药物洗脱支架 1 年内),应请心内介入医师会诊;③重新确认手术时机。停用或更改抗血小板治疗方案涉及多个学科,应由心内、手术与麻醉三方医师共同会诊讨论,提出最佳方案。手术(尤其急诊)应在具备 PCI 条件医院完成,一旦出现支架血栓,心内介入医师能及时到场处理。

主动脉瓣狭窄是老年患者最常见的瓣膜疾病之一。合并主动脉瓣狭窄患者非心脏手术围术期心脏不良事件发生率和死亡率均高。对于有症状的重度主动脉瓣狭窄患者,择期手术前可考虑换瓣或球囊血管成形术。

药物治疗

鉴于当前各类 PCI(CABG 与 PCI 对稳定型 CAD 患者无实用价值)明显的局限性,很少有稳定型 CAD 患者术前接受冠脉重建,多采用药物准备,但应意识到的是,多数有关药物治疗的推荐建议均基于年龄较低(< 80 岁)人群的研究,系由此扩展到年龄较高的老年患者。

用于降低围术期损伤的药物很多,均已证实在非手术状态下对冠脉缺血有效。硝酸甘油对围术期活动性缺血有治疗作用,但预防性应用对围术期致病率和致死率无影响。

一些研究表明,血管手术高危患者围术期使用 β 受体阻滞剂可降低心脏事件发生率与死亡率。但近期观察提示,非心脏手术围术期使用大剂量 β 阻滞剂的患者总死亡率并未下降。相关研究很多,其中影响最大、病例数最多的是一项国际性多中心合作的围术期缺血评估研究(POISE 研究),该研究认为 β 阻滞剂可改善围术期心脏预后,但患者死亡率和卒中率反而有所上升;有意思的是,血管手术患者亚组分析又提示围术期使用 β 阻滞剂有益。目前,在 I 类证据水平上只推荐术

前已服用 β 受体阻滞剂患者围术期应继续使用；对伴有多个危险因素或术前检查提示存在可逆性缺血的血管手术患者，围术期使用 β 阻滞药可能获益（Ⅱa）。ESC 与 AHA 指南虽有些差异，但都认为预防性使用 β 阻滞剂，应缓慢滴注其剂量（择期手术术前至少 1 周）；不推荐急性大剂量应用于高危患者（表 16-3）。

血管疾患患者建议使用他汀类药物作为心脏不良事件的二级预防，不论手术与否。临床试验已证实围术期使用他汀类药物有益。欧洲指南推荐高危手术患者术前 7 ~ 30 天开始使用，围术期中断可因反弹效应而有不利影响，为此，推荐围术期他汀类药不停（表 16-4）。

α_2 受体激动剂可通过中枢效应产生镇痛、镇静和抗交感作用。为降低 MACE，血管手术患者围术期可考虑使用 α_2 受体激动剂，但对老年患者作用尚未明确（表 16-4）。

积极控制高血糖可改善心脏手术及外科重症治疗患者预后。但迄今，未证实严格控制血糖（6.7 mmol/L）可真正降低非心脏大手术患者致病率与死亡率。近期研究表明胰岛素有非代谢作用，再加上对高血糖不利影响的顾虑，建议围术期以胰岛素仔细调控血糖，控制在 10.1 mmol/L 以下，尤其高危患者。

术中及术后处理

血管手术患者麻醉诱导与维持的主要挑战在于预防心肌缺血。术中管理的目标是：①尽量提高心肌氧供与降低氧耗，预防心肌缺血；②严密监测缺血和心力衰竭；③一旦发生缺血 / 梗死，及时处理。理论上，可通过维持心肌氧供与氧耗间的平衡达到上述目标，但很多因素均可干扰此平衡，导致术中不良事件，如持续性心动过速、收缩性高血压、交感神经兴奋、低氧血症，或舒张压过低等。血管手术患者围术期心肌损伤与心率变化密切相关。此外，因低碳酸血症可致冠脉收缩，应注意避免医源性过度通气、$PaCO_2$ 过低。

AAA 切开修补术多采用全麻，但 EVAR 可在全麻、区域麻醉或局麻下完成。CEA 可选全麻或区域麻醉，早期研究认为区域麻醉下行 CEA 效果较好，但并未得到随后的大样本研究（GALA 试验）结果肯

表 16-3　围术期 β 受体阻滞剂的应用指南：美国心脏协会（AHA）和欧洲心脏病学会（ESC）推荐

证据水平	AHA	ESC
I 类	对于伴有 AHA I 类用药指征并正在使用 β 受体阻滞剂的手术患者，推荐继续使用	经术前应激检查明确的 IHD 或心肌缺血患者，推荐使用 接受高危手术患者，推荐使用 合并 IHD，心律失常或高血压使用 β 受体阻滞剂治疗患者，推荐继续使用 接受中危手术患者应考虑使用 β 受体阻滞剂
II a 类	合并 CAD 或术前检查新发现有心脏缺血的高危血管手术病人，推荐使用依据使用剂量依据心率和血压滴注的 β 受体阻滞剂 对于术前评估为高危（伴有 1 个以上危险因素）血管手术患者，使用依据心率和血压滴注的 β 受体阻滞剂是合理的 术前评估明确合并 CAD 或高危（伴有 1 个以上临床危险因素接受中危手术）患者，使用剂量依据心率和血压滴注的 β 受体阻滞剂是合理的	既往因慢性心力衰竭伴收缩功能不良正使用 β 受体阻滞剂治疗患者，应考虑继续应用
II b 类	对于术前评估明确无 CAD，但伴有 1 个危险因素接受中危或血管手术患者，β 受体阻滞剂作用尚不明确 对于当前未服用 β 受体阻滞剂，无危险因素的血管手术患者，β 受体阻滞剂作用尚不明确	伴有（多个）临床危险因素接受低危手术患者，可考虑使用 β 受体阻滞剂
III 类	对 β 受体阻滞剂有绝对禁忌证的手术患者，不用 未经滴定常规大剂量 β 受体阻滞剂用于目前未服用该药的非心脏手术患者，无效而且可能有害	不推荐未经滴定围术期大剂量使用 β 受体阻滞剂 不推荐用于无危险因素接受低危手术患者

表 16-4 围术期他汀类药物与 α_2 受体激动剂使用指南：美国心脏协会（AHA）和欧洲心脏病学会（ESC）推荐

证据水平	AHA（2009）	ESC（2009）
他汀类药物		
Ⅰ类	对于当前正在服用他汀类药物的非心脏手术患者，推荐继续使用	推荐接受高危手术患者尽可能在术前7~30天开始使用他汀类药物 推荐围术期继续使用他汀类药物
Ⅱa类	不论有无危险因素，接受血管手术患者使用他汀类药物是合理的。	
Ⅱb类	对于伴有至少1个临床危险因素接受中危手术患者，可考虑使用他汀类药物	
α_2受体激动剂		
Ⅱb类	合并CAD或伴有至少1个危险因素的手术患者，可考虑使用 α_2受体激动剂调控围术期高血压	为降低血管手术患者围术期心血管并发症，可考虑使用 α_2受体激动剂
Ⅲ类	有 α_2受体激动剂禁忌证的手术患者，不用	

定,可以认为全麻与区域麻醉无明显差别。对于下肢搭桥术患者的预后来说,神经阻滞与全麻同样也无明显差异。有鉴于此,有理由认为：就预防心肌缺血而言,维持心肌氧供与氧耗间的平衡比选择特定的麻醉方法、麻醉药(异氟醚、地氟醚、七氟醚和阿片类药)及肌松剂更为重要。吸入麻醉药对心肌有预处理作用,特别是七氟醚,建议使用。长时间吸入氧化亚氮可能会致围术期心肌缺血,但当前资料尚不足以就其使用做出明确推荐,关键是避免心率和血压长时间过度波动,一般推荐波动范围最好控制在平时的 20% 以内。问题是术中心电图出现心肌缺血时,多数情况下血流动力学是稳定的;而且心肌缺血和功能障碍也不是仅局限于病变血管支配范围,与 CAD 的严重程度和病变血管的分布关系不大,这就说明了麻醉医师要预防这类缺血几无可能,集中精力、加强监测,尽早发现并及时处理心肌功能不全才是最重要的。

到目前为止，没有研究证实各种特殊监测方法对预后有何不同。10 年前盛行的右心导管检查也缺乏大的随机研究来肯定可改善患者预后。术中 TEE 推荐用于长时间 S–T 段明显改变或血动学严重紊乱患者。建议老年患者使用无创心输出量监测。

老年血管手术患者输血指征等围术期液体管理方法同样也没有明确的推荐意见。因合并严重的动脉粥样硬化、心室僵冻、舒张功能不全和隐匿性 CAD 等，老年患者对低血容量和高血容量耐受力差，低血容量带来严重低血压和脏器灌注不良，而高血容量则可引起充血性心力衰竭。即便是年轻患者，也不再认为水过多危害不大，因这种情形下患者预后较差。老年患者血红蛋白和血细胞比容高一些更理想，血细胞比容积应高于 22 mg/dl，最好为 27 mg/dl 左右。

老年血管手术患者术后处理目标与术中一致。术后所需监测措施取决于患者合并病及术中情况。开腹 AAA 修补术后老年患者，常需转至 ICU 进行机械通气，相对简单的 EVAR 术后，则可在手术室拔管后将患者送至普通病房。转入 ICU 的患者，镇静可选右美托咪定，谵妄发生率低于苯二氮䓬类药，有利于早期恢复。

总结

在接受血管手术的患者中，合并有严重共存病的老年患者占了很大比例。围术期不良事件风险在该人群中明显升高，尤其心脏不良事件。老年患者围术期管理应遵循 AHA 和 ESC 指南推荐的临床风险评估进行。术前冠脉重建对预后的影响尚不肯定。对于有严重并发症患者围术期可能需要特殊检查、监测和强化治疗。围术期合理调整阿司匹林、β 受体阻滞剂、ACE 抑制剂、他汀类药的使用并控制血糖，对改善患者预后具有重要意义。

要点

· 在超过 65 岁的美国人中，12% ~ 20% 患有周围动脉疾病（PAD），而且随年龄增长患病率急剧升高。

- 血管疾病分为三类：累及颈动脉与颅内血管系统的脑血管病（CVD）；累及心脏血管系统的冠状动脉疾病（CAD）；或累及主动脉与其分支的 PAD。
- 血管手术本身围术期死亡率很高（> 5%），开放性主动脉手术与下肢搭桥术围术期致残率和死亡率风险最高。
- 腔内主动脉瘤修补术相对于开放式式，短期致残率与死亡率较低，为 80 岁以上患者首选，但长期死亡率与开放式式相当。
- 术前风险评估备受推崇最常用的是改良心脏危险指数（RCRI）。RCRI 考虑的六个危险因素：①缺血性心脏病史；②充血性心力衰竭；③糖尿病；④脑血管病；⑤肾功不全；⑥腹股沟以上的主动脉手术。
- 长期服用 ACE 抑制剂患者全麻诱导后可出现长时间的低血压。
- 术前已服用 β 受体阻滞剂患者围术期推荐继续使用；对伴有多个危险因素或术前检查提示存在可逆性缺血的血管手术患者，围术期使用 β 阻滞药可能获益。
- 血管疾患患者推荐使用他汀类药物作为心脏不良事件的二级预防，不论手术与否。
- 围术期中断他汀类药物可因反弹效应而有不利影响。

建 议 阅 读

1. Akhtar S, Barash PG, Inzucchi SE. Scientific Principles and Clinical Implications of Perioperative Glucose Regulation and Control. Anesthesia & Analgesia. 2010.
2. Amato B, Markabaoui AK, Piscitelli V, et al. Carotid endarterectomy under local anesthesia in elderly: is it worthwhile? Acta Biomed.2005; 76 Suppl 1: 64–68.
3. Ballotta E, Da Giau G, Ermani M, et al. Baracchini C: Early and long-term outcomes of carotid endarterectomy in the very elderly: an 18-year single-center study. J Vasc Surg. 2009; 50: 518–525.
4. Barbosa FT, Cavalcante JC, Juca MJ, et al. Neuraxial anaesthesia for lower-limb revascularization. Cochrane Database Syst Rev. 2010: CD007083.
5. Biccard BM, Rodseth RN. A meta-analysis of the prospective randomised trials of coronary revascularization before noncardiac vascular surgery with attention to the type of coronary revascularization performed. Anaesthesia. 2009; 64: 1105–1113.
6. Bodenham AR, Howell SJ. General anaesthesia vs local anaesthesia: an ongoing story. Br J

Anaesth. 2009; 103: 785–789.

7. Bundgaard-Nielsen M, Secher NH, Kehlet H. 'Liberal' vs. 'restrictive' perioperative fluid therapy--a critical assessment of the evidence. Acta Anaesthesiol Scand. 2009; 53: 843–851.

8. Fleisher LA, Beckman JA, Brown KA, et al. 2009 ACCF/AHA focused update on perioperative beta blockade incorporated into the ACC/AHA 2007 guidelines on perioperative cardiovascular evaluation and care for noncardiac surgery: a report of the American college of cardiology foundation/American heart association task force on practice guidelines. Circulation. 2009; 120: e169–276.

9. Flu WJ, van Kuijk JP, Hoeks SE, et al. Prognostic implications of asymptomatic left ventricular dysfunction in patients undergoing vascular surgery. Anesthesiology. 2010; 112: 1316–1324.

10. Galal W, Hoeks SE, Flu WJ, et al. Relation between preoperative and intraoperative new wall motion abnormalities in vascular surgery patients: a transesophageal echocardiographic study. Anesthesiology. 2010; 112: 557–566.

11. Jim J, Sanchez LA. Abdominal aortic aneurysms: endovascular repair. Mt Sinai J Med. 2010; 77: 238–249.

12. Kang JL, Chung TK, Lancaster RT, et al. Outcomes after carotid endarterectomy: is there a high-risk population? A National Surgical Quality Improvement Program report. J Vasc Surg. 2009; 49: 331-8, 339 e1; discussion 338-339.

13. Karkos CD, Harkin DW, Giannakou A, et al. Mortality after endovascular repair of ruptured abdominal aortic aneurysms: a systematic review and meta-analysis. Arch Surg. 2009; 144: 770–778.

14. Lange C, Leurs LJ, Buth J, et al. Endovascular repair of abdominal aortic aneurysm in octogenarians: an analysis based on EUROSTAR data. J Vasc Surg. 2005; 42: 624-630; discussion 630.

15. Makary MA, Segev DL, Pronovost PJ, et al. Frailty as a predictor of surgical outcomes in older patients. J Am Coll Surg. 2010; 210: 901–908.

16. Mayer D, Pfammatter T, Rancic Z, et al. 10 years of emergency endovascular aneurysm repair for ruptured abdominal aortoiliac aneurysms: lessons learned. Ann Surg. 2009; 249: 510-515.

17. McArdle GT, McAuley DF, McKinley A, et al. Preliminary results of a prospective randomized trial of restrictive versus standard fl uid regime in elective open abdominal aortic aneurysm repair. Ann Surg. 2009; 250: 28–34.

18. Noordzij PG, Poldermans D, Schouten O, et al. Postoperative mortality in The Netherlands: a population-based analysis of surgery-speci fi c risk in adults. Anesthesiology. 2010; 112: 1105–1115.

19. Poldermans D, Bax JJ, Boersma E, et al. Guidelines for pre-operative cardiac risk assessment and perioperative cardiac management in non-cardiac surgery: the Task Force for Preoperative Cardiac Risk Assessment and Perioperative Cardiac Management in Non-cardiac Surgery of the European Society of Cardiology (ESC) and endorsed by the European Society of Anaesthesiology (ESA). Eur Heart J. 2009; 30: 2769–2812.

20. Schouten O, Boersma E, Hoeks SE, et al. Dutch Echocardiographic Cardiac Risk Evaluation Applying Stress Echocardiography Study G. Fluvastatin and perioperative events in patients undergoing vascular surgery. N Engl J Med. 2009; 361: 980–989.

21. Trivedi RA, Weerakkody RA, Turner C, et al. Carotid artery stenosis-an evidence-based

review of surgical and non-surgical treatments. Br J Neurosurg. 2009; 23: 387–392.

22. Schermerhorn ML, O'Malley AJ, Jhaveri A, et al. Endovascular vs. open repair of abdominal aortic aneurysms in the Medicare population. N Engl J Med. 2008; 358: 464–474.

（沙姆斯丁 · 阿赫塔尔）

第十七章
脊柱外科手术：选择患者实施手术

背景

颈部和背部疼痛是我们社会最常见的医学问题之一。据美国关节炎研究机构统计，大约 1/4 的成年美国人在 3 个月内至少经历 1 天的背部疼痛。首次典型的腰痛发生在 30～40 岁，并且随着年龄的增大越发普遍。在美国，由于老年人口数量的增加，年龄相关性脊柱退行性变病症状的患者也随之增加。背部疼痛是一种症状，并不能作为诊断。背部疼痛的常见原因包括机械等方面问题，如椎间盘退化、损伤、获得性疾病、感染和肿瘤等。

最初，大多数脊柱专业医师，采用保守的方法为脊柱退行性病病患者，解决神经功能缺损和难治性疼痛的症状。保守治疗包括非处方止痛药，抗炎药物如非甾体类抗炎药和口服类固醇，肌松药，物理治疗，运动和注射类固醇。当保守治疗失败或神经功能缺损或肿瘤出现时，则需外科手术治疗。骨质疏松性椎体压缩骨折，过去常需使用大量的仪器和融合修复术治疗，现在通常采用微创修复技术，如椎体后凸成形术和椎体成形术，使发病率降低。尽管增加了非侵入性的方式，大多数脊柱疗法仍然是传统的外科手术。在一般人群中脊柱手术有很多风险，但老年人群拥有自己独特的问题，如伴有慢性疾病，多重用药和有限的认知能力等。所有这些因素可能在复杂脊柱手术后，降低生活质量及独立生活的能力。

在本章中，我们将讨论最常见的影响老年外科手术患者的脊柱病变类型，提供手术方案，并为其有效性和安全性提供证据。我们还将讨论接受脊椎手术的老年患者的麻醉管理，包括医疗问题和用药的术前评估,老年人急、慢性疼痛管理和认知结果。对老年脊柱患者术中麻醉管理还包括颈椎病理改变的潜在问题,如无法识别的颈椎管狭窄与脊髓型颈椎病,可使加气道管理更加复杂,俯卧位相关并发症,神经功能监测问题,全静脉麻醉(TIVA)的药效学和药代动力学。在术后,手术和麻醉的团队必须保持警惕,在老年脊柱患者术后常见的医疗问题,并鉴别潜在的短期和长期的认知功能障碍。

老年人群脊柱病理

老年患者常见的脊柱病变有几类。最常见的情况包括颈椎狭窄引起的脊髓或神经根型颈椎病,腰椎管狭窄,腰椎滑脱,退行性胸腰段脊柱侧凸畸形,骨质疏松性爆裂/压缩性骨折,脊柱转移瘤。

腰椎滑脱是椎体在下方椎体上向前滑移。老年人群中最常见的腰椎滑脱是退行性腰椎滑脱,这是由于关节突关节和椎间盘退行性变的骨性关节炎所致。这通常发生在L4,L5椎体通常伴随着在同一椎体水平的中央椎管狭窄(图17-1)。腰椎滑脱症也可由于外伤或手术后发生(医源性),峡部裂(峡部),肿瘤(病理),或可能是先天性。最广泛接受的理论,其发病机制是由于椎间盘退行性变化,在椎间盘水平,从轻微移动发展到巨大移动,直至影像学可见。退行性病变和异常段运动致使

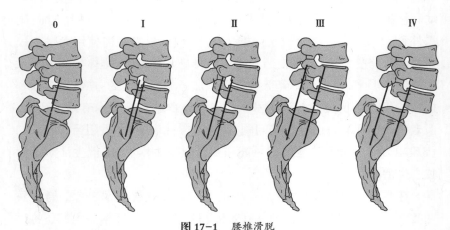

图 17-1 腰椎滑脱
转载许可:Borenstein. 腰痛:医疗诊断与综合管理(1989)

活动性节段脊柱周围组织异常增生,导致椎管狭窄。患者通常的主诉为背部疼痛,神经根型颈椎病,神经性跛行;然而,神经功能缺损在这一人群中是罕见的。如上所述,这一亚型的腰椎滑脱症还应注意串联狭窄(伴随颈部狭窄),除了检查脊髓相关问题,还应提醒医师询问有关的颈部和手臂的症状,如脊髓病等。

椎管狭窄是指椎管腔逐渐狭窄,是导致老年人背痛和神经根性疼痛的常见原因。椎管狭窄可以是先天性或获得性的。导致获得性狭窄的因素包括退行性条件下的脊柱(例如,颈椎病,退行性椎间盘疾病),创伤,手术(例如,椎板切除后)和代谢或内分泌异常(例如,骨质疏松症,甲状旁腺功能减退症)。狭窄最常发生在颈椎和腰椎区,从变性膨出的椎间盘前方,到肥大的小关节和黄韧带后方(图 17–2)。

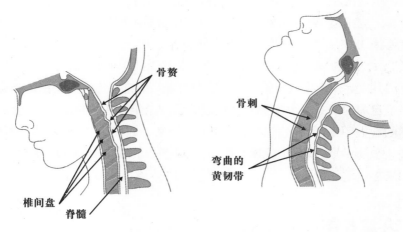

图 17–2　颈椎管狭窄
(此图发表在物理医学与康复医学,第二版,前沿,第 6 章,6–1,版权:2008)

虽然这些退行性变化的发生通常与老化有关,在某些情况下,可能会导致一个显著的硬膜囊和神经根的压缩。当椎管狭窄影响颈椎管常导致脊髓和神经根压迫。在许多患者中,颈椎管狭窄和腰椎管狭窄可以共存,恰当地命名为"串联狭窄。"估计有 5% 的颈椎管狭窄患者有退行性腰椎滑脱的症状。最后,颈椎管狭窄经常被忽视的症状包括,步态失调,易疲劳,下肢疼痛,乏力,难以进行日常生活的简单协调活动。

老年脊柱外科——安全

老年患者脊柱手术的安全因个人及手术程序而不同。在一般情况下,脊柱融合术,仪器设备,自体组织的采取(例如,取髂嵴骨),脊柱手术节段数量的增加会导致手术时间延长,失血更多并会加剧术后疼痛。然而量化结果是困难的。尽管一些已经发表的研究致力于寻找提高老年人脊柱手术中安全性的方式,然而,这些著作缺乏统一的定义,包括老年人的概念以及术后并发症的构成。并发症的定义或大或小;被定义的轻微的并发症,会记录在患者的病历中,但不影响长期恢复(例如,尿潴留),而较严重的并发症则会影响术后的恢复(如肺炎,新发房颤)。这些定义是广泛的,所以并发症的总体概率变化从 2.5% ~ 80% 则并不奇怪。在一般情况下,在年龄较大的患者经历有创的手术具有较高的并发症发生率。据报道,年龄 > 85 岁、接受脊柱融合手术的患者严重并发症的发生率为 35%,是接受同类手术的年轻患者的 9.2 倍。相反,"年轻的老年人"(65 ~ 75 岁)ASA 分级 Ⅰ–Ⅱ 的患者接受简单的腰椎管狭窄减压治疗的并发症发生率低。腰椎管狭窄与脊髓型颈椎病患者有类似的趋势。

目前的研究很少考虑到长期的结果。老年患者骨质量差是脊柱畸形的脊柱手术后诱发椎体骨折发生的因素。因此,老年患者往往需要进一步的手术,以防止后续的损伤,这易使他们暴露于额外的手术风险和潜在的重复程序。

老年患者脊柱手术疗效

关于手术和保守治疗老年患者的背部疼痛和损伤哪种方式更好有相当大的争议。脊柱患者临床试验(SPORT)正在进行一项大的、随机的多中心临床试验,将保守与手术治疗腰椎间盘突出和椎管狭窄等腰椎手术治疗的临床疗效进行了对比研究。这项研究发现,对于一个混合年龄组,手术治疗组术后 2 年的患者有更好的结果和患者的满意度。研究期间,这项试验并没有特别关注保守治疗与手术治疗组之间包括交叉的高发病率的老年患者和混杂因素。

通常,报道中老年患者特定的腰椎手术的临床结果的文献质量不高。局限性包括样本量小、通常样本量少于 100 例,缺乏适当的对照组或标准化的测量结果。有研究表明,老年患者的预后良好或优秀率在 53%~93%,随着随访的时间,患者人群,手术指征和程序而变化。

传统上,一直认为减压加融合术对脊柱狭窄伴滑脱症有更好的预后。然而,此种观点已经得到了质疑,至少有两项研究表明,融合和减压与单独减压相比,并没有显著地优势。

关于老年患者的融合率的长周期研究结果的信息鲜有报道。一项 70 岁以上患者接受后路腰椎椎体间融合的研究,采用影像学评估方式,使用 CT 发现老年患者不愈合与延迟愈合发生率比年轻患者高。此外,关于成人先天性脊柱侧凸患者年龄对手术效果的影响研究发现,虽然疼痛缓解是在老年人群中更明显,但影像学结果则提示,老年人群效果较年轻人群差。这表明融合术可能无法维持老年患者长期的较好预后结果。然而,脊柱手术的相关文献并没有显示出融合术与预后结果的完全的相关性,许多脊柱手术患者未做融合术往往保持无症状。最近一项研究结果表明,腰椎滑脱患者采用椎板切除术加融合术对不融合患者能够获得更好的预后效果。然而,这项花了 10 多年才得到的结果在一开始几乎被忽略了。能意识到这两组均优于单纯椎板切除术,这点非常重要。

老年患者脊柱外科手术的术前评估

对于老年患者脊柱外科手术的术前评估最主要的应该是考虑到这是一个侵袭性的外科手术。正如上一节所讨论的,对患者颈部和背部疼痛进行的外科手术种类繁多。这些术式有不同的手术时间以及失血量。麻醉医师了解预计手术方式后,可以更准确地术前评估患者的危险因素。我们将采用一个老年特定的系统分析方式评估这些因素。

用药

最近的调查数据显示,超过 90% 65 岁以上的患者每周使用至少一种药物,40% 使用五种或更多的药物,12% ~ 19% 使用十种或更多的药物。多重用药通常与如下因素有关,需要脊柱手术的患者往往有慢性疼痛的症状,可能尝试保守治疗而不选择手术,则会服用多种药物。对于这些脆弱的患者来说,慢性疼痛急性发作使问题更加复杂化。麻醉医师术前了解患者的疼痛问题,尤其是麻醉和疼痛治疗的多种药物非常重要,另外,患者应该被告知这些药物应该在手术当日的早晨服用。最理想的情况是,麻醉医师与患者的疼痛治疗医师共同评估或预见困难的情况并适当参考疼痛医学。有了这些信息,麻醉医师就可以告知患者和家属在术后恢复期会有怎样的情况。

心脏评估

ACC/AHA2007 年指南已精简非心脏手术患者的心脏评估过程(图17-3)。大多数老年脊柱手术患者在非急诊手术中等风险类别不需要进一步的心脏评估(表 17-1)。因为运动耐量受限的患者,大多数通常是由于他们的颈部或背部疼痛,所以需要进一步评估,心脏检查的任何结果都可能改变治疗的方案。麻醉医师在获得完整的病史后,可按照ACC/AHA 指南确定是否需要进一步评估,然后与患者、外科医师、初级保健医师 / 心脏科医师共同谈话。心脏支架置入术后的患者是一个特殊的挑战。重要的是要确定何时放置支架,用什么类型的支架,以及支架的位置。患者的心脏病医师应当参与术前方案制定,提供这方面的信息,包括任何最近残余心肌是否存在危险的检查记录。置入冠脉支架的患者行脊柱手术,术前讨论应该由患者、外科医师和心脏病专家共同参与谈话,以确定适当的时机和干预的类型。药物涂层支架置入 1年以内的患者不适合择期手术,因为围术期停用抗血小板药物会增加血栓的风险(图 17-4)。围术期抗血小板药物的使用是非常复杂的。基于当前的研究结果,术前氯吡格雷至少停药 7 天,噻氯匹定停药 14 天。然而,由于患者对氯吡格雷反应差异较大。因此,可通过使用针对血小板功能的检测结果,决定是否可以缩短停药时间。然而,大多数脊柱外科医师担心在围术期应用阿司匹林会增加硬膜外血肿的风险,许多医师甚至在术后 4 周内不允许重新应用抗血小板药物。

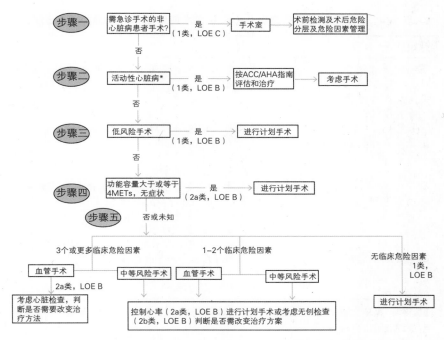

图 17-3 ACC/AHA 算法非心脏病患者的围术期手术管理

从 ACCF/AHA2009 指南重点更新围术期 β 受体阻滞剂应用加入 ACC/AHA2007 指南对围术期心血管评估及护理非心脏手术报告的美国心脏病基金会／美国的大学心脏协会实践指南工作组（转载许可，循环。2009；120：e169-e276。©2009 美国心脏协会, Inc.）

气道／呼吸系统的注意事项

接受脊柱外科手术的老年患者的气道管理可能是极具挑战性的。这些患者可能有手术部位以外的关节炎,并可能表现为如类风湿关节炎等疾病的终末阶段的系统性疾病症状。老年患者颈椎不稳可以是最具挑战性的呼吸道管理病例。幸运的是,气道管理设备的大量研制,为麻醉和紧急护理从业人员用于管理病理改变或不稳定的颈椎的患者的气道提供了众多的选择。许多新的设备非常实用,能够在颈椎固定的患者提供更好的喉镜视野。然而,医师必须了解如何依据效果和颈椎运动来使用它们。尚未有关于简单的和成功的喉镜窥喉会导致四肢瘫痪的报道,很显然呼吸功能不全的患者应气管插管进行通气。随着对患者病情以及对临床应用和设备功能的了解,我们可以选择最好的技术。

表 17-1　活动性心脏病患者非心脏手术术前评估和治疗（I 类，LOE B）

健康状况	举例
不稳定冠脉综合征	不稳定或严重心绞痛[a]（CCS Ⅲ级或Ⅳ级）[b]近期的MI[c]
失代偿性心力衰竭（NYHA心功能Ⅳ级；或新发心力衰竭恶化）	
显著性心律失常	高级别房室传导阻滞 莫氏Ⅱ型房室传导阻滞 三度房室传导阻滞 有症状的室性心律失常 室上性心律失常（包括房颤）伴有未控制的心室率（休息时心率＞100次） 有症状的心动过缓 新认定的室性心动过速
重症心脏瓣膜病	严重主动脉狭窄（平均压力梯度＞40 mmHg，主动脉瓣膜面积＜1 cm²，或有症状） 有症状的二尖瓣狭窄（渐进性呼吸困难,劳力性晕厥或心力衰竭）

转载许可：循环. 2009；120：e169 - e276。©2009 美国心脏协会，Inc。CCS 加拿大心血管协会；纽约心脏协会。

a：根据 Campeau

b：可能包括经常久坐不动的"稳定"心绞痛患者

c：美国心脏病学国家数据库图书馆定义了最近的心肌梗死即大于 7 天,但小于或等于 1 个月（30 天内）

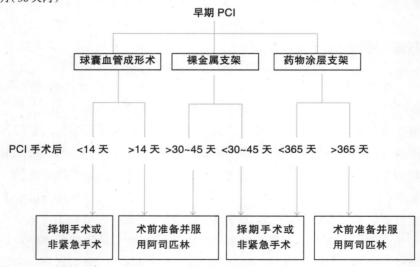

图 17-4　AHA/ACC：早期心脏介入（PCI）患者的围术期管理
（转载许可：流通.2009；120：e169-e276。©2009 美国心脏协会，Inc.）

　　患者的风险根据手术的水平和手术的预计创伤程度,随术式和预先存在的并发症而不同。例如一个节段的减压术可能只有一个 2 cm 切口、极少的失血。相比之下,胸段脊髓减压可能需要侧开胸术以及可能大量失血。在后一种情况下,麻醉医师必须随时进行单肺通气,并实施适当的术前和术后监护。在这些更复杂和广泛的情况下,则需要考虑术后重症监护和机械通气。

　　患者肾功能的评估极为重要,尤其是对于手术创伤大的患者,因为在肾脏将进行大量的体液转移和血液置换。正常情况下,随着人体的正常老化肾功能会逐渐下降,在老年患者随着肌肉组织的减少,正常或轻度升高的肌酐水平甚至可能导致肾功能障碍。即将实施脊柱融合术的患者术前进行常规尿液检查排除尿路感染和潜在的菌血症是特别重要的。

　　对老年患者的认知功能及其对围术期结局的影响一直存在争议。短期内接受重大手术的老年患者有谵妄的风险,这可能增加死亡率。对持续而长期的术后认知功能下降的研究结果更加不明确。然而,通常来讲,在老年患者即使认知能力有比较短时间的下降也需要成熟的监护设备,及与之相关的财务和心理花费。表现为轻度认知功能障碍的高风险的患者,需要进行术前老年患者相关咨询,可改善预后。谵妄的干预方案,主要采取非药物治疗的办法(例如,环境因素,睡眠－觉醒周期维护)已经取得重大成功。

　　最后,虽然术后失明不一定是老年脊柱患者术后的特异性并发症,但许多老年脊柱患者有围术期失明的风险,应引起重视。这些危险因素包括手术时间长、需要大量的输血和俯卧位时间过长等。合并血管病变和吸烟史的患者的风险可能会进一步增加。在高危患者中,应考虑进行分期手术以缩短手术时间和减少出血量。将时间较长的手术分期进行,也可减少术后气道并发症的风险。

术中注意事项

体位

　　脊柱手术患者通常采用俯卧位。这并不一定是一个危险的体位,给予适当的支撑和填充,俯卧位更有利于机械通气。然而不正确的俯卧位可能会导致严重的并发症。此外,在骨质疏松的老年患者,特别是那些与颈椎不稳定者,摆俯卧体位时应特别注意,不仅是最终体位,在摆放过程中也应格外注意。

麻醉诱导之前,患者可以自行调整,采取舒服的仰卧位。诱导插管后,借助辅助设备使患者保持颈部在同一直线上翻滚尤为重要。虽然也可以用临时垫和填充物在标准的手术台上给患者摆放舒适的俯卧位,但目前已经能够买到有许多其他种类的手术床及床架。专用的设备和手术台提供了更多的选择。例如,杰克逊手术台,可以使患者在仰卧位诱导后,固定在手术台上,旋转到俯卧位。在摆体位的过程中,头部和颈部的稳定性是至关重要的,可以以多种方式完成,如 Mayfield 头固定器,Gardner-Wells 钳或专用的塑料泡沫(图 17-5)。

不管使用何种设备,在摆放俯卧位的总体目标是一样的,患者的颈部应该保持在中间位置。在俯卧位摆放中不再使用马蹄头枕,因为会影响眼睛的外眼角,这可能与术后失明相关。同样,麻醉医师应避免将俯卧位患者的脸转向一侧或另一侧,因为已证实这与术后导致失明和脑卒中相关。

除了在头部和颈部,麻醉师也必须意识到对老年患者来说,采取俯卧位时上肢、下肢和躯干也同样易受损害。下一步介绍患者的手臂和躯

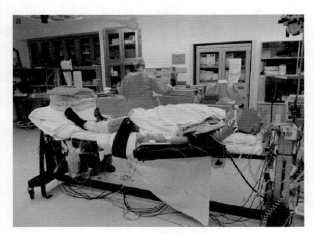

图 17-5　杰克逊手术台
a. 患者仰卧 （S.Deiner 摄）

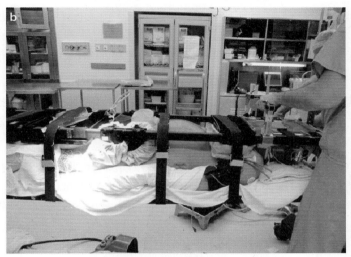

b. 准备俯卧位

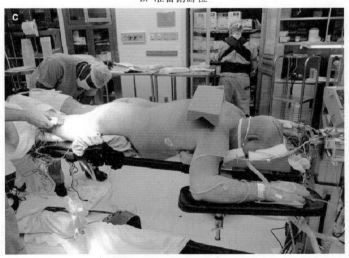

c. 患者俯卧 （S.Deiner 摄）

干如何摆放。既往的肩部手术或创伤的老年患者俯卧位手臂的摆放也极具挑战性。对术中患者手臂的位置通常是由手术的节段和术中成像设备如透视（C 臂）或 CT 引导下成像的使用来决定的。一般情况下，接受颈椎手术的患者将其手臂固定在他们身体两侧。外科医师有时用带肩将肩部下拉以提高常规透视时下部颈椎、上部胸椎的视野，同时能够使颈部轮廓清晰（去除皮肤褶皱），便于后颈部伤口的切开和关闭。必须注意避免肩和臂丛神经的过度牵引,因为这会导致术后神经系统问题的发生。神经监测有助于评估颈部和臂丛神经的位置在整个手术是否舒适。术中可以根据检测仪监测到的臂丛神经的张力来确定拉肩的力量可以拉紧或需要放松。在一般情况下,腰椎手术患者的上肢通过手架放置在与躯干成 90° 的位置。通常,肩膀以最小的肩关节屈曲和内旋5°~10°固定。最后,应该在患者肩部上端、上胸部和髂嵴垫体位垫,使腹部自然下垂。 这个位置有利于静脉回流,并且在机械通气时使膈肌有充足的移动空间。腿要屈膝,臀部拉伸(重建腰椎前凸),使融合或弯曲扩大减压术的棘突间距增加。所有骨质隆起部位,以及周围神经易受压缩部位(例如,肘部尺神经,腓总神经在腓骨小头)均应用泡沫垫好。

监测

脊髓术中监测(IOM)已成为脊柱外科手术的标准。几种方式可以单独或联合使用: 体感诱发电位(SSEP),运动诱发电位(MEP),肌电图(EMG)。这些可以分别持续评估术中的背侧柱、前脊髓和神经根。诱发电位监测的禁忌证包括植入心脏起搏器,植入除颤器(虽然在高风险的情况下,该抗心律失常功能可以被禁用,就可以监测诱发电位),颅内植入金属物(动脉瘤夹等),癫痫,颅内压增高,颅骨凸性缺陷。这些都是相对禁忌证,必须权衡手术过程中的风险和突发心律失常、热损伤的风险。

麻醉医师必须掌握如何选择监测方式,因为麻醉对不同的监测有不同的影响。体感诱发电位(SSEPs)和运动诱发电位(MEPs)对吸入麻醉药敏感,而 MEPs 和 EMGs 对肌松药物敏感。尽管最初的研究表明,< 0.5 个 MAC 值吸入剂仍然允许足够的监测信号,最近的一项研究却表明,老年糖尿病和 / 或高血压患者则不符合此种情况。通过对神经监测信号的基线建立临床预测和麻醉技术的关联,麻醉医师可以预见具备挑战性的患者,并使用这些知识来选择最合适的麻醉方案。

我们需要建立与麻醉技术相容的术中监测(IOM),以获得优化的监测信号。这很重要,因为从吸入麻醉剂的相对快速消散过渡到相对起效慢的稳定的血药浓度可能需要比几分钟长的时间,而这一过程与诱导剂量的时间并无关联。预测到了检测的困难,麻醉医师应选择在诱导后的恰当时间开始输注维持剂量已达到良好的效果。例如，在注射丙泊酚时加入氯胺酮和使用右美托咪定减少丙泊酚和阿片类药物的用量。如需使用吸入性药物(例如，异丙酚不足，患者既往不良反应，全凭静脉药物费用较高)，则必须与监控团队沟通。卤代麻醉剂或氧化亚氮单独使用。如果基线信号不可用，那么风险收益分析应该与监控团队和外科医师讨论。如果监测是强制性的，那么则需要停止用药；如果信号不出现，那么外科医师必须决定如何在没有检测的情况下继续手术。在任何情况下，不论采取那种技术都应维持在整个手术过程中使监测达到基准信号，以避免在手术的关键部分损失信号。老年糖尿病和／或高血压患者，可能会增加全凭静脉麻醉的费用。

　　老年患者接受脊柱外科手术的几项挑战可通过术中全凭静脉麻醉管理和神经检测同时解决。此方案可使患者在不使用肌松药的情况下保持不动，有稳定的麻醉状态及与麻醉相容的监测措施，并可维持适当的血压避免失明、神经监测信号的损耗，并维持重要器官的灌注压。手术后快速苏醒，以方便神经系统检查也非常重要。丙泊酚对老年患者的心脏抑制作用原因非常复杂，这与年龄和疾病导致药代动力学和药效学的改变有关。正常老化的过程使肌肉质量逐步减少和身体脂肪增加，最终导致体内水分含量减少。水溶性药物的分布体积的减少，可以导致较高的血药浓度；相反，脂溶性药物分布体积增加可以降低血浆药物浓度。这些分布体积的变化可能影响消除半衰期。如果一个药物的分布体积扩大，除非其清除率也增加，否则其消除半衰期将延长。此外，随着年龄的增加肾脏和肝脏功能下降，对药物的清除率下降，进一步延长了许多药物的作用时间。药物的分布和消除也受到血浆结合蛋白的影响。白蛋白往往与酸性药物结合(例如，巴比妥类，苯二氮䓬类，上传激动剂)；随着年龄的增长，其水平通常会下降。事实上，靶控输注泵(TCI)已将年龄作为计算的一部分。然而，这些泵在美国不常使用，所以麻醉师必须在整个手术过程中，通过临床判断滴注麻醉药物。年龄对药物代谢的影响可能会进一步加剧与肾脏或肝功能不全和个体差异有关的疾病。

　　处理后的脑电图监测，虽然没有固定的一个指标，但对确定使患者达到遗忘的效果的合适的注射剂量有所帮助。研究表明，七氟烷和异丙酚对伤害性刺激导致活动的影响不同。在 BIS 值等效下降时，七氟烷抑制的眨眼反射超过丙泊酚,表明这些麻醉剂在脑干水平的不同的药效学特性。在相似的催眠水平有不同的静止状态,这使得可以在脊柱手术中使用全凭静脉麻醉而不使用肌松药,看似有点复杂。如果患者在手术结束时及时被唤醒,麻醉医师了解他们正在使用维持遗忘的药物的背景相关半衰期是非常重要的。上下背景相关半衰期为一次输注后药物血浆浓度下降 50% 的时间;背景是指输液的持续时间。选择药物血浆浓度降低 50% 的时间是因为药物浓度降低 50%,可能是大部分静脉催眠药应用后开始恢复的时间(图 17-6)。在较长的脊柱外科手术中,我们可以应用上述认识,在适当的时间逐渐减少静脉药物的用量,通常在手术完成前 40 min。通常在关闭切口时,可以停止神经检测,此时如需要则可使用吸入麻醉剂。

　　静脉注射药物异丙酚对心脏的抑制作用,在心脏射血分数下降或患有某些瓣膜病变的患者可能特别明显。随着年龄的增长,心肌硬度逐渐增加,使得老年患者更依赖于前负荷。如果麻醉医师已经确定患者的血管内容量状态和血容量充足,则可使用血管活性药物以确保重要的器官灌注充足到并维持神经监测信号。事实上,对于未使用肌松药的患者来说,可能更需要使用血管活性药物维持恒定的深度麻醉状态,而不是冒浅麻醉、运动,或在手术的关键步骤(例如,安装仪器)需要注射

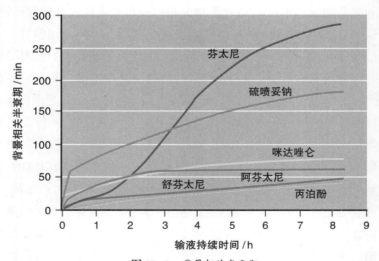

图 17-6 背景相关半衰期

(本文发表在米勒麻醉学,第七版,米勒路,26 章,26-3,版权:2009。)

麻醉剂的风险。"充足"的术中血压在脊柱手术中可能是一个有点复杂的问题。而脑和脊髓被认为自动调节血流的生理范围内的平均动脉压50~150 mmHg，局部因素（例如，椎管狭窄）可能有助于急性或慢性血流量减少。而脑和脊髓在平均动脉压50~150 mmHg 的生理范围内有自动调节血流的能力，局部因素（例如椎管狭窄）可能有助于急性或慢性血流量减少。这可能会导致一些患者即使在全身血压"安全"的情况下，更容易出现局部缺血。例如，在脊柱手术过程中，牵拉脊髓可能加重低血压的影响，如果没有神经检测则无法判断全身性低血压是否在可接受的范围。

对患者的肾功能认识和手术过程的了解，可以明智地决定如何输液。目标包括避免贫血，因为它与俯卧位患者术后失明有关。贫血也会影响神经监测信号，但一般只有在血细胞比容低 20% 时才会出现。

术后管理

老年脊柱手术患者的术后监护与年轻脊柱患者相比既有相似性也有差异性。适当的术后监护水平的选择（如术后病房与 ICU）取决于老年患者术前并发症情况及手术方式。值得注意的是，老年脊柱手术患者术后并发症与已经存在的并发症、住院天数和在 ICU 的天数存在显著相关的因素，而与手术类型，手术长度，或输血需求和住院并发症之间没有相关性。这意味着那些术前病情重的老年患者，可能需要更高水平的术后监测。颈部手术术后气道风险增加。多级颈椎前路融合是术后气道肿胀和再插管的危险因素；这些患者可能需要持续气管内插管或密切观察监测。长时间俯卧位手术、体液转移、多成分输血等因素均需一段时间的术后插管和监测。

总结

照顾脊柱外科手术的老年患者有许多特殊的注意事项。选择最合适的术式，时机和患者的选择可能对预后有显著的影响。文献虽然还没有明确的界定，但易于与患者和家庭在手术前讨论手术的利弊。麻醉师必须了解患者的手术方案，进行恰当的术前评估。ACC／AHA 建议，对于接受非心脏手术的心脏病患者,麻醉医师术前必须与医生,患者和医疗顾问合作,以减少患者的风险。某些患者的气道管理极具挑战,特别是颈椎活动受限的患者。麻醉医师应具备评估困难气道的知识与经验,并且能够熟练掌握各种气管插管设备的使用。术中,必须注意老年脊柱患者的体位,避免加重病情或增加并发症。此时神经检测提供的信息对麻醉技术有重大意义。年龄和疾病相关的变化,影响药代动力学和药效学,使全凭静脉麻醉输入药物剂量有复杂的变化。维持正常血压和麻醉技术对于监测和患者的预后极为重要,尤其是对于术后失明。可以通过简单的措施进行预防,评估和治疗术后的精神错乱,如适当的控制疼痛,但在一些复杂的情况下,可能需要对老年人病情进行咨询。随着对脊柱外科老年患者的特殊问题的认识,麻醉医师可以做充分的准备以达到最好的预后效果。

要点

- 最常见的需要脊柱外科手术的疾病包括颈椎管狭窄引起的脊髓或神经根型颈椎病,腰椎管狭窄,腰椎滑脱,退行性胸腰段脊柱侧凸畸形,骨质疏松性爆裂/压缩性骨折,脊柱转移瘤等。
- 腰椎滑脱是椎体在下方椎体上向前滑移,中老年患者通常由于骨性关节炎的关节突关节和椎间盘退行性病变,导致退行性腰椎滑脱症。这种情况通常发生在 L4~L5 椎体,并经常伴有同一椎体水平的中央椎管狭窄。
- 术后失明是所有脊柱手术患者的潜在并发症,然而,许多老年脊柱患者有可能增加围术期失明的风险的危险因素。这些风险因素包括手术时间长,需要大量输血,俯卧位时间延长。合并血管病变和吸烟史的患者的风险可能会进一步增加。
- 脊髓术中监测(IOM)可以单独使用也可联合如下监测:体感诱发电位(SSEP),运动诱发电位(MEP),肌电图(EMG)。这些监测可持续分别评估术中背侧柱、脊髓前角及神经根的功能。
- 老年患者可能有手术部位以外的关节炎,并可能表现为如类风湿关节炎等疾病的终末阶段的系统性疾病症状,使气道管理极具挑战。

- 在脊柱外科手术中,老年患者正确体位至关重要。体位异常可导致并发症及损伤的概率增加。
- 根据手术和监测采用TIVA(全凭静脉麻醉技术)对体弱的老年患者有显著的优势。

建 议 阅 读

1. American College of Cardiology Foundation/American Heart Association Task Force on Practice Guidelines; American Society of Echocardiography; American Society of Nuclear Cardiology;Heart Rhythm Society; Society of Cardiovascular Anesthesiologists; Society for CardiovascularAngiography and Interventions; Society for Vascular Medicine; Society for Vascular Surgery,Fleischmann KE, Beckman JA, Buller CE, et al. 2009 ACCF/AHA focused update on perioperative beta blockade. J Am Coll Cardiol. 2009;54:e13-e118.

2. Back Pain. http://www.niams.nih.gov/Health_Info/Back_Pain/default.asp. Accessed March 28,2010.

3. Barnett, SR. Polypharmacy and perioperative medications in the elderly.Anesthesiol Clin.2009;27:377–389.

4. Cloyd JM, Acosta FL, Ames CP. Complications and outcomes of lumbar spine surgery in elderly people: a review of the literature. J Am Geriatr Soc. 2008;56:1318–1327.

5. Crosby ET.Airway management in adults after cervical spine trauma. Anesthesiology. 2006; 104: 1293–318.

6. Deiner S, Kwatra S, Lin, Hung-Mo, et al, Patient characteristics and anesthetic technique are additive but not 6.synergistic predictors of successful motor evoked potential monitoring. Anesth Analg (in press).

7. Deiner S, Silverstein JH. Postoperative delirium and cognitive dysfunction.Br J Anaesth. 2009;103:i41–i46.

8. Deyo RA, Nachemson A, Mirza SK. Spinal fusion surgery- the case for restraint. N Engl J Med.2004 Feb 12;350(7):722–726.

9. Epstein NE, Hollingsworth R, Nardi D, et al. Can airway complications following multilevel anterior cervical surgery be avoided? J Neurosurg. 2001;94:185–188.

10. Fine PG. Chronic pain management in older adults: special considerations. J Pain Symptom Manage. 2009;38:s4–s14.

11. Fredman B, Arinzon Z, Zohar E, et al. Observations on the safety and efficacy of surgical decompression for lumbar spinal stenosis in geriatric patients. Eur Spine J. 2002;11:571–574.

12. Glass PS, Shafer SL, Reves JG. Intravenous Drug Delivery Systems. In: Miller RD. Miller's Anesthesia. 7th ed.Philadelphia, PA: Elsevier Churchill Livingstone;2009.

13. Herkowitz HN, Kurz LT. Degenerative lumbar spondylolisthesis with spinal stenosis. A prospective study comparing decompression with decompression and intertransverse process arthrodesis.J Bone Joint Surg Am. 1991;73:802–808.

14. Hughes MA, Glass PS, Jacobs JR. Context-sensitive half-time in multicompartment pharmacokinetic models for intravenous anesthetic drugs.Anesthesiology. 1992;76:334–341.

15. Husebo BS, Strand LI, Moe-Nilssen R, et al. Who suffers most? dementia and pain in nursing home patients: a cross-sectional study. J Am Med Dir Assoc. 2008;9:427–433.

16. Kornblum MD, Fischgrund JS, Herkowitz HN,et al. Degenerative lumbar spondylolisthesis with spinal stenosis: a prospective long-term study comparing fusion and pseudoarthrosis. Spine.2004;29(7):726–733; discussion 733–734.

17. Okuda S, Oda T, Miyauchi A, et al. Surgical outcomes of posterior lumbar interbody fusion in elderly patients. J Bone Joint Surg Am. 2006;88:2714–2720.

18. MacDonald DB. Intraoperative motor evoked potential monitoring, overview and update. J Clin Monit Comput. 2006;20:347–377.

19. Marcantonio ER, Flacker JM, Wright RJ, et al. Reducing delirium after hip fracture: a randomized trial. J Am Geriatr Soc. 2001;49:516–522.

20. Mourisse J, Lerou J, Struys M, et al. Multi-level approach to anaesthetic effects produced by sevoflurane or propofol in humans: 1. BIS and blink re fl ex. Br J Anaesth 2007;98:737–745.

21. Mourisse J, Lerou J, Struys M, et al. Multi-level approach to anaesthetic effects produced by sevoflurane or propofol in humans: 2. BIS and tetanic stimulus induced withdrawal reflex. Br J Anaesth. 2007;98:746–755.

22. Practice advisory for perioperative visual loss associated with spine surgery: a report by the American Society of Anesthesiologists Task Force on Perioperative Blindness. Anesthesiology.2006;104:1319–1328.

23. Raffo CS, Lauerman WC. Predicting morbidity and mortality of lumbar spine arthrodesis in patients in their ninth decade.Spine. 2006;31:99–103.

24. Ragab AA, Fye MA, Bohlman HH. Surgery of the lumbar spine for spinal stenosis in 118 patients 70 years of age or older.Spine. 2003;28:348–353.

25. Razack N, Greenberg J, Green BA. Surgery for cervical myelopathy in geriatric patients. Spinal Cord. 1998;36:629–632.

26. Sadean MR, Glass PS. Pharmacokinetic–pharmacodynamic modeling in anesthesia, intensive care and pain medicine.CurrOpinAnaesthesiol. 2009;22:463–468.

27. Shore-Lesserson L. Evidence based coagulation monitors: heparin monitoring, thromboelastography,and platelet function. SeminCardiothoracVascAnesth. 2005;9:41–52.

28. Sieber FE, Pauldine R. Geriatric Anesthesia. In: Miller RD. Miller's Anesthesia. 7th ed.Philadelphia, PA: Elsevier Churchill Livingstone; 2009.

29. Sloan TB, Heyer EJ. Anesthesia for intraoperative neurophysiologic monitoring of the spinal cord.J Clin Neurophys. 2002;19:430–443.

30. Weinstein JN, Tosteson TD, Lurie JD, et al. Surgical versus nonsurgical therapy for lumbar spinal stenosis. N Engl J Med. 2008;358:794–810.

31. Weinstein JN, Lurie JD, Tosteson TD, et al. Surgical versus nonsurgical treatment for lumbar degenerative spondylolisthesis. N Engl J Med. 2007;356:2257–2270.

32. Winstein JN, Tosteson TD, Lurie JD, et al. Surgery vs. nonoperative treatment for lumbar disk herniation: the Spine Patient Outcomes Research Trial (SPORT): a randomized trial. JAMA.2006;296:2441–2450.

33. Weinstein JN, Tosteson TD, Lurie JD, et al. Surgery vs. nonoperative treatment for lumbar disk herniation: the Spine Patient Outcomes Research Trial (SPORT) observational cohort. JAMA.2006;296:2451–2459.

（斯泰西 · 戴纳）

第十八章
泌尿外科老年患者麻醉

引言

　　泌尿外科是外科的一个亚专业学科,它包含了范围很广的疾病,包括男女尿道、男性生殖系统和女性盆腔底部疾病。泌尿手术占总麻醉数量的 10%~20%,并且进行这类手术的多为老年患者。本章节回顾了泌尿生殖系统的解剖和神经支配以及常见泌尿手术的麻醉管理。特别强调老年人手术的特殊考虑。

泌尿系统的神经支配

　　泌尿生殖系统的腹腔内组织器官接受来自自主神经系统的神经支配。盆腔内的泌尿生殖器官则由躯体神经和自主神经支配。图 18-1 总结了支配各组织器官的神经传导通路和脊髓节段。图 18-2 显示了泌尿生殖系统的解剖图解。

肾和腹腔输尿管

　　支配肾脏的交感神经节前纤维起源于脊髓胸 T8~L1 节段并聚集于腹腔神经丛和主动脉肾神经节。支配肾脏的节后神经纤维主要来源于腹腔和主动脉肾神经节。一些交感神经纤维通过内脏神经到达肾脏,副交感神经从迷走神经输入。支配输尿管的交感神经纤维来源于脊髓胸 T10~L2 节段,突触神经节后纤维分布于主动脉肾和上下腹神经丛。输入的副交感神经来自 S2~S4 神经节段。疼痛的神经纤维沿着交感神

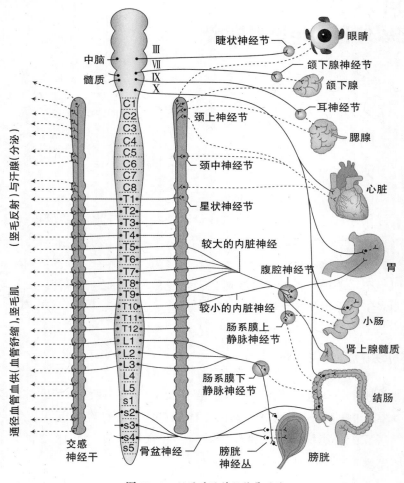

图 18-1 泌尿系统神经传导通路

经根到达相应的脊髓节段。来自肾脏和输尿管的疼痛主要和分布于脊髓 T10~L2 节段的躯体感觉相关——下背部、侧面和髂腹股沟区。要有效阻断这些区域的神经传导需要提供充足的麻醉和镇痛。

膀胱和尿道

支配膀胱和尿道的交感神经来源于脊髓 T11~L2 节段,经过上部的

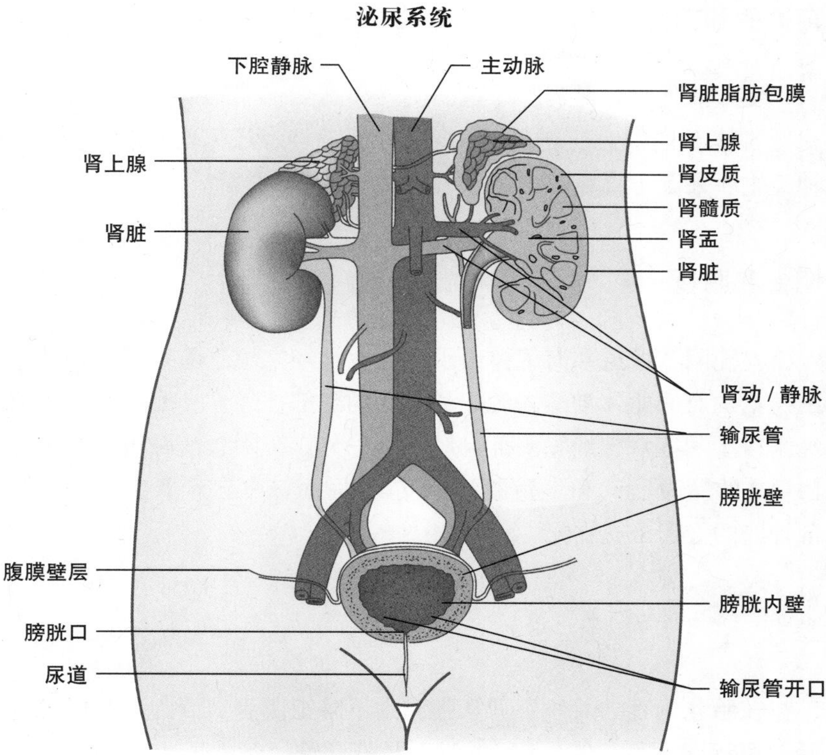

泌尿系统

图 18-2 泌尿生殖系统解剖图解

下腹神经丛,通过左侧和右侧的下腹神经支配膀胱。副交感神经来源于脊髓 S2~S4 节段,形成盆腔副交感神经丛,此神经丛还合并了来源于下腹神经丛的神经纤维。膀胱分支向膀胱底部延伸,在这里它们发出神经支配膀胱和邻近膀胱的尿道。膀胱的主要神经支配来自副交感神经(除了膀胱三角区),副交感神经远远超过膀胱的交感神经纤维。

膀胱的拉伸和膨胀感觉的传入神经是副交感神经,反之痛觉、触觉和温度感觉则由交感神经传导。交感神经纤维主要是 α 肾上腺素能位于膀胱基底部和尿道,而 β 肾上腺素能位于膀胱圆顶和侧壁。神经解剖学的这些方面的知识对于我们理解泌尿系统的神经消融或区域阻滞的药理学作用和药物的肾上腺素能或胆碱能效果是非常重要的。

275

前列腺和前列腺尿道

支配前列腺和前列腺尿道的交感和副交感神经来源于来自盆腔副交感神经丛的前列腺神经丛,该丛的部分神经还来源于腹下神经丛。神经主要来源于脊髓的腰骶部。

阴茎和阴囊

支配阴茎尿道和海绵体组织的自主神经来源于前列腺神经丛。支配外括约肌的躯体神经来源于 S2~S4 的阴部神经。支配的主要感觉神经来自于阴茎背神经和阴部神经的第一分支。阴囊前面被来自于脊髓 L1~L2 的髂腹股沟和生殖股神经支配,后面被来自于脊髓 S2~S4 的阴部神经的会阴分支支配。

睾丸

在胎儿发育的时候睾丸从腹腔内下降至阴囊。因为它和肾脏的胚胎起源相同,所以神经支配类似于肾脏和输尿管上段也延伸至 T10 脊髓节段。

麻醉注意事项

泌尿系统恶性肿瘤的根治手术

人口结构的改变导致老年人口的增加同时带动泌尿系统肿瘤根治手术的生存率提高,也导致了前列腺、膀胱、睾丸和肾肿瘤手术开展得越来越多。治疗性和姑息性手术在治疗恶性肿瘤方面扮演了重要角色。

由于患者希望获得更快的恢复同时手术切口要小而无痛,这就促使了腹腔镜下前列腺癌根治术和盆腔淋巴结清扫术的成功发展,用腹腔镜还可以开展肾切除术,以及早期恶性肿瘤的腹膜后淋巴结清扫手术。机器人辅助技术也被应用于腹腔镜前列腺切除术(达·芬奇前列腺切除术)。这些微创手术的短期效果与常规手术相比不相上下,特别是对于早期恶性肿瘤。长期的效果是否相同仍有待调查。老年人实施微创手术特别有利于他的身体基本功能快速恢复。

根治性肾切除术

这种手术的刀口可以选择肋缘下前方、侧腹部、腹正中线或胸腹部。较小的肿瘤可以应用单手辅助腹腔镜技术切除。肾、肾上腺和周围的脂肪组织随着周围的筋膜被一起切除。因为肿瘤常常巨大和血供丰富,这种手术存在广泛性出血的风险。下腔静脉收缩可能和短暂的动脉低血压有关。这种手术需要借助气管插管全身麻醉来完成,有创监测通常也是必须的,特别是高龄患者已经无法和年轻人一样承受血压的波动和急性血容量改变。如果患者伴有左心室功能受损或严重的心脏疾病,那么建议还要增加动脉管路和中心静脉置管、肺动脉置管测压和心排量监测。

特定体位的肾切除术

很多泌尿外科的手术体位要求摆成过伸仰卧以便于暴露盆腔进行盆腔淋巴结清扫,如耻骨后的前列腺切除术或膀胱切除术。患者仰卧以髂骨为高点固定在手术床上(肾休息位),然后手术床尽量伸展以尽量扩大髂嵴与肋缘之间的距离。一定要注意不要给患者的背部施加过高的张力。手术床也倾斜成头低位以使手术野水平。所谓蛙腿体位就是另一种过度伸展的仰卧位,膝关节弯曲并臀部向外翻转。对于经胸腹部入路的手术,患者同样是被摆成过度伸展的仰卧位,手术一侧更为接近手术床的边缘。患者倾斜,非手术侧的腿弯曲 30°,膝关节弯曲 90°,而手术侧的腿则保持正直。同侧的肩膀弯曲抬高 30° 使手肘在胸部上方变成一个可调扶手(飞机式),而另一侧手臂平放在手架上。虽然尚未研究这种过度伸展仰卧位的不良反应,但这种体位的生理反应仿佛类似于特伦博格卧位。一定要预计到此体位对肺顺应性的改变和对血流动力学的干扰。由于体位种类的复杂性,存在神经损伤和背部损伤的可能性。因此,应该确保仔细地摆体位并在腿部和手臂部位加垫足够的衬垫。把骨盆的位置摆得高于心脏可能会导致患者发生静脉气栓,但是这种并发症极为罕见。

输尿管上段和肾脏的非肿瘤手术

腹腔镜技术在泌尿外科应用越来越多。腹腔镜手术对患者有很多好处,特别是老年患者,好处包括缩短住院日,更快的恢复和更少的疼痛。泌尿外科腹腔镜手术种类包括了肾切除术,肾部分切除术和肾盂成形术。经腹腔入路和腹膜后入路两种方法都得到了发展。单手技术采用了一个额外的较大切口以便于外科医师伸入一只手进行触摸和解剖。麻醉管理类似于腹腔镜手术。传统的切开做输尿管上段和肾盂结石手术,以及良性的肾切除术通常摆成"肾静止体位",也可以准确描述为侧屈曲卧位。患者处于一个完全的侧卧位,支撑腿弯曲,另一条腿伸直。有支撑作用的胸部下方的腋窝屈曲以防止臂丛神经损伤。然后手术床尽量伸展以获得手术侧最大的髂棘至肋缘的间距。并用一个腰桥垫在手术床的弯曲部以升高肾静止位,而使手术侧髂棘上升便于手术暴露视野。

侧卧屈曲位会造成明显的呼吸循环不利影响。侧卧位下方的肺部功能残气量减少而上方的肺可能增加。麻醉状态下的患者接受控制通气,因为侧卧位下方的肺血流量大于上方的肺造成通气/血流比例失衡,上方的肺反而接受了更多的通气,会诱发患者的下方肺部发生肺不张和低氧血症。这种体位下的全身麻醉动脉血二氧化碳分压和呼气末二氧化碳会进行性增加。而上方的肺无效通气和无效腔增加。此外,这种升高的肾静止体位会压迫下腔静脉从而造成回心血量显著减少。血液淤滞在腿部的静脉池同样引起回心血量减少,并加重麻醉引起的血管扩张低血压。

因为这种侧卧屈曲位有潜在的大出血风险并难于接近大血管结构。推荐使用大口径的静脉置管补液。意外进入胸膜腔可能会造成气胸,而且容易漏诊。所以这种气胸术中往往发现不了,术后拍摄胸片后才能诊断。

下部泌尿生殖系统

膀胱镜检查

膀胱镜检查是老年患者最普遍的泌尿外科手术。膀胱镜适用于治疗血尿、反复发作的泌尿系统感染、肾结石和泌尿系统梗阻。膀胱活检、逆行肾盂造影、膀胱肿瘤切除术、肾结石取石术或激光碎石术和输尿管置管或置入支架的操作和定位也可以通过膀胱镜实施。

麻醉的管理随着患者的年龄、性别和手术的目的而变化。用利多卡因凝胶进行表面麻醉复合或不复合镇静被成功应用于女性的诊断性检查,因为她们的尿道很短。膀胱镜手术包括活检、烧灼和输尿管置管操作则需要局部或全身麻醉。

截石体位

泌尿系统手术患者最常摆的体位就是截石体位。体位摆放不合适可能会造成患者医源性损伤。当患者摆截石位时,2 个人需要同时安全地抬高或放下患者的腿。用约束带固定脚踝或其他的固定装置固定患者的腿部,这些固定装置都应该加衬垫。应该时刻小心谨慎防止手术床中间或较低的部分在升高或降低时夹伤患者的手指。腓总神经损伤会导致患者足部丧失背屈功能,约束带压迫腓骨的侧面就会造成腓总神经损伤。如果在腿部居中放置约束带,压迫隐神经会导致小腿内侧麻木。沿腹股沟过度弯曲大腿可能会损伤闭孔神经。极度弯曲大腿也有可能拉伤坐骨神经。有报道长时间的截石位会导致伴有横纹肌溶解的下肢骨筋膜室综合征。

截石位会引起生理变化。功能残气量减少,诱发患者的肺不张和缺氧。当截石伴头低位(特伦博格卧位＞30°)情况就更严重了。腿部抬高会骤然增加回心血量而加重充血性心衰。平均动脉压往往增加,但是心排量没有显著变化。相反地迅速放低腿部会急剧减少回心血量导致低血压。全麻或局麻导致的血管扩张会进一步加重低血压。因为这个原因,在放低腿部后应立即测量血压,量血压应在患者转移至担架上之前。

麻醉的选择

全身麻醉

由于膀胱镜检查时间短（15~20 min），患者多为门诊患者，所以经常使用深度镇静 / 全身麻醉，并大量使用喉罩（LMA）。

区域麻醉

在没有诸如抗凝治疗等禁忌证的情况下，硬膜外和蛛网膜下隙阻滞都可以提供良好而安全的麻醉。相比硬膜外阻滞，很多临床医师更偏爱蛛网膜下隙阻滞，因为它的麻醉效果更可靠，起效更快并持续超过30 min。

经尿道的前列腺手术

术前注意事项

年龄超过 60 岁男性的良性前列腺增生会导致膀胱出口梗阻症状。前列腺手术适应证为药物治疗无效或效果下降的中重度尿道梗阻患者、持续性的肉眼血尿、反复发作的泌尿系统感染、肾功能不全或膀胱结石。一种手术方法是切除增生和肥大的前列腺组织：经尿道前列腺切除术（TURP）、经尿道前列腺电切术、经尿道切开术、经尿道激光技术、耻骨弓上（经膀胱）前列腺切除术、会阴前列腺切除术或耻骨后前列腺切除术。这些手术需要在全麻或局麻下完成。前列腺重量小于 40 ~ 50 g 的患者往往采用经尿道前列腺切除的方法。晚期前列腺癌患者也可以通过经尿道前列腺切除术来减轻尿道梗阻症状。无论尿道梗阻的原因是什么，长期梗阻可导致肾功能受损。

接受前列腺手术的患者应该像评价肾功能不全一样仔细评价心肺功能及疾病。这些患者由于年龄较大普遍存在较高的心血管及肺功能紊乱的发生率（30% ~ 60%）。据报道 TURP 手术的死亡率是 0.2% ~ 6%，这和美国麻醉医师协会的身体状况水平密切相关。常见的死亡原因包括了心肌梗死、肺水肿和肾衰竭。

　　以上是大多数患者的手术种类和形式,但贫血患者和前列腺重量大于 40 g 的患者应在术前进行交叉配血和备血以便术中输血。通过膀胱镜往往难以止住前列腺的出血。

术中注意事项

　　经尿道前列腺电切术的电切刀是通过特殊的膀胱镜分流孔进入完成手术的,应用了持续性冲洗和直接可视技术。电切刀通过膀胱镜分流孔进入切割前列腺组织。因为前列腺本身的特点和术中大量使用冲洗液,TURP 手术可能引起很多严重并发症。

TURP 综合征

　　经尿道前列腺切除术经常破坏了前列腺内的广泛的网状静脉窦,可能会造成身体大量吸收冲洗液。吸收如此大量的液体(2 L 或更多)引起一系列的症状统称为 TURP 综合征。本综合征症状在术中或术后表现出来如头痛、烦躁不安、困惑、发绀、呼吸困难、心律失常、低血压或癫痫发作。而且它可以迅速致命。临床表现主要体现在循环血量的超负荷、水中毒和偶然发生的溶解于冲洗液的有毒物质引起的中毒。采取了一些措施试图减少 TURP 术中冲洗液的吸收,这些措施包括限制切除时间在 1 h 以内,限制冲洗液的高度不能超过手术切口水平 60 cm 以防止过度升高静水压,通过耻骨弓上的排水或持续性的水流冲洗系统来保持较低的膀胱内压力环境,前列腺内抗利尿激素注射,采取措施术中监测液体吸收如用乙醇标记冲洗溶液,和 / 或在术中使用利尿剂。尽管使用了这些措施, TURP 综合征的发病率仍接近 2%。

冲洗溶液

　　盐溶液不能用于 TURP 手术冲洗液因为它会分散电烙器的电流。

水可以提供良好的能见度；可是它的低渗性会溶解红细胞，而且它会被人体迅速吸收很容易导致急性水中毒。TURP 手术最常用略微低渗的非电解质灌注溶液如 1.5% 的甘氨酸溶液（230 mmol / L）或 2.7% 的山梨醇和 0.54% 的甘露醇混合溶液（195 mmol / L）。很少使用的冲洗溶液包括了 3.3% 的山梨醇溶液、3% 的甘露醇溶液、2.5%~4% 葡萄糖溶液和 1% 尿素溶液。冲洗液的吸收快慢取决于切除术的持续时间和冲洗溶液的高度造成的压力差大小。大多数切除手术持续 45 ~ 60 min，平均来说每分钟的手术时间大约有 20ml 的冲洗液吸收入患者的血液循环。大量的冲洗溶液吸收入血会导致肺淤血和肺水肿，尤其是心脏储备功能较差的患者。这些低渗的液体还会导致急性血液低渗透压和低钠血症，这可能导致严重的神经系统症状。低钠血症的症状通常不会表现出来直到血清钠浓度降到 120 mmol 以下。显著的血浆低渗透压（[Na+] < 100 mmol/L）也会导致急性血管内溶血。

随着这些冲洗液的吸收毒性也在慢慢加深。有报道称使用含糖的冲洗溶液，如山梨醇和甘露醇会引起显著的高甘氨酸血症，并导致循环抑制和中枢神经系统毒性。大家都知道甘氨酸在中枢神经系统里是一种抑制性神经递质，和罕见的 TURP 术后短暂失明也有关。曾经有血浆甘氨酸浓度超过 1 000 mg/L 的记录（正常是 13 ~ 17 mg/L）。高血氨症，大概来自于降解的甘氨酸，也被记录曾经造成一些患者 TURP 术后明显的中枢神经系统毒性反应。有一些患者的血氨水平甚至超过了 500 mmol/L （正常为 5 ~ 50 mmol/L）。甘露醇溶液的吸收会导致血管内容量增加并加剧液体超负荷。

TURP 综合征的治疗取决于能否早期发现和症状的严重程度。吸收的液体必须被清除，同时避免低氧血症和低灌注。对大多数患者都进行限制性补液并使用襻利尿剂。只有在极端低钠血症的情况下才会引发癫痫和昏迷，此时应该用高渗盐水治疗。癫痫发作可以用咪达唑仑（2 ~ 4 mg）、丙泊酚（50 ~ 150 mg）或硫喷妥钠（50 ~ 100 mg）来治疗控制。苯妥英钠 10 ~ 20 mg/kg 静脉注射（注射速度不要超过 50 mg/min）用于持续性抗惊厥治疗。通常建议使用气管内插管来防止反流误吸直到患者精神状态恢复正常。根据患者的血清钠浓度来调节高渗盐溶液（3%）的输注量和速度，最终纠正低钠血症至安全水平。高渗盐溶液的输注速度不应快于 100 ml/h 以免加重循环液体的超负荷或诱发大脑脑桥髓鞘溶解。

近期技术和设计的发展进步导致了双极前列腺切除器的研发,这种切除器允许使用生理盐水作为冲洗液。普通生理盐水和双极电烙器的使用使视野更加清楚,止血和凝血更彻底。等张冲洗液的使用大大降低了发生 TURP 综合征的风险。

低体温

大量室温下的冲洗液是患者热量丧失的主要原因。冲洗液应该在使用前加温至体温以防止体温过低。和低体温相关的术后寒战对患者特别不利,因为它会导致凝血障碍,造成术后出血,还会引起极个别患者的心律失常。

膀胱穿孔

TURP 手术的膀胱穿孔发生率约为 1%。膀胱穿孔可能是因为前列腺切除器穿过膀胱壁造成或是因为冲洗液导致膀胱过度膨胀造成。大多数膀胱穿孔是腹膜外的,临床表现为冲洗液回流减少。如果是清醒患者则表现为恶心、出汗、耻骨后或下腹部疼痛和可能因膈肌刺激引发肩部牵涉痛。大量的腹膜外穿孔和大多数腹膜内穿孔临床表现明显,表现为突然的无法解释的低血压(或高血压),清醒患者表现为广泛的腹痛。不管采用什么麻醉技术,当出现突然的低血压或高血压,特别是伴有心动过缓(迷走神经刺激)都应怀疑膀胱穿孔。

凝血功能障碍

弥漫性血管内凝血(DIC)偶有报道发生在 TURP 术后并被认为是术中前列腺释放的促凝血酶原激酶入血造成的。超过 6% 的患者可能有临床症状不明显的 DIC。作为 TURP 综合征的一部分,稀释性血小板减少症因为冲洗液的吸收而在术中加剧。非常少见,前列腺转移癌的患者会因为原发性纤维蛋白溶解而造成凝血障碍；这种肿瘤被认为在这种情况下会分泌一种纤溶酶。当出现广泛的难以控制的出血就应当怀疑这种凝血障碍并通过实验室检测确诊。治疗原发性纤维蛋白溶解应该静注 e– 氨基己酸 5 g 随后 1 g/h 持续静滴。治疗 DIC 可能需要肝素并置换血中的凝血因子和血小板。

菌血症

前列腺经常寄生细菌并伴有慢性感染。腺体上的广泛手术操作和被打开的静脉窦使腺体内的有机微生物进入血流。经尿道手术后的菌血症并不少见并可能导致败血症或感染性休克。TURP 术前预防性抗生素治疗（最常见的是庆大霉素、左氧氟沙星、头孢唑啉）可以减少发生菌血症和败血症的可能性。术前尿检和尿培养可以有助于术前进行评估并在术前制定治疗计划。

麻醉选择

感觉阻滞平面达到 T10 的良好的蛛网膜下隙阻滞麻醉或硬膜外阻滞麻醉都可以为 TURP 手术提供良好的手术条件。与全身麻醉相比，区域阻滞麻醉似乎可以减少术后静脉血栓的发生率；区域阻滞麻醉同样不太可能发生面罩依赖和 TURP 综合征或膀胱穿孔。临床研究并没有发现在失血量、术后认知功能和死亡率方面区域阻滞麻醉和全身麻醉存在差别。可是区域阻滞麻醉不能消除闭孔神经反射（电烙器的电流通过膀胱侧壁刺激闭孔神经继发引起大腿的外旋和内收反射），只有全麻期间的肌肉松弛才能可靠地阻滞这种反射（肌肉收缩）。

监测

评估清醒患者的精神状态是最好的监测，可以发现 TURP 综合征和膀胱穿孔的早期迹象。动脉氧饱和度的下降可能是液体超负荷的早期表现。一些研究报道称有多达 18% 的患者发生围术期缺血性心电图改变。长时间的切除手术应该应用体温监测来及时发现体温过低。因为使用了冲洗液造成失血量特别难以估计,所以注意低血容量的临床征象十分必要。平均切除 1 g 组织约失血 15 ml,但这很少危及生命。术后短暂的红细胞血球压积减少可能只是反映了人体吸收冲洗液造成的血液稀释。大约 2.5% 的患者需要术中输血;与输血相关的因素包括了手术时间超过了 90 min 和切除的前列腺组织大于 45 g。

碎石术

肾的结石的治疗在过去的 20 年里已经发生了很大的改变,从主要是开放性外科手术发展为微创手术或完全非侵入性手术技术。膀胱和输尿管下段结石现在通常用膀胱镜就能治疗,包括了输尿管软镜和硬镜技术,取石技术,支架植入技术和体内碎石技术(激光或电动液压)。钬激光碎石术最为经典:掺钕钇铝石榴石激光器。而对于输尿管上 2/3 段的结石或肾结石则通过体外冲击波碎石(ESWL)或经皮肾镜取石术治疗。经皮肾镜取石专门针对体积较大的石头(> 2 cm),其技术操作类似于输尿管镜,但是是在俯卧位下通过经皮鞘到达肾脏。一些石头(例如,胱氨酸、尿酸和一水草酸钙)特别坚硬,可能需要再次治疗。

在体外冲击波碎石术中,高能冲击波(声波)重复生成并集中在结石上,随着石头表面的气穴作用和内部的拉伸力、剪切力的不断发展,石头被击成碎片。

术前注意事项

患者如果有心律失常病史或体内装有心脏起搏器或心内除颤仪(ICD),则有可能在体外冲击波碎石术中因冲击波而诱发心律失常。冲击波很少损坏心脏起搏器的内部组件和除颤器。仪器如果发生变化可能需要联系制造商来恢复其功能和 / 或重新设置仪器。同步冲击波和患者心电图的 R 波可以减少体外冲击波碎石术中心律失常的发生率。冲击波经常被同步设定为心电图 R 波后 20 mv 以便符合心室的不应期。研究表明如果患者没有心脏疾病,不同步发射使用冲击波是安全的。

术中注意事项

输尿管镜、取石操作和激光碎石的麻醉类似于膀胱镜。体位冲击波碎石术有一些特殊的注意事项,特别是比较老旧的碎石器,需要把患者浸在水里才能使用。

麻醉选择

碎石术术中的疼痛是由于少量的冲击波经过皮肤进入人体时能量消散所致。因此疼痛局限于皮肤并与冲击波的强度呈正比。老的碎石术需要一个水浴槽并发射 1 000 ~ 2 400 Hz 相对高强度的冲击波(18 ~ 22 kV),患者如果不上区域阻滞麻醉或全麻是无法忍受的。相比之下,新的碎石术直接耦合到皮肤并应用 2 000 ~ 3 000 Hz 相对低强度的冲击波(10 ~ 18 kV),患者仅须轻微镇静即可。

对于低能量的碎石术静脉镇静通常就足够了。也可以使用小剂量的丙泊酚和咪达唑仑和阿片类药物作为补充。

监测

尽管使用心电图 R 波触发协同的冲击波碎石,室上性心律失常仍然可能出现并需要治疗。要求密切监测氧饱和度,以及时发现功能残气量的改变,特别是有低氧血症危险的高风险患者。

前列腺癌

术前注意事项

前列腺癌是男性最为常见的癌症。在超过 55 岁的男性中,这是第二常见的癌症死亡原因。前列腺癌的发病率随着年龄增加,估计在年龄超过 75 岁的患者中发病率会达到 75%。使用经直肠超声可以评估肿瘤的大小,并判断肿瘤是否存在囊外浸润生长。临床分期是基于活检的格里森评分标准, CT 扫描或 MRI 扫描和骨扫描。

术中注意事项

前列腺癌患者可以在手术室进行腹腔镜前列腺切除术并盆腔淋巴结清扫,根治性前列腺切除术,抢救性前列腺切除术(在放疗失败以后)或双侧睾丸切除的激素治疗。

腹腔镜下前列腺癌根治术

腹腔镜下前列腺癌根治术并盆腔淋巴结清扫和其他的腹腔镜手术有所不同,第一它需要倾斜角度更大(> 30°)的特伦博格体位以便于手术暴露,第二后腹膜可能会吸收更多的二氧化碳。这种手术一般选择气管内插管全身麻醉,因为手术时间很长,倾斜角度较大的特伦博格体位,需要腹部膨胀和希望能够增加患者的分钟通气量。大多数临床医师不使用氧化亚氮以防止腹腔内残留的气体造成肠管膨胀和扩张。

根治性耻骨后前列腺切除术

根治性耻骨后前列腺切除术往往合并进行下腹部中线位置的淋巴结清扫。这种手术对于局限性前列腺癌比较有效,偶尔也用于放疗失败后的抢救性手术。前列腺被整个切除,同时被切除的还有精囊、射精管和膀胱颈的一部分。"神经保留"技术可用于帮助保住性功能。前列腺切除后剩余的膀胱颈直接越过留置的导尿管和尿道吻合。外科医师可能会要求通过静脉注射食用靛蓝以使输尿管显影。这种显影剂可能会造成短暂的血压波动和不准确的脉搏低氧饱和度水平。

根治性耻骨后前列腺切除术经常会导致大量手术失血。直接的动脉测压是明智的,也可以选择控制性降压。影响失血量的因素包括了体位、盆腔解剖和前列腺的大小;早期结扎阴茎背部的静脉丛和暂时性的阻断髂内动脉都可以减少失血。接受全身麻醉的患者和区域阻滞麻醉的患者失血量相当,手术的复发率和死亡率也相似。椎管内阻滞麻醉要求达到 T6 感觉阻滞平面,如果清醒患者的区域阻滞麻醉不复合深镇静的话,患者是无法忍受这种过度伸展的仰卧位的。而且长时间的特伦博格体位合并大量的静脉输液极易造成上呼吸道水肿。

临床研究表明在疼痛缓解和恢复方面,接受硬膜外阿片类药物镇痛和静脉自控镇痛的患者之间没有差别。据报道称使用非甾体类抗炎药酮咯酸作为镇痛辅助用药可以减少阿片类药物的用量,提高镇痛效果并促进早期胃肠功能恢复不增加输血需求。在盆腔静脉丛周围的广泛手术清扫增加了并发血栓栓塞的危险。硬膜外麻醉可以降低前列腺切除术后深静脉血栓的发生概率,但是这种有益的影响可能在围术期使用低分子量肝素后变得微不足道。报道称预防性使用普通肝素会增加术中出血量并增加输血需求,然而连续性的气动压腿装置只能推迟而不能减少深静脉血栓的形成。其他一些术后并发症包括了出血,闭孔神经、输尿管和直肠的损伤,以及尿失禁和阳痿。

膀胱癌

术前注意事项

膀胱癌平均发病年龄为 65 岁,男女发病比例为 3:1。膀胱移行细胞癌是泌尿生殖道第二常见的恶性肿瘤。许多膀胱癌的患者由于吸烟还同时合并了冠心病和慢性阻塞性肺疾病。此外,潜在的肾损伤可能和年龄相关或继发于尿路梗阻。肿瘤分期根据膀胱镜检查和 CT 或 MRI 扫描判断。对于浅表肿瘤可以使用膀胱内化疗,对于低级别的无浸润的膀胱肿瘤可以使用经尿道肿瘤切除术治疗。有些患者可以进行术前放疗以缩小肿瘤体积,然后再进行根治性膀胱切除术。膀胱切除术后通常立即进行尿路改道手术。

术中注意事项

根治性膀胱切除术

根治性膀胱切除术是重大手术,往往伴有大量失血。这种手术切口往往选择从耻骨到剑突的腹部中线切口。所有前盆腔器官包括男性的膀胱、前列腺和储精囊,女性的子宫、宫颈、卵巢和阴道前穹隆的一部分都可能被切除。还要进行盆腔淋巴结清扫和尿路改道手术。

　　这种手术通常需要 4～6 h 并且常常需要输血。气管插管全麻复合肌松药使用提供了最佳的手术操作条件。控制性降压麻醉可以减少术中出血和输血的需求;然而很多老年患者可能无法忍受低血压。全身麻醉复合蛛网膜下隙阻滞或持续性的硬膜外阻滞更便于进行控制性降压,减少全麻药的用量并可以提供术后镇痛。使用椎管内麻醉的主要缺点是加快胃肠蠕动使肠管收缩,不利于形成尿潴留。

　　密切监测血压、血容量和失血是至关重要的。对于心脏储备功能受限的患者我们建议直接进行动脉血压监测和中心静脉压(CVP)监测。应该持续监测尿量并和手术进展相关联,因为在大多数情况下如果尿路中断了会通过监测尿量早期发现。对于预防低体温来说术中认真积极的加温保温至关重要。

尿路改道术

　　尿路改道术通常在根治性膀胱切除术后立即进行。手术过程需要把输尿管移植入肠管。被选中的肠管要么保留在原位,例如输尿管乙状结肠吻合术;要么和它的完整的肠系膜血管一起被分离出来吻合到皮下或尿道。分离的肠管可以作为导水管(例如回肠导水管)或者可以重建成为自制的蓄水池(新的膀胱)。回肠、空肠和结肠都可以用于做导水管。

　　麻醉的主要目标是保持患者的水平衡并在输尿管被打开后保持持续的尿量。中心静脉压监测通常是用来指导静脉内液体管理。椎管内麻醉可能会导致由于交感神经被阻滞引起的副交感神经相对活跃,这就会导致显著的肠管收缩蠕动增强造成人工制造回肠代替膀胱潴尿难度增大,有时 1 mg 胰高血糖素可以解决这个问题。肠黏膜长期接触尿液(尿流缓慢)可能会造成显著的代谢紊乱。在自制空肠导水管手术后经常会发生低钠血症、低氯血症、高钾血症和代谢性酸中毒。相对而言,自制结肠和回肠导水管手术会引起高氯性代谢性酸中毒。在术后早期使用临时的输尿管支架和维持高速尿流可以有助于缓解这个问题。

双侧睾丸切除术

双侧睾丸切除术通常是用来局部控制转移性前列腺腺癌。这种手术相对时间较短（20～45 min），通过简单的阴囊中线切口就能完成手术。虽然双侧睾丸切除术可以在局麻下完成，但大多数患者和临床医师更倾向使用全身麻醉。

老年女性的泌尿生殖手术

泌尿生殖系统疾病经常发生在70岁以上的老年女性，外科手术是这些疾病的最好治疗方法。寻求外科治疗妇科疾病如子宫脱垂和应激性尿失禁的老年女性的数量预计会增加。关于老年女性的主要泌尿生殖手术围术期的发病率和死亡率没有全面的资料，这类人群做这种手术的风险也没有阐明。关于术后发病率和死亡率的信息对于帮助这些患者及其家属决定是否择期手术必不可少。因为复杂的并发症、假定有限的预期寿命和老年人需要更长的医院治疗，往往不愿意给老年患者实施这种重大外科手术。

要点

- 因为体位的多样性和复杂性，泌尿外科手术患者的体位非常重要。熟知这些体位的生理影响和可能的并发症对于预防有害的结果至关重要。
- 对于大多数泌尿外科内镜手术，需要快速的麻醉诱导和苏醒。只要选择适当的药物，这个目标无论是全麻还是椎管内麻醉都可以达到。
- 使用椎管内麻醉进行经尿道前列腺切除术（TURP）与全麻相比证实没有明显优势，但椎管内麻醉便于发现 TURP 综合征。这是 TURP 最严重的并发症，虽然在使用了目前的灌洗液后它已很少发生。
- TURP 综合征是由于低渗的膀胱灌洗液吸收所引起的一系列症状。心血管和神经系统的变化是由于低渗、低钠血症、高甘氨酸血症、高氨血症和高血容量引起的。新技术的应用,例如激光前列腺切除术使 TURP 综合征很少发生。

- 一般来说区域麻醉比全身麻醉有一些优势,但没有体现在激光或经尿道前列腺切除术中,虽然 30 天的死亡率没有区别都保持在 0.2%~0.8%。

- 根治性前列腺切除术伴随大量失血。已有报道术中静脉空气栓塞。保留自主呼吸的区域麻醉比间歇性正压通气的全身麻醉失血量更少。硬膜外麻醉的其他优点包括减少深静脉血栓形成和提前镇痛。

- 比起开放根治性前列腺切除术,机器人根治性前列腺切除术术中出血少,术后疼痛轻。麻醉关注的问题有陡峭的头低倾斜体位、气腹、高碳酸血症、低氧血症、眼内压和颅内压增高、下肢灌注压力下降和特殊体位造成的损伤。

- 由于寿命的延长,越来越多的女性的泌尿生殖系统需要手术修复。随着超过 70 岁的老年女性对手术的需求不断增加,处理这类麻醉人群的并发症的能力变得越来越需要。

建 议 阅 读

1. Advances in Genitourinary Surgery. Highlights From the 114th Meeting of the American Association of Genitourinary Surgeons April 5–8, 2000, San Antonio, Tex Rev Urol. 2000 Fall; 2(4): 203–205, 210.-accessed online 07/23/2010.

2. The Bartleby.com edition of Gray's Anatomy of the Human Body-accessed 7/19/2010 .

3. Chu J. Genitourinary Principles. Nelson LS, Lewin NA, Howland MA, Hoffman RS, Lewis R. Goldfrank, Flomenbaum NE, eds. In: Goldfrank's Toxicologic Emergencies, 9e: http://www.accesspharmacy.com/content.aspx?aID=6508360 .

4. www.dkimages.com/discover/Home/Health-and-besuty/Human-Body/Reproductive-System/Female/Genitalia/Genitalia-04.html -accessed 7/21/2010.

5. www.dkimages.com/discover/Home/Health-and-besuty/Human-Body/Reproductive-System/Male/Genitalia/Genitalia-04.html -accessed 7/21/2010.

6. Durham D. Management of Status Epilepticus Critical Care and Resuscitation 1999; 1: 344–353.

7. Hsu GL, Hsieh CH, Chen HS, Ling PY, Wen HS, Liu LJ, Chen CW, Chua C. The advancement of pure local anesthesia for penile surgeries: Can an outpatient basis be sustainable? J Androl. 2007; 28:200–205.

8. www.ivy-rose.co.uk/HumanBody/Urinary/Urinary_System_Kidney_Diagram-accessed 7/28/2010.

9. Issa M, Young M, Bullock A, Bouet R, Petros J. Dilutional hyponatremia of TURP syndrome: A historical event in the 21st century. Urology - Volume 64, Issue 2 August 2004.

10. Longnecker DE, Brown DL, Newman MF, Zapol WM. Anesthesiology. McGraw-Hill; 2008; 194–215: 1450-1470.

11. Miller R, ed. Miller's Anesthesia, 7th ed. Churchill Livingstone; 2009: 2105–2134.

12. Morgan GE, Jr., Mikhail MS, Murray MJ. Clinical Anesthesiology. McGraw-Hill; 2002: 692–707.

13. The goal of the clinical evaluation of the genitourinary system is the diagnosis or abnormal innervation of the bladder and its sphincteric mechanism. www.ncbi.nlm.nih.gov ›accessed 07/27/2010.

14. Preston T, Fletcher R, Lucchesi B, et al. Changes in myocardial threshold. Physiologic and pharmacologic factors in patients with implanted pacemakers. American Heart Journal. August 1967; 74(2): 235–242.

15. pro2services.com/Lectures/Spring/RenalTests/renaltests-accessed 7/02/2010.

16. Sweitzer B. Handbook of Preoperative Assessment and Management. Philadelphia, Pa: Lippincott Williams & Wilkins; 2000: 196–212.

17. Toglia MR, Nolan TE. Morbidity and mortality rates of elective gynecologic surgery in the elderly woman. American Journal of Obstetrics and Gynecology. December 2003; 189, 6:1584–1587.

（克里斯蒂娜 · M. 马塔迪尔　杰德里斯 · 吉凯尔）

第十九章
电休克疗法的麻醉管理

介绍

　　老年抑郁症是一个发展的公共健康问题。美国 3 500 万超过 65 岁的老人中就有 650 万人深受抑郁症困扰。抑郁症对老年人影响重大,可以造成功能丧失、社会孤立甚至死亡,20% 的自杀事件发生在年龄超过 65 岁的老人。患有严重抑郁症的老人会在生活中经常发病。然而老年患者的抑郁综合征也经常继发于医学和神经功能紊乱。不幸的是患抑郁症的老人往往得不到诊断和治疗,因为抑郁症被认为是衰老的一部分或慢性疾病的一个可以"接受"的表象。

　　在医学界老年患者的电休克治疗(ECT)是一种颇具争议的治疗方法,可是 ECT 对老年患者效果特别好。就接受 ECT 治疗的全体患者来说,超过 65 岁的患者人数比未满 65 岁的患者多 2 倍。在接受 ECT 治疗的患者中老年女性占多数,可是在老年人人口统计学变化和抑郁症的发生率方面却没有男女差异。老年患者的抑郁症往往对药物治疗有抵抗,这部分说明了为什么 ECT 治疗在老年患者中重新流行。老年患者不会拒绝治疗仅仅是基于他们的年龄。

药物治疗

　　当使用药物治疗抑郁症时,老年患者的治疗药物应该选择选择性5– 羟色胺再摄取抑制剂(SSRIs),例如,氟西汀、奈法唑酮、舍曲林和帕罗西汀,对心血管和抗胆碱作用有少量不利影响。烦躁是使用选择性5– 羟色胺再摄取抑制剂的常见不良反应,例如氟西汀,可能会对老年患者造成麻烦。尽管三环类抗抑郁药(例如去甲替林、去郁敏、阿米替林)经常应用,但老年患者很难忍受这些药物引起的抗胆碱作用(特别是阿米替林)和体位性低血压等不良反应。单胺氧化酶抑制剂(MAOIs)因为明显的不良反应而不太常用。低剂量的锂能够增加三环类抗抑郁药和5-羟色胺再摄取抑制剂的药效。卡马西平也可以增加药效,因为它可以减少患者抑郁发作的倾向。哌甲酯被当作抗抑郁药的辅助用药,特别是对于需要长期护理的患者。对于体重显著减轻并停止饮食的患者它通常被保留继续使用。因为它起效迅速,刺激食欲,并相对安全,很少导致药物依赖。尽管有大量的药物可以治疗抑郁,但还是有相当比例的老年患者不能耐受药物治疗的不良反应或不能按治疗计划实施治疗。对于药物治疗失败或不能耐受传统的药物治疗的抑郁症患者,电休克治疗可以提供一种安全的替代治疗。

电休克治疗

电休克治疗(ECT)是一个持续数周或数月的治疗过程。在 ECT 期间,在全麻的诱发下,一个小的电刺激作用于头皮就会诱发广泛的脑癫痫。就算其他治疗方法都失败了, ECT 仍能有效治疗抑郁。ECT 应用于那些曾经对 ECT 有效的严重的老年抑郁症患者;有精神病的患者;紧张性抑郁症患者;有自残自杀行为的患者;抑郁后绝食的患者和那些不能耐受或按规定服用抗抑郁药的患者。

作用机制

电休克治疗的确切机制还不太清楚。有几种假说,最被广泛接受的假说是电休克治疗减少了一些区域大脑皮质的神经活性,这具有抗惊厥和抗抑郁的作用。另一种理论认为电休克治疗可以提高抑郁症患者体内去甲肾上腺素和5-羟色胺的水平,同时提高多巴胺能系统的活性。目前所知抑郁症患者缺乏这些神经递质。

治疗的频率和数量

在治疗的初始阶段或抑郁症的急性期,电休克治疗经常被安排 1 周 3 次,总共做 6 ~ 12 次治疗。在经过 3 ~ 5 次治疗后,就能见到一些最初的临床改善。对于症状比较严重的患者可以增加电休克治疗的频率,因为迅速的恢复被认为是非常重要的,特别是对于极度营养不良或紧张性抑郁症患者。如果患者表现出严重的认知功能紊乱或谵妄,则被认为应该减少治疗频率。持续性的电休克治疗被用于防止复发。在症状缓解后至少 6 个月,一般每 8 周间隔一周进行一次治疗。治疗的频率取决于患者和他对治疗的反应,在一些特殊情况下治疗也可以一直持续下去。

电休克治疗常见的生理反应和不良反应

不良认知反应

成功的电休克治疗导致癫痫大发作并引起脑血流量增加,脑代谢增加和颅内压增加。诱导癫痫发作后的症状和体征有头痛、头晕、混淆、躁动和逆行和顺行性遗忘。老年患者癫痫发作阈值较高,尤其是老年男性。所以这类人群诱发有效的癫痫的难度会加大。如果患者先前就存在记忆问题,治疗对认知的不良影响,特别是对记忆的损害就会更加普遍。电休克治疗后可能会伴随一个简短的急性精神错乱状态,通常这种状态会在癫痫后持续 10 ~ 30 min。对于老年患者来说,逆行性遗忘是另一种非常令人不安的不良反应。它可以包括治疗期间和治疗前数周的记忆缺失。比起单边电休克治疗,双边电休克治疗引起的逆行性遗忘更为常见,持续时间更长。

心血管反应

电休克治疗引起的心血管并发症比较少见,可是如果患者术前合并心脏疾病,那么心血管并发症就会比较常见。电休克治疗导致癫痫发作的同时也会刺激下丘脑 – 垂体轴引起促肾上腺皮质激素（ACTH）释放。心血管反应继发于自主神经系统的刺激和儿茶酚胺的释放。先是一个初始的副交感神经刺激导致持续 10～15 s 的心动过缓。这可能导致各种心律失常包括心动过缓、房性心律失常、房性和室性期前收缩，甚至心脏停搏。紧随副交感神经阶段的是交感神经介导释放的儿茶酚胺，它可以导致心动过速和高血压。心动过速的间期往往和癫痫的时间长短相关。这些血流动力学反应可能在癫痫过后持续 10～20 min。这种心血管的刺激可能会非常强烈，并伴随着严重心律失常如心搏停止和室性心动过速。患者在电休克治疗中出现短暂的心电图改变并不少见。即使没有心脏疾病的患者在电休克治疗后也有可能出现短暂的左室收缩和舒张功能下降。难怪心肺功能出问题是电休克治疗术后最常见的死亡原因。可是总的死亡率还是比较低的，约为 2~4/10 万（表 19-1）。

表 19-1　静注麻药和心血管药物对电休克治疗诱发癫痫的持续时间的影响

药物	延长癫痫持续时间	缩短癫痫持续时间
诱导药物	依托咪酯、巴比妥	硫喷妥钠、硫戊巴比妥、地洒泮、咪达唑仑、氯胺酮、丙泊酚
麻醉药	阿芬太尼、瑞芬太尼	芬太尼
心血管药物	氨茶碱	地尔硫草、利多卡因、拉贝洛尔、艾司洛尔

肌肉骨骼系统

肌痛可能起因于癫痫本身和／或琥珀酰胆碱引起的自发性肌肉收缩。关节脱位和极少发生的骨折可能继发于癫痫，虽然通过同时使用琥珀酰胆碱或其他短效肌松药已经大大减少了此类情况的发生。

其他

其他的不良反应包括牙关紧闭引起的牙齿和舌头损伤，膀胱破裂，眼内压升高和极少发生的死亡病例。

禁忌证

颅内肿瘤伴随明显的颅内压增高是电休克治疗唯一的绝对禁忌证。其他相对的禁忌证包括了嗜铬细胞瘤,心血管条件不稳定如近期的心肌梗死,充血性心力衰竭,严重的心脏瓣膜病,近期脑卒中和颅内动脉血管瘤或可能会因为血压升高而破裂的血管畸形。

电休克治疗的麻醉管理

不管是住院患者还是门诊患者都必须在全麻下行电休克治疗。麻醉管理的目标包括了术前用药减轻不需要的心血管生理反应,快速的诱导和苏醒及保护患者免受癫痫引起的阵挛性收缩和精神异常的影响。治疗性癫痫的最小持续时间是 15 s,很多癫痫实际上持续了15~70 s,持续的脑电波监测被用来证明癫痫的发生和持续时间。

尽管事实上电休克治疗经常用于有重要医学问题的老年患者,但它还是一个低风险手术,死亡率和小手术麻醉差不多。麻醉医师的职责包括了指导合适的术前评估,气道管理,管理一个短小麻醉包括了使用肌松剂,监测心肺功能,协助治疗癫痫发作过程中或之后发生的不良事件。

术前评估

接受电休克治疗的患者必须进行全身麻醉,所有患者必须经过全面的麻醉前评估以评价风险。所有患者都必须知情同意。因为有些患者患有妄想、偏执和难以交流,医院政策需考虑到这些患者无法知情同意。患者家庭成员应该早期参与决策过程。手术室规定禁食指导意见如下:一般来说,患者午夜后就应保持禁食。苯二氮䓬类药物和抗惊厥类药物应该减量或停药,因为它们会干扰患者产生癫痫。大多数其他抗精神病药物可以继续使用,任何的用药改变都应该和精神科医师进行协商。所有心脏病药物都应在手术当天早上用一口水服用。应进行全面的术前评估,基于术前评估可以进行必要的实验室和诊断检查。超过 50 岁的患者心电图是必须的基本检查,所有有心脏病病史的患者也必须检查心电图。

特殊注意事项

装有心脏起搏器的患者可以在完善的心电图监测下进行电休克治疗。为了避免意外触发起搏器,按需起搏器需要通过应用磁场来转换成固定模式。装有心脏除颤复律器的患者需要在电休克治疗期间停止除颤复律器的除颤和抗心动过速功能。当然这样做需要患者的心脏病医师协助帮忙。完全性心脏传导阻滞的老年患者可能需要阿托品预处理。

糖尿病患者需要在电休克治疗前后监测血糖,因为在电休克治疗后一些患者可能会继发高血糖反应。口服降糖药和胰岛素的剂量应遵循禁食患者标准的术前用药推荐来使用。

老年患者有更高的风险出现反流误吸和使用 Bicitra 术前用药法,高危患者应考虑使用甲氧氯普胺和 / 或雷尼替丁,例如那些有食管裂孔疝或反流病史的患者。麻醉诱导正压通气时可以实施环状软骨压迫以防止反流误吸,虽然它的有效性被一些麻醉医师质疑。

术前用药

术前用药的目的是减轻电休克治疗时的心血管反应和抗焦虑。ECT 引起的副交感神经反射可能会导致唾液分泌增加、短暂的心动过缓和偶发的心搏停止。抗胆碱能药物例如阿托品或格隆溴铵可以有助于防止这些不良反应。格隆溴铵相比阿托品具有优势,因为它不会通过血脑屏障,因此避免了中枢抗胆碱能的不良反应。不幸的是抗胆碱能药物本身会引起心动过速。ECT 对交感神经的作用通常会引起心动过速、高血压、甚至偶发心肌缺血和梗死。这些血流动力学效应可以通过使用 β 受体阻滞剂来降低。短效制剂首选艾司洛尔,而拉贝洛尔是长效的首选。高危患者可以在电休克治疗前 1~2 min 给予小剂量的血管扩张药,如硝酸甘油。

药物相互作用

所有的麻醉医师必须意识到其中药物的相互作用。巴比妥类药物和锂盐相互作用导致苏醒延迟。苯二氮䓬类、丙戊酸钠、卡马西平、加巴喷丁和托吡酯可以降低癫痫活动,因此减弱电休克治疗的功效。卡马西平可能会延长琥珀酰胆碱的作用。长期接受卡马西平治疗的患者可能会对除米库溴铵以外的非去极化肌松药产生耐药性。这些患者可能需要增加剂量来获得完善的肌松效果。使用锂盐的患者进行电休克治疗会增加谵妄的风险。使用钙通道阻滞剂的患者进行电休克治疗应小心心血管抑制。使用巴比妥类、丙泊酚或苯二氮䓬类的患者再合用单胺氧化酶抑制剂会导致低血压、过度的中枢抑制和呼吸抑制。单胺氧化酶抑制剂也会和哌替啶和麻黄碱相互作用可能导致潜在的致命性高血压危象。

术中

电休克治疗可以是双侧的,针对性的单侧的或双侧额叶的,这主要取决于电极放置的位置。在紧急情况下双侧或双颞叶电休克治疗是最常采用的类型。针对性的单侧治疗可以减少失忆和应用于有明显相关性症状的患者。如果经过 3~5 次单侧治疗没有效果,治疗可能会换成双侧电休克治疗。电刺激的剂量是可变的,但一般情况下把脉冲控制在 0.5 ~ 2.0 ms 范围内。大多数治疗开始时需要建立诱发癫痫的最低有效剂量,这被认为是癫痫的触发阈值。在随后的治疗中剂量被调整为癫痫触发阈值的 1.5 ~ 2 倍来进行双侧治疗。针对性的单侧治疗剂量最多可以达到触发阈值的 6 倍,在两种类型的电休克治疗过程中触发阈值都会增高。这就需要向上增量调整剂量。特别是老年和男性患者,可能有更高的触发阈值和需要更大的初始电脉冲。

所有患者都接受全身麻醉,并进行美国麻醉医师协会规定的基础生命监测,很少需要有创监测。电休克治疗术中应进行连续的脑电图监测以确认癫痫活动并记录癫痫的持续时间。脑电图通过一个或两个通道记录,并在治疗中和治疗后用纸张打印记录癫痫情况。特别注意记录癫痫中强直性阵挛的持续时间,它可以用肌电图记录,但更常见的做法是在使用琥珀酰胆碱或其他选定的肌松药之前把止血带环绕放置在患者的一侧脚踝处,以使足部隔绝不受肌松剂的影响,那么足部强直性阵挛的持续时间由护士观察记录就可以了。

电休克治疗需要一个短时的全身麻醉,最好选用全凭静脉麻醉技术。先进行静脉诱导,然后开始面罩通气供氧。经常通过过度通气造成脑部低碳酸血症。低碳酸血症可以增加随后的癫痫的强度。使用肌松药来防止骨骼肌收缩和癫痫期间可能发生的损伤。软质牙垫被用来防止舌头咬伤或牙齿损伤,它应该在给予电刺激之前被放置好。

合适的复苏设备包括了在麻醉诱导之前就应准备好的吸引装置。虽然一般不需要气管插管,但喉镜、气管导管和喉罩对于处理紧急气道非常有用。那些肥胖的患者或面罩通气困难的患者可能需要使用口咽通气道,但需要在诱发癫痫之前换成软质牙垫以防止硬质口咽通气道损伤牙齿。

诱导药物

诱导使用中小剂量的巴比妥类药物和丙泊酚。电休克治疗最为常用的诱导药物还是巴比妥(0.75~1 mg/kg),和其他麻醉药相比它被认为是"金标准"。丙泊酚的抗惊厥作用限制了它在电休克治疗中的应用。依托咪酯被应用于那些有心脏病史的患者,它对癫痫的持续时间影响不大。为了获得最佳的癫痫持续时间,诱导药物的剂量可能需要减少或在治疗过程中进行调整(表 19-2)。

表 19-2　美国精神病学会推荐的电休克治疗药物剂量

药物	剂量（mg/kg）
巴比妥	0.75 ~ 1
硫喷妥钠	1.5 ~ 2.5
戊巴比妥	1.5 ~ 2.5
依托咪酯	0.15 ~ 0.3
丙泊酚	0.75
氯胺酮	0.5 ~ 2.0
琥珀酰胆碱	0.75 ~ 1
米库氯铵	0.15 ~ 0.2

肌肉松弛剂

琥珀酰胆碱仍然是最常用的肌肉松弛药,用于限制癫痫发作的体动和减少潜在的损伤。这对于患有骨质疏松和关节炎的老年患者非常重要。如果琥珀酰胆碱存在使用禁忌,可以用米库氯铵或罗库溴铵代替。小剂量的维库溴铵被用来预处理使用琥珀酰胆碱造成肌痛的患者。规定患者必须从肌松状态中完全恢复对于老年患者来说非常重要。老年患者因为肌松残余作用继发的衰弱可以导致通气不足和随后的缺氧和高碳酸血症。

癫痫持续时间

电休克治疗的目的是诱发在脑电图上持续 $15 \sim 70$ s 的癫痫大发作。如果患者的癫痫持续时间不到 15 s 则电休克治疗的疗效较差。一些患者很难诱发癫痫。治疗前过度通气可以有助于降低这些患者的癫痫触发阈值。其他获得癫痫或延长癫痫的策略包括术前减少抗精神病药物的剂量和减少麻药的诱导剂量。不再推荐治疗前使用咖啡因。

癫痫持续时间超过 120 s 会造成严重的损害,包括增加认知功能损害。通过使用小剂量的丙泊酚或苯二氮䓬类药物通常都可以终止时间过长的癫痫。

记录保存

电休克治疗是一个长期的连续的治疗过程,麻醉图表可用于在治疗前进行成功经验或不足的交流。所有麻醉药物的使用剂量,患者的反应,癫痫的持续时间都应被记录并签名。癫痫持续时间过长或过短的事件,对下一次治疗的补救措施和建议都应被记录下来给后继者。任何其他的与未来治疗相关的信息也应被关注如困难气道或电休克治疗后遗症的发生。

不良反应

幸运的是,最严重的心血管事件如心搏停止和室性心动过速通常都很短暂。其他的并发症包括癫痫持续时间过长,长时间的呼吸暂停,突发的狂躁和认知功能障碍。电休克治疗最常见的不良反应是短暂的失忆。老年患者接受电休克治疗后会比年轻人有更严重的记忆缺陷和认知功能障碍。在每一次电休克治疗之前都应该评估患者的定位和记忆功能,在治疗过程中也应定期评估以监测电休克相关的记忆问题的出现和严重程度。

麻醉后恢复期

在返回住院病房或家中之前患者通常需要有资质的护理人员监护 1 ~ 2 h。老年患者最显著的认知损害的特点就是术后立即发生的定向障碍时期。这些影响通常是短暂的并会随着时间消失。很少有患者发展成为术后谵妄,表现为烦躁、攻击性和坐立不安。静脉注射小剂量的苯二氮䓬类药物如咪达唑仑(0.5 ~ 1 mg)通常会诱发这些行为。增加或减少琥珀酰胆碱的剂量,及在癫痫末期静脉推注单剂量的 10 mg 巴比妥也可以有助于减少电休克治疗术后烦躁的发生。在癫痫发作结束后立即让患者在安静的环境中休息可以尽量避免此类事件。

接受电休克治疗的患者头痛发生率高达 45%。如果没有使用的禁忌证,静脉推注 15 mg 单剂预防剂量的酮咯酸可明显有益于患者的电休克治疗后头痛。

总结

电休克治疗是治疗老年人群抑郁症的非常有价值的治疗方法。麻醉医师是成功实行这种治疗的关键角色。

要点

- 老年人的抑郁症是一个日益严重的公共卫生问题,并且经常没有得到诊断和治疗。

- 电休克治疗是一种通过应用于头皮的电刺激来诱发癫痫大发作的治疗方法；电休克治疗产生效果减轻抑郁症状的确切机制尚未完全清楚。
- 老年患者使用电休克治疗是医学界最具争议的治疗之一；可是年龄不应该被视为电休克治疗的一种禁忌。
- 电休克治疗老年患者可以非常成功。
- 电休克治疗需要实施全身麻醉，而且在治疗前对相关的医学或外科学条件应该进行评估并保持稳定。
- 心血管反应是继发于自主神经系统刺激和儿茶酚胺的释放。
- 颅内肿瘤伴随明显的颅内压增高是电休克治疗唯一的绝对禁忌证。
- 麻醉管理的目标包括了通过术前用药减轻电休克治疗的生理反应，并提供快速的麻醉诱导和苏醒。
- 最佳的脑电图记录的癫痫活动持续时间应该在 20 ~ 70 s，电动癫痫持续时间一般比脑电图癫痫短 30%。
- 巴比妥仍然是电休克治疗使用最为广泛的诱导药物，被认为是"金标准"。琥珀酰胆碱是最常用的肌松药用于减轻电休克引起的癫痫。

建 议 阅 读

1. Alexopoulos GS. Depression in the elderly. Lancet. 2005;365:1961–1970.
2. American Psychiatric Association Committee on Electroconvulsive Therapy. The practice of electroconvulsive therapy:recommendations for treatment, training, and privileging. 2nd ed. Washington, DC:American Psychiatric Association, 2001.
3. Boylan LS, Haskett RF, Mulsant BH, et al. Determinants of seizure threshold in ECT: benzodiazepine use, anesthetic dosage, and other factors. J ECT. 2000;16:3–18.
4. Dolenc TJ, Barnes RD, Hayes DL, Rasmussen KG. Electroconvulsive therapy in patients with cardiac pacemakers and implantable cardioverter de fi brillators. Pacing ClinElectrophysiol. 2004;27:1257–1263.
5. Flint AJ, Rifat SL. The Treatment of Psychotic Depression in Later Life:A Comparison of Pharmacotherapy and ECT. Int J Geriatr Psychiatry. 1998;13:23–28.
6. Folk JW, Kellner CH, Beale MD, Conroy JM, Duc TA. Anesthesia for electroconvulsive

therapy:a review. J ECT. 2000;16:157–170.

7. Kadoi Y, Saito S, Seki S, et al. Electroconvulsive therapy impairs systolic performance of the left ventricle. Can J Anaesth. 2001;48:405–408.

8. Larsen JR, Hein L, Stromgren LS. Ventricular tachycardia with ECT. J ECT. 1998;14:109–114.

9. McCall WV. Asystole in electroconvulsive therapy:report of four cases. J Clin Psychiatry. 1996;57:199–203.

10. Ng C, Schweitzer I, Alexopoulos P, et al. Ef fi cacy and cognitive effects of right unilateral electroconvulsive therapy. J ECT. 2000;16:370–379.

11. Navines R, Bernardo M, Martinez-Palli G, et al. Optimization of electroconvulsive therapy: strategies for an adequate convulsion—role of caffeine. ActasEspPsiquiatr. 2000;28:194–201.

12. Saito S, Kadoi Y, Iriuchijima N, et al. Reduction of cerebral hyperemia with anti-hypertensive medication after electroconvulsive therapy. Can J Anaesth. 2000;47:767–74.

13. Swartz CM. Physiological response to ECT stimulus dose. Psychiatry Res. 2000;97:229–235.

14. Zielinski RJ, Roose SP, Devanand DP, Woodring S, Sackeim HA. Cardiovascular complications of ECT in depressed patients with cardiac disease. Am J Psychiatry. 1993;150:904–909.

（普尼塔 · 特里帕蒂）

第二十章
眼科手术与糖尿病患者的管理

老年患者门诊手术最常见的是眼科手术,在全世界的发达国家,最多的外科手术就是白内障手术。随着人群中糖尿病的发病率越来越高,视网膜手术也变得越来越普遍。

现代白内障和视网膜手术:基本信息

眼科手术和其他手术在很多方面是不同的。当外科手术还局限在解剖学上时,眼部操作就会引起全身系统性的反应。患者也有一些特殊的情况:如在这种精细的手术操作中患者不但眼睛要保持静止,身体也要配合保持不动。即使是非常微小的动作也会很明显,因为手术是在显微镜下完成的。虽然很少见,手术意外的后果是严重的,可能会导致失明。

白内障手术近年来取得了显著进步。超声乳化白内障吸除术和折叠式人工晶体使手术过程发生了巨大变化。囊外白内障摘除术现在做得还很少。在超声乳化白内障吸除术中患者原来白化的晶状体被超声波击碎,晶状体碎片被吸走。外科医师利用瞳孔边上相对的两个小切口,当设备就位后,外科医师就可以手动控制患者眼睛的运动。通常这些切口不需要缝合关闭。和其他的眼科手术有所不同,超声乳化白内障吸除术对降低眼内压和眼睛固定要求不高。对于大多数眼科手术来说,扩瞳是必需的。为了达到这个目的,最常应用的药物就是去氧肾上腺素,于手术前在术前等候区应用。在眼科手术中患者可能会注意到显微镜的强光。此外,超声乳化白内障吸除术的超声波可能会给患者造成视觉影像。有一些文章描述了超声乳化白内障吸除术患者在白内障吸出时多彩的艺术渲染的视觉体验。被患者感知的现象包括了灯光、颜色、形状甚至手术设备。相对眼球周围麻醉阻滞而言，这些视觉体验更容易出现在表面麻醉时。多达 16% 的患者曾经描述了他在眼科手术中的可怕的视觉体验。术前对患者做些关于术中你应该怎样去想的教育，能够减轻这些患者的恐惧。

视网膜手术包括了玻璃体切割术，巩膜扣压术和激光治疗视网膜。糖尿病视网膜病和视网膜剥脱有很多表现。白内障手术的并发症如晶状体碎片残存可能会需要进行玻璃体切割术。眼睛后房手术通常需要阻滞麻醉。

巩膜扣压术，治疗视网膜剥离的手术，在眼球表面操作，通过改变眼球的形状使剥离的视网膜黏合。很偶然的气泡或油泡被引入后房来把修复的视网膜压紧在眼球后壁上以帮助愈合。一旦患者接受了这种注射，就需要保持头部在固定的位置以保证泡泡在眼睛中的正确位置。通常这是一个脸朝下的体位。眼睛注射了气泡的患者一旦气体压力发生变化就会有危险，如乘坐飞机时或使用氧化亚氮（笑气）后。让眼睛里有气泡的患者经常戴一个报警手镯。

在眼科手术中，升高的眼内压可能需要迅速减少。为达到这一目的经常使用静脉注射乙酰唑胺。这种药物有潜在的扩张血容量的危险并可能造成易感患者肺血管充血堵塞。乙酰唑胺很少发生过敏反应。

手术后，做手术的眼睛往往需要盖上保护罩。这是为了防止损伤如麻醉后的眼睛发生角膜擦伤，术后刀口损伤或感染。表面麻醉以后，通常给患者盖上一个透明眼罩，使患者术后立刻就能看到。可是眼睛麻醉后，患者眼睛不能聚焦。通常眼科医师术后第二天在办公室检查患者后再移去眼罩。

术前注意事项

发表在 2000 年 Schein 的一篇简单的研究报道彻底改变了白内障手术患者的术前评估。这个关于白内障手术的医学研究招收了近 20 000 名患者。他们得出结论只要患者接受常规的医疗服务，在白内障手术之前他们就不需要任何额外的医学检测。这个结论在 2009 年被柯克兰协会证实。这个研究强调的要点是所有这些患者事先都得到了足够的医疗服务并且如果身体有任何异常都进行了医学检测。柯克兰协会的另外两个关于术前评估的对比研究只包括了 2 300 名患者,但结果和首个研究一致。柯克兰协会出版了研究的主要成果并下结论认为术前评估不能预测围术期事件。他们还得出结论,大多数术中发生的事件都不严重,如高血压和心律失常。柯克兰协会出版的这三项研究只考虑接受眼睛局部麻醉的患者,他们有的使用了镇静剂。在全麻下行白内障或视网膜手术的患者被发现更有可能发生缺血事件。大多数的缺血事件发生在术中,但往往在术后 24 h 心脏动态监测时才被发现。心肌缺血事件更常见于进行视网膜手术的糖尿病患者,无论他们使用何种麻醉方法。

眼科手术的患者常常出现血压升高,最近的研究发现没有已知的高血压的患者出现了血压升高,围术期不良事件的发生率并没有升高。对于很多白内障手术来说,患者已经不需要接受术前访问评估,必须有一个适当的方式来保证患者接受适当的指导术前禁食和用药。对有认知功能障碍的老年患者这一点尤其重要。

术前用药

通常所有的术前处方药都持续使用至手术当天。经常使用利尿剂使患者舒适。白内障手术患者抗凝药的使用已经达成了共识,像阿司匹林或华法林可以在围术期继续使用。这种手术患者更乐于接受表面麻醉,但是他们也有可能遭受眼球后阻滞造成的眼球后血肿,尽管风险很小,但这种操作导致血管变脆弱的作用比抗凝药严重。如果使用更强的抗血小板药物如氯吡格雷则需要慎重考虑。

禁食

在过去的 10 年间,对白内障手术的术前禁食要求被悄悄放宽已经成为眼科的习惯。2009 年发表了一项研究开始实行暂停白内障手术术前禁食。这是一个麻醉医师的 5 125 例白内障手术的表面麻醉经验的回顾性研究。其中 50% 的患者接受了静脉镇静。在麻醉医师和外科医师的记忆里没有明确的反流误吸发生，也没有患者因为吸入性肺炎住院。可是即使是全麻患者也很少发生反流误吸，所以应该需要一个更大的样本量来调查反流误吸的真实发生率。

总的说来，白内障手术患者只要上麻醉就应该遵循美国麻醉医师协会发布的术前禁食指南来禁食，直到有更为可行的数据可用。

接受门诊手术的糖尿病患者的围术期管理

当普通人群中的糖尿病发病率在不断上升时，老年人群中的糖尿病发病率增长得更为实在。糖尿病的存在可能使老年患者需要一些类型的手术。最真实的例子就是白内障和视网膜手术。

糖尿病患者的手术应该安排在当日手术的第一台，这样会使患者受益。使患者的手术对其正常饮食和胰岛素时间表的影响降到最低。如果在清晨尽早做手术，常规胰岛素的使用可能会被推迟到手术之前或术后立刻，使用剂量不变，具体使用时间取决于患者的血糖和手术时间的长短。正常三餐通常是眼科手术后立即恢复。

血糖控制

血糖的围术期管理一直存在争议，但门诊患者的糖尿病和血糖管理并无特殊。管理策略必须学习常规的糖尿病治疗方法和危重病的控制血糖方法。老年患者的门诊手术需要特殊考虑。例如老年糖尿病患者低血糖的风险更大，因为他们的症状不明显。老年糖尿病患者的社会心理状况非常具有挑战性，明确交代清楚这些患者的围术期用药和膳食非常重要。还应该评估患者理解指令的能力，例如是否能够自己测血糖，发生低血糖能够处理。老年糖尿病患者伴发的其他共存疾病置他们于并发症的高风险之中，特别是高血糖会使围术期的高凝状态更加恶化。值得庆幸的是，大多数眼科手术给患者造成的压力不大，比起其他更加具有侵入性的手术发生高血糖和心脏不良事件的概率低。

现场即时血糖测定仪用来测定围术期血糖就够了。所有患者都要进行糖尿病的药物治疗并在术前术后监测血糖。了解患者的糖化血红蛋白值非常有用,因为这个值可以帮助指导决策,例如关于是否因为高血糖当天停手术或关于围术期用胰岛素调节血糖。急性降低患者的正常血糖是有害的,因为会导致系统性氧化应激。也有一些慢性高血糖的患者可能在正常血糖值时出现低血糖症状。

应当鼓励所有的糖尿病患者手术当天带着他们的药进手术室,以便于身份识别和管理这些药物。此外,糖尿病患者应该随身携带简易血糖仪并接受关于治疗低血糖的适当指示,例如饮用清亮的果汁。葡萄糖药片或药粉禁止用于禁食患者。

口服药物

2 型糖尿病患者口服降糖药就能够相当容易地控制门诊手术术中血糖。口服降糖药只能控制住手术当天的血糖,一旦患者开始进食了就应重新服药。甚至二甲双胍都不会对眼科手术患者造成任何风险,所以它可以一直服用至手术当天。大多数口服降糖药有极低的风险导致低血糖反应,如表 20-1 所示。非胰岛素降血糖注射剂如艾塞那肽和普兰林肽也可以控制手术当天的血糖,直到进食后重新开始使用。

胰岛素

1 型和 2 型糖尿病患者使用胰岛素都会造成较大的挑战。有一点必须明确,老年患者使用的胰岛素必须准确知道其类型。通常老年患者使用预充了胰岛素的笔状针剂。这种像笔一样的针剂使用起来相当方便,而且他们的内容物也大同小异,如优泌乐和混合型优泌乐。

患者注射胰岛素通常遵循两种治疗模式之一。一种是基础大剂量疗法试图复制身体的正常胰岛素分泌和提供更好的血糖控制。当患者需要这个基础量包括了对进食作用的抵消,这个基础量模仿了一个背景剂量或非滋养胰岛素需求。这个基础量应该占大约每天胰岛素总剂量的一半。长效缓释胰岛素如甘精胰岛素或迪特胰岛素即使含量达到

表 20-1　口服和注射降糖药

药物分类举例	作用	不良反应	低血糖风险
口服药物			
双胍类			
二甲双胍	抗高血糖药，减少葡萄糖的产生，增加胰岛素的活性	乳酸酸中毒易感患者（肾衰竭），特定病例（放射性）	没有
氯茴苯酸类			
瑞格列奈，那格列奈	刺激胰岛素β细胞释放	低血糖症	有-中等风险
磺脲类			
第一代： 氯磺丙脲，甲苯磺丁脲 第二代：格列本脲，格列美脲 格列吡嗪，噻唑烷二酮类	刺激胰岛素β细胞释放	降血糖作用持续12~24 h，格列美脲可能比格列本脲更强	有-最高风险
比格列酮，罗格列酮	减少胰岛素抵抗，葡萄糖产生	肝毒性，水潴留，心脏事件	没有
α葡萄糖酐酶抑制剂 阿卡波糖，米格列醇	减少肠道吸收淀粉，双糖	消化道症状	没有
二肽基肽酶4抑制剂（DPP-4） 西它格列汀，沙格列汀，里格列汀	一种肠促胰岛素药物：增加胰岛素的分泌，减少葡萄糖的产生	呼吸道感染	没有
注射药物（不含胰岛素） 埃塞那肽	一种肠促胰岛素药物：增加胰岛素的分泌，减少葡萄糖的产生	消化道症状	有，当与磺酰脲类药物合用
普兰林肽	一种肠促胰岛素药精：增加胰岛素的分泌，模拟糊精；增加胰岛素的产生，减少葡萄糖的产生	消化道症状	有

每天胰岛素总剂量的 50%，也不会导致低血糖即使是在禁食期间。因此手术当天他们仍然可以维持正常剂量使用，或者减少到常规剂量的 75%（表 20-2）。快速起效胰岛素如优泌乐或门冬胰岛素用作滋养胰岛素剂量，不太可能导致意想不到的低血糖，因为此种药物会在短时间内（30 min）达到峰值效应。另一种基础剂量疗法是皮下的胰岛素泵进行持续的胰岛素溶液输注。这种胰岛素泵是最为生理的途径来控制胰岛素的释放，因为他们可以被编程根据需要如患者进食来进行各种各样速率的胰岛素释放，就像注射快速起效胰岛素一样。当禁食的时候手术患者就可以把他的泵调到"生病日"的基础速率模式下，胰岛素泵就可以在整个手术过程中保持这种速率。这种泵特别适用于眼科手术，因为按照惯例泵放置的地方离手术部位很远。

许多 2 型糖尿病患者使用胰岛素作为不太正规的疗法的一部分，如只使用基础剂量的胰岛素（非滋养胰岛素）或者计划好固定剂量组成的混合胰岛素（如中效胰岛素和普通胰岛素）来作为口服降糖药的补充。如果手术当天保持常规剂量不变，这种胰岛素疗法就会把患者置于围术期低血糖的危险境地。只使用基础剂量的胰岛素（无高峰）或峰值量胰岛素，如中效胰岛素，手术当天应该减少大约 50% 来仅维持一个基础活动量。固定混合成分组成的胰岛素如 75/25 中效胰岛素或经常混合优泌乐（75% 的优泌乐鱼精蛋白，25% 优泌乐）同样需要减量。理想情况下，患者只需要接受的剂量部分是其长效部分，例如中效胰岛素或优泌乐鱼精蛋白。可是在医院或手术中心外这个任务不容易完成。患者使用的固定成分的胰岛素通常不仅仅含有中效胰岛素，而且优泌乐和鱼精蛋白不混合也无法使用。手术当天，中效胰岛素可以用优泌乐和鱼精蛋白来替代。通常中效胰岛素使用正常剂量的 50%（也就是 50%~75% 的正常单位 75/25 混合胰岛素）。这些胰岛素剂量的变化将有助于患者一旦他们到达医疗机构后。手术当天纠正高血糖应该在皮下使用速效胰岛素（优泌乐或门冬胰岛素），它们效果可靠，无论是患者、护士或医师使用起来都很容易。患者不应该出院回家直到用于校正血糖的胰岛素的峰值效应过去。对于速效胰岛素来说，不会超过 1 h。

表 20-2 胰岛素准备和日间手术管理建议

胰岛素类型	起效（O）和持续（D）时间	手术前一天剂量	手术当天剂量
基础胰岛素（基础加量方案的一部分） 甘精胰岛素 地特胰岛素	O:2~5 h D:5~24 h O:3~4 h D:5~25 h	基础胰岛素量应维持，如果有低血糖史，可以减少到75%的基础速率	基础胰岛素应维持，泵按生病当天的基础速率，每1~2 h检查BS频率
CSⅡ（胰岛素泵）	持续的，通常是快速起效胰岛素		
营养胰岛素 优泌乐 天冬胰岛素 赖谷胰岛素 定期（皮下剂量）	O:15 min D:30~90min 同上 同上 O:30 min D:90 min~4 h	没有变化	当进食恢复时重启营养胰岛素，也可以在高血糖时给予
中间或固定组合胰岛素 中效胰岛素 70/30正烷烃/定期 70/30优泌乐/优泌乐、鱼精蛋白（或混合天冬胰岛素）50/50正烷烃/定期	O:2~4 h D:6~12 h O:30~90 min D:6~12 h O:15 min D:14~20 h O:30~90 min D:6~12 h	夜间剂量可以像往常一样或减少50%，取决于患者是否在睡眠时或不吃早餐时出现低血糖	因为早晨的病例食物在正常时间摄入，所以早上中效胰岛素可以给全量，晚上一些的病例可减少到50%。对于固定胰岛素组合的病例部分通常要给或如上有中效胰岛素部分减量给予
单用基础胰岛素（没有其他胰岛素 甘精胰岛素 地特胰岛素	O:2~5 h D:5~24 h O:3~4 h D:5~24 h	通常夜间剂量可以给予或减少50%，取决于患者是否早餐不吃早餐是否出现过低血糖	因为早晨的病例食物在正常时间摄入，所以早上中效胰岛素可以给全量，晚上一些的病例可以减少到50%。

眼部局部麻醉方法

风险

　　几乎所有的眼科手术患者都接受眼部局部麻醉。由于麻醉类型方法不同,患者眼科手术中的体验也有所不同。眼科手术局部麻醉的目的包括了麻醉结膜和眼球,消除术中和术后的疼痛,限制眼轮匝肌的运动从而固定眼球和降低眼内压。经典的注射阻滞包括了球周和球后阻滞,局部麻醉剂被分别沿着肌肉圆锥注射或注射入球周间隙(图20-1)。有时这些阻滞是一起完成的。在进入手术室之前,麻醉人员经常在等候区给患者完成这些阻滞。一旦眼睛被阻滞,眼心反射便不会发生。有些医师选择在注射阻滞后立即给眼部施压来人为地使麻药扩散,阻滞范围扩大。然而如果阻滞尚未起效,这样的压迫可能会导致心动过缓。实施注射阻滞会引起疼痛,但是它能为手术提供良好的镇痛和眼球固定不动。有时需要进行单独的面神经阻滞来限制眼睑活动。比起经典的注射阻滞,这种阻滞会让患者更为痛苦。

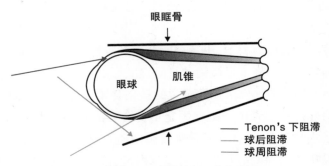

图20-1　各种眼部阻滞的图解

　　注射阻滞的风险取决于操作者的技能和经验。眼球穿孔和/或破裂和术者缺乏经验以及眼球的轴距有关。注射阻滞针可能会损伤眼外肌。如果局部麻醉药液沿着视神经进入大脑或经血液循环进入大脑,就可能发生癫痫或脑干麻醉。发生眼球后出血的风险很低。据报道大约1/1 000。出血的主要风险是动脉的脆性增加,这正是老年人和糖尿病患者的动脉。如果怀疑可能会出现眼球后出血,第一个反应就应该是压迫眼球。

Tenon's 下阻滞通常在手术室由外科医师完成。non's 囊是一个眼球周围的筋膜鞘。在巩膜区域的下面是一个潜在的间隙称为 Tenon's 间隙。在进行眼球表面的局部麻醉后，外科医师在眼球表面掀起一小块皮瓣并把一个钝的导管放进 Tenon's 间隙进行局麻。这种阻滞的注射技术也被描述了。在一些中心的麻醉医师可能会进行 Tenon's 注射阻滞。Tenon's 下阻滞能够提供良好的眼球镇痛因为麻药沿着球形眼球均匀扩散。如果加大局麻药物的容量就可以使眼球失去活动力而固定。在 Tenon's 下间隙阻滞注射期间患者可能会有不适的压迫感觉，特别是当大量的麻药注入的时候。

用于眼睛阻滞的局麻药通常是利多卡因、丁哌卡因或两种药物的混合。经常添加透明质酸酶以加快起效和提高阻滞效果。使用了这种添加剂后，只要用很少容量的局麻药就可以达到很好的麻醉效果。透明质酸酶发生过敏反应的风险很小。

多达 60% 的白内障手术目前在局部麻醉下进行。局麻的实施就是把局麻药滴眼液或凝胶用于眼球表面。这种麻醉并不能限制患者眼睛以外的体动。一些术者报道在前房补充注射局麻药可以改善镇痛效果。有报道称前房注射以后发生短暂的视觉丧失，那是因为局麻导致视网膜功能障碍。表面麻醉下，患者可能会在触碰虹膜、扩张眼球和植入晶状体时感到疼痛。降低显微镜的灯光强度可以减少表面麻醉时患者对光敏感的抱怨。表面麻醉期间感觉的敏化会导致对镇静需求的增加。接受表面麻醉的患者由于眼球固定不良会有额外的手术风险，这种风险包括了白内障手术中由于后囊破裂而需要进行前玻璃体切割术。应用于眼睛的表面麻醉可能会引起眼内炎，特别是凝胶形式的局麻药。术前外科医师可以鉴别出一些患者谁将不能忍受表面麻醉时增加的感觉敏化。那些不上局麻就无法配合在诊室测量眼部的患者和表面麻醉下无法忍受术中触碰眼球的患者应该被鉴别出来。

已经发表了一些直接对注射阻滞麻醉和表面麻醉的比较的患者体验的文章。其中一个有趣的研究，1 周之内接受双侧白内障手术的 98 名患者。他们被随机的分配一只眼睛实施表面麻醉而另一只眼睛实施球周阻滞和球后阻滞麻醉。有 70 名患者首选阻滞麻醉好，18 名患者没有偏好。只有10名患者首选表面麻醉好,而且都是第一只眼睛实施表面麻醉的患者。一项最近的研究比较了球后阻滞麻醉、Tenon's下阻滞麻醉和表面麻醉。所有患者都接受了使用丙泊酚和瑞芬太尼进行的自控镇静。球后阻滞麻醉的患者使用的镇静量最小,但他们抱怨实施阻滞时非常疼痛而且注射麻药时会引起血压、心率增高。表面麻醉的患者抱怨术中和术后非常疼痛,自控镇静的使用率也最高。Tenon's下阻滞麻醉患者满意度最高。另一项研究比较了Tenon's下阻滞麻醉和前房注射局麻下白内障手术的光敏性和疼痛感知。表面麻醉的患者有44%的人投诉有光敏感性,而Tenon's下阻滞的患者有78%没有光敏感性。Tenon's下阻滞麻醉的患者疼痛最为轻微:89%的患者认为完全没有疼痛,另外11%的患者诉说只有非常轻微的疼痛。对于实施表面麻醉的患者,33%认为没有痛苦,33%诉说有轻微痛苦,20%有轻度痛苦,7%的患者认为有可以忍受的中度疼痛。有趣的是在这项研究中,Tenon's下阻滞麻醉的手术时间比表面麻醉长。先前外科医师就已报道过Tenon's下阻滞的手术条件优于表面麻醉,可能是因为Tenon's下阻滞使眼球固定和降低眼内压的作用(表20-3)。

表 20-3　白内障手术表面麻醉和阻滞麻醉的比较

阻滞的类型	实施麻醉时的不适	术中疼痛/感觉	眼球运动能力	术后疼痛
表面麻醉	极小	++	+++	+
Tenon's下阻滞	+	极小	极小	极小
球周阻滞	++	极小	没有	极小
球后阻滞	++	极小	没有	极小

比较值范围:没有--+++。

注解:此表是基于从多个出版物的总结发现,应该说明没有进行过单一的比较这四种麻醉方式。

眼科手术的镇静

眼科手术对镇静的需求根据不同的局部或区域麻醉类型而发生变

化。麻醉阻滞的注射痛,光敏感性,术中及术后的不适和手术的持续时间都使眼科手术患者对镇静的需求产生影响。

老年患者的镇静管理明显比年轻患者复杂。老年患者的特殊风险不仅存在于术中,还存在于门诊手术后返回家中时,例如他们进行日常生活的能力。

必须慎重考虑老年患者的镇静风险。根据美国麻醉医师协会(ASA)的不公开的资料库关于监测麻醉管理(MAC)的案例回顾,比起年轻患者,老年患者更容易受到镇静的伤害。这些监测麻醉管理要求有 1/5 发生在眼科手术。ASA 分级 Ⅲ 到 Ⅳ 级的患者要求监测麻醉管理的百分比较高,比要求全麻比例高。当使用两种或两种以上的药物进行镇静时,老年患者更容易出现这种要求。这种升高的风险是因为眼科术中手术单覆盖了患者头颈部导致发现患者通气不足和二氧化碳蓄积的能力下降。使用呼气末二氧化碳监测可以降低这种风险。

眼科手术的镇静深度范围从没有到最小到短暂的深镇静。虽然抗焦虑是主要的目的,一些患者还希望达到顺行性遗忘或嗜睡的效果。可是在大多数病例中麻醉医师必须保持和患者进行语言交流。患者如果过度镇静或意识模糊可能导致无意识的术中体动,这可能会造成眼睛损伤甚至失明。任何形式的成功抗焦虑或镇静都一直部分依赖于患者的主观意念。

眼科手术的理想镇静是起效快,持续时间短。老年患者可预见的特性是包括缺乏经验积累和预见性。每一个患者的镇静方案必须个体化,对痴呆患者即使只给予最微量的镇静也会导致患者的不合作。即便使用了镇静,由于震动、关节炎或排尿困难等原因一些患者仍然无法在眼科手术中保持静止。幸运的是,大多数眼科手术相对短小,所以体位问题不是那么重要。一些中心为白内障手术患者播放音乐,使用一些使人放松的技巧,如口头安慰,分散注意力和/或握住患者的手。

苯二氮䓬类药物,通常是咪达唑仑,经常被眼科手术作为一线镇静药物来使用。咪达唑仑起效迅速,药效持续时间短,而且药理学作用可以被氟马西尼所逆转拮抗。没有关于白内障手术患者使用苯二氮䓬类药物造成认知功能障碍的报道,可能是因为手术过程短暂,药物使用剂量低,患者术后迅速返回家中和术后熟悉的环境所造成。

丙泊酚是眼科手术中最为常用的催眠药物。它特别适用于那些希望在麻醉阻滞注射时完全没有意识的患者。开始一个单次注射约需要 30 s 的时间,药效持续 3 ~ 10 min。对于眼科手术,丙泊酚具有降低眼内压的优势,并且可以预防恶心、呕吐。丙泊酚的缺点包括麻醉阻滞注射期间患者的体动,这并不表明患者有记忆和打喷嚏。根据患者的年龄和体重以及霍金和巴尔莫的复杂公式得出丙泊酚的剂量范围为 0.5 ~ 1 mg/kg。

氯胺酮仍然偶尔应用于眼科手术的镇静。单次注射 10 ~ 50 mg 后 2 ~ 4 min 出现峰值效应。可是氯胺酮增加眼内压并会产生包括谵妄在内的持续效应。

应用于眼科手术镇静的更新的受欢迎的是阿片类药物瑞芬太尼。这种药物起效极为迅速,由于血浆清除率高持续时间极短。瑞芬太尼带来的强烈镇痛使麻醉阻滞期间患者的体动降到最少,但是它不能消除患者的记忆。当控制剂量仅仅为 0.3 μg/kg 时,不会发生呼吸抑制。可是如果再增加剂量,或合用其他药物,就会出现较深的呼吸抑制,心动过缓和低血压。包括瑞芬太尼在内的阿片类药物偶尔会引起恶心、呕吐。在眼科手术患者这一点受到严重关切,因为呕吐会升高眼内压。

右美托咪定,选择性 α 受体激动剂,已经被研究用于眼科手术。右美托咪定的优势包括了抗焦虑、镇静和镇痛,同时患者可以配合手术。它也可以降低眼内压。可是半衰期较长和阻滞交感神经的效应,导致明显的心率和血压的下降,这些都是它应用于眼科手术的缺点。如果要使用的话,应该把它留给那些最难于镇静的患者,或那些不能忍受传统药物的患者。

文献报道了患者自控镇静应用于眼科手术的研究。单一使用一种药物如咪达唑仑、芬太尼和丙泊酚,或丙泊酚和瑞芬太尼合用。目前它是一种昂贵和不寻常的眼科手术镇静方法。

偶尔眼科手术患者需要全身麻醉,这些患者往往都是有运动障碍或认知功能受损,无法躺在手术床上静止不动并配合手术。当患者全麻意识丧失以后,无意识的体动如呛咳和浸润时有发生会造成眼睛损伤。如果在全麻的基础上复合眼睛阻滞麻醉,这样在进行眼睛操作时患者就不太可能体动或发生眼心反射。

眼科手术后的预后

很少有研究显示镇静疗法和局部阻滞比较在疼痛、不良反应和手术并发症方面的优缺点。在 SMTCS 有关于患者镇静不良事件的研究。当使用超过一种以上的镇静药物时，不良事件的发生比例就会急剧上升。可是大多数这些事情影响都不大，没有增加这些患者的死亡或住院治疗的风险。医疗保健研究与质量中心（AHRQ）发现，只有不充分的证据证明镇静应用于眼科手术可以有助于控制焦虑、缓解疼痛或患者满意。他们发现没有证据证明任何镇静技术可以导致更好的预后结果。

冯等发表了在加拿大社区医院进行白内障手术的患者的满意评分调查。手术在表面麻醉下进行，大多数患者使用了单次咪达唑仑镇静，70% 的患者使用了芬太尼，24% 使用了丙泊酚，不到 5% 的患者使用了瑞芬太尼。这个研究的主要发现是患者对麻醉医师这个角色的认知度，这种认知度在术后随访中升高明显。此外，92% 的患者表示，没有对他们的关心，他们会改变。这些作者认为他们的实验数据支持白内障手术术中需要镇静是为了减轻围术期疼痛和满足患者的需要。

总的说来眼科手术的患者满意度较高，预估引起眼科手术满意度较低的因素包括了术后疼痛，术前焦虑和外科医师的技术水准。

眼科手术麻醉的未来趋势

眼科手术的镇静和局部麻醉协议根据全世界不同的国家和地区有所变化。预计白内障手术新的外科技术会导致这种手术在发展中国家的普及，在这些国家白内障是致盲的主要原因。造成这种增长的主要刺激因素包括了小切口的超声乳化白内障吸除术和表面麻醉的应用。预计这些新技术将会降低成本。

麻醉医师的作用

白内障手术对于麻醉医师的需求已经受到了质疑。在使用超声乳化白内障吸除术之前在发达国家白内障手术是否需要麻醉医师存在地域差异。例如在过去 10 年的一项研究中,在美国和澳大利亚白内障手术需要麻醉医师非常普遍,但在斯堪的纳维亚半岛则少见。可是如果取消麻醉医师给予的镇静,必须考虑的是目前的证据显示相比注射阻滞麻醉,表面麻醉的患者因为有更多的疼痛和感觉而需要更多的镇静。

在美国和加拿大的白内障手术还有一些其他的健康护理提供者,包括护士和呼吸治疗师来管理手术镇静。在爱荷华州的退伍老兵医院,由眼科医师来指导注册护士来管理镇静。在不到 9% 的病例中可用的麻醉医师会被叫来咨询。求助于麻醉医师的主要原因是进行心电图解释和处理 ASA 分级Ⅳ级的高危患者。只有一个病例需要把患者转给麻醉医师治疗。需要麻醉咨询的 ASA Ⅲ级患者明显多于Ⅱ级。弗吉尼亚州用护士来进行眼科手术的镇静是因为缺乏麻醉医师和财政紧张。

加拿大发表了一个超过 15 000 个病例的超大样本的调查,由呼吸治疗师来为眼科手术进行镇静。这些呼吸治疗师需要拥有 2 年的急救护理经验,30 天的麻醉培训和 ACLS 证书。全科医师对所有患者进行术前访视,并进行 ASA 分级。根据术前临床状态,一些患者需要由麻醉医师治疗。大多数手术在表面麻醉下进行,多数患者接受咪达唑仑和芬太尼的静脉镇静,只是偶尔使用丙泊酚,取决于麻醉医师欲达到的水平。围术期的特殊事件可以咨询并托管给麻醉医师。只有 2.6% 的病例需要麻醉医师介入。年龄超过 75 岁和 ASA 分级较高的患者可能更需要麻醉医师介入。大部分的干预在术前进行。这个协议的重要内容就是所有患者进行术前评估,一些患者被选出来由麻醉医师进行监护治疗。更难的就是如何从术前没有评估过的患者中鉴别出需要麻醉医师治疗的患者,这种情况在许多眼科中心经常发生。如果需要在最后求助于麻醉医师同样是一种挑战。一项老的研究发现白内障手术患者如果患有高血压、肺病、肾病、过去或现在患有癌症需要更多的麻醉医师介入。有趣的是在这项研究中,老年患者需要的麻醉医师介入低于不到 60 岁的患者。所有手术患者接受注射阻滞麻醉,因为许多研究显示注射阻滞麻醉需要的镇静最少。

未来眼科手术求助于麻醉受很多因素影响。这些因素包括了外科技术和风险,患者的愿望,是否有可用的麻醉医师以及财政状况。

总结

　　老年患者进行眼科手术非常常见。虽然手术只集中在身体的一小块区域,但是会造成系统性影响。可以用不同的方式完成眼部的区域或局部麻醉。视网膜或后房手术往往需要注射阻滞麻醉。眼科手术麻醉的选择会影响到对镇静的需求。对这些老年患者的镇静要求比较独特,要患者保持体位不动并配合手术。镇静在眼科手术的风险并不严重,但当复合使用多个类别的镇静药物时风险就会普遍存在。那些高龄的和 ASA 分级较高的患者需要更多的麻醉介入。总的说来,白内障手术的患者满意度很高。

要点

- 如果患者一直接受常规的医疗护理并且他们先前的生存条件在可控范围内,那么这些患者在区域或局部麻醉下进行眼科手术前就不用进行术前评估。
- 确保老年患者得到简单易懂的术前指导,很多药物,包括抗凝药可以一直用到术前。
- 了解糖尿病患者糖化血红蛋白的情况有助于进行围术期管理,保持患者的血糖水平在他们的平时水平附近。
- 口服降糖药可以满足手术当天控制血糖的需要,直到可以进食再次服药,胰岛素的使用取决于患者的治疗方案。
- 眼科手术患者的感受随着麻醉方法的不同而有所变化,麻醉方法不同还会影响到疼痛水平,光敏感度和手术时间。
- 对镇静的需求也因麻醉方法不同而变化。
- 老年患者眼科手术使用镇静的风险包括了头部被手术单覆盖无法观察呼吸和使用不止一种镇静药物。
- 总的说来,老年患者对眼科手术中的麻醉护理通常比较满意。
- 在未来,注册护士和呼吸治疗师将取代麻醉医师进行白内障手术的镇静。

建 议 阅 读

1. Agency for Healthcare Research and Quality Evidence Report Number 16: Anesthesia Management during Cataract Surgery. Washington, D.C. AHRQ Publication No. 00-E015, 2000. Accessed at: www.ahrq.gov.

2. Alhassan MB, Kyari F, Ejere HO. Peribulbar versus retrobulbar anaesthesia for cataract surgery. Cochrane Database Syst Rev. 2008 Jul 16;(3):CD004083.

3. Alhashemi JA. Dexmedetomidine versus Midazolam for Monitored Anesthesia Care during Cataract Surgery. Br J Anaesth. 2006;96:722–6.

4. Bhananker SM, Posner KL, Cheney FW, Caplar RA, Lee LA, Domino KB. Injury and Liability Associated with Monitored Anesthesia Care: A Closed Claim Analysis. Anesthesiology. 2006;104:228–34.

5. Boezaart A, Berry RA, Nell M. Topical Anesthesia versus Retrobulbar Block for Cataract Surgery: The Patient's Perspective. J Clin Anesth. 2000;12:58–60.

6. Boezaart AP, Berry RA, Nell ML, van Dyk AL. A comparison of propofol and remifentanil for sedation and limitation of movement during periretrobulbar block. J Clin Anesth. 2001;13:422–426.

7. Friedman DS, Bass EB, Lubomski LH, et al. Synthesis of the literature on the effectiveness of regional anesthesia for cataract surgery. Ophthalmology. 2001;108: 519–29.

8. Fung D, Cohen MM, Stewart S, Davies A. What determines patient satisfaction with cataract care under topical local anesthesia and monitored sedation in a community hospital setting? Anesth Analg. 2005;100:1644–1650.

9. Hu K, Scotcher S. Seen from the other side: visual experiences during cataract surgery under topical anaesthesia. BMJ. 2005 Dec 24;331(7531):1511.

10. Ioannidis AS, Papageorgiou K, Alexandraki KI, et al. Light sensitivity and pain sensation during cataract surgery. A comparative study of two modes of anaesthesia. Int Ophthalmol. January 2010 published online.

11. Katz J, Feldman MA, Bass EB, Lubomski LH, et al. Adverse Intraoperative Medical Events and Their Association with Anesthesia Management Strategies in Cataract Surgery. Ophthalmology. 2001;108:1721–1726.

12. Keay L, Lindsley K, Tielsch J, et al. Routine preoperative medical testing for cataract surgery. Cochrane Database of Systematic Reviews. 2009; Issue 2. Ar. No.:CD007293.

13. Mathew MR, Williams A, Esakowitz L, Webb LA, Murray SB, Bennett HG. Patient comfort during clear corneal phacoemulsi fi cation with sub-Tenons local anesthesia. J Cataract Refract Surg. 2003;29:1132–1136.

14. Maynard G, O'Malley CW, Kirsh SR. Perioperative Care of the Geriatric Patient with Diabetes or Hyperglycemia. Clin Geriatr Med. 2008;24:849–665.

15. Nouvellon E, Cuvillon P, Ripart J, Viel EJ. Anaesthesia for cataract surgery. Drugs Aging. 2010;27(1):21–38.

16. O'Brien PD, Fulcher T, Wallace D, et al. Patient pain during different stages of phacoemulsi fi cation using topical anesthesia. J Cataract Refract Surg. 2001;27:880–883.

17. Rengaraj V, Radhakrishnan M, AuEong KG, et al. Visual experience during phacoemulsi fi cation under topical versus retrobulbar anesthesia: results of a prospective, randomized,

controlled trial. Am J Ophthalmol. 2004;138: 782–787.

18. Ryu JH, Kim M, Bahk JH, et al. A comparison of retrobulbar block, sub-Tenon block, and topical anesthesia during cataract surgery. Eur J Ophthalmol. 2009 Mar- Apr;19(2):240–246.

19. Sanmugasunderam S, Khalfan A. Is fasting required before cataract surgery? A retrospective review. Can J Ophthalmol. 2009 Dec;44(6):655–656. Review.

20. Schein OD, Katz J, Bass EB, et al. The Value of Routine Preoperative Medical Testing Before Cataract Surgery. NEJM. 2000;342:168–175.

21. Tantri A, Clark C, Huber P, et al. Anesthesia monitoring by registered nurses during cataract surgery: Assessment of need for intraoperative anesthesia consultation. J Cataract Refract Surg. 2006;32:1115–118.

22. Vann MA, Ogunnaike BO, Joshi GP. Sedation and anesthesia care for ophthalmologic surgery during local/regional anesthesia. Anesthesiology. 2007;107:502–508.

23. Vann MA. Perioperative management of ambulatory surgical patients with diabetes mellitus. Curr Opin Anesthesiol. 2009;22:718–724.

24. Woo JH, Au Eong KG, Kumar CM. Conscious sedation during ophthalmic surgery under local anesthesia. Minerva Anesthesiol. 2009;75:211–219.

25. Zakrzewski PA, Banashkevich AV, Friel T, et al. Monitored Anesthesia Care by Registered Respiratory Therapists during Cataract Surgery: An Update. Ophthalmology. 2010;117(5):897–902.

（玛丽·安·范恩）

第五部分
常见的老年患者问题

第二十一章
老年患者术后中枢神经系统的变化

引言

有一个事实在现代麻醉学的早期,甚至更久远的手术学历史早期就已经很清楚了。这个事实就是患者在手术后会发生认知和行为的改变。随着更加安全的麻醉监护的出现,死亡率下降了。在这种背景下,两个主要趋势突显了出来。首先第一个就是进行择期和急诊手术的老年患者越来越多。70 年以前年龄超过 50 岁的患者行择期手术被认为是危险的,现在患者超过 100 岁仍然常规选择手术治疗。这个趋势是由西方社会的人口构成变化所决定的,在那里平均寿命已经超过了 75 岁并且老年人是人口构成比中增长最快的群体。外科技术的显著进步使凭借微创手段完成手术成为可能。第二个主要趋势就是麻醉界的意识革新使手术结果除了预防死亡之外,也还有其他重要并发症的部分。一些最新的尖端科技正努力改善麻醉治疗监护,以及预防术后神经系统并发症。

在这一章,中枢神经系统的变化发生的基础是首先要考虑的。有大脑解剖学的改变、生理学改变和没有任何神经系统疾病经历的普通年龄变化造成的功能改变。神经系统的特殊疾病包括痴呆和帕金森病在第十七章讨论。以这些信息作为背景,来讨论术后谵妄和术后认知功能障碍的具体症状。

老年人大脑的变化

几个世纪以来,由于年龄老化的大脑一直被认为是一个持续萎缩和恶化的器官。哺乳动物,特别是人类,被认为有与生俱来的固定数量的脑细胞,因而脑细胞的数量只可能下降。诺贝尔奖得主西班牙神经解剖学家 Santiago Ramóny Cajal 在 1913 年发表文章指出,成年人类大脑是"固定的,终结的,不变的。" 从这一观念衍生而来一个普遍的观点:大脑皮质和海马神经元的广泛死亡是大脑衰老的基质。可是,现在有许多证据表明神经元的死亡和正常的衰老相关性不大,也不太可能因为年龄造成大脑皮质和海马功能受损。更重要的是正常老化功能受损的基本神经生物基质和神经退行性病变像阿尔茨海默病(Alzheimer Disease)的神经生物基质是有许多重要的不同。关于大脑衰老的最令人兴奋的进步就是神经再生的发展。曾经被认为不可能的神经元再生已经在近似于人类的哺乳动物身上得到了证实,有充分的理由相信神经元再生也会发生在人类身上。神经元再生的本质,如神经元再生是如何发生的,新神经元在学习和记忆过程中所扮演的角色,以及为了某些治疗的目的如从脑卒中康复而需要控制新神经元的潜能,这些本质都有待进一步了解。

组织学技术的进步,最重要的是成像技术革新了正常大脑衰老的概念。一个不变的事实就是虽然神经元的数量没有发生显著的变化。总的说来大脑的大小体积随着老化在变小。大脑的代谢需求下降但仍然和大脑的质量密切相关,衰老并不是代谢下降的原因。

对于实施麻醉的麻醉医师,了解老年患者的临床行为非常重要。现在有一个不幸的倾向就是把问题都归因于衰老过程中的各种不足与缺陷,但是所有麻醉医师都会遇到过高老龄患者却有基本完好无损的精神和神经状态。就衰老的各个方面来说,变化是最重要的。比起年轻患者,老年患者的任何器官或系统的平均功能状态的变化都更为剧烈。这种现象在认知功能方面更为明显。老年人群这种平均功能下降的一般状况可能不能反映经历麻醉和手术的个体患者的情况。

平均而言,老年患者对于刺激的简单反应时间是保持正常的,但当包括了选择,也就是说从不同的选项或系统中进行选择,那反应时间就会略有缩短。时间的改变是一个重要的变化。当给予老年患者足够的时间来完成测试,他们能和年轻人做得一样好。也就是说老年人处理事务的速度变化大于处理事务的能力变化。就智力而言,经常分为流动智力和固定智力,一直被认为所受影响有不同。流动智力和适应性有关,被认为会随着年龄下降;固定智力可能和智慧积累有关,被认为会随着年龄保持不变甚至增加。

记忆是一个复杂的功能,被认为会以不同的方式受到年龄的影响。研究人员通过许多不同的系统描述记忆,这就造成了对这些研究成果进行比较较为困难。大多数研究人员认为一种被称为工作记忆或短期记忆的记忆类型受年龄影响最大。工作记忆是一种信息的保存,必须以某种方式操作或转换。长期的记忆保存了很久以前的事情,即使在痴呆症患者也依然会保留这种记忆。

在很多老年患者听觉和视觉功能会减弱。听觉降低,特别是高频范围(8 000 kHz 以上)经常减弱。对于这些患者,在术前评估的时候和患者互相直视,讲话故意慢一点,可以有助于增加这些患者的理解和感知。没有足够证据表明老年患者感觉不到疼痛或受的痛比年轻人少,虽然完整的痛觉反应发生的速度会降低。

谵妄

谵妄是一种行为综合征,美国精神病学协会第三版的诊断与统计手册对它进行了详细的描述。这是一个重要的里程碑,谵妄的定义奠定了"神志不清评估方法"的基础,下面还会详述。就一般意义而言,谵妄是指神志不清和缺乏对时间、人物和地点的判断力。麻醉医师曾经用这个定义来形容两个明显不同的综合征。如上所述,在麻醉苏醒期时出现谵妄或躁动叫麻醉苏醒谵妄。术后谵妄主要发生在老年患者,出现在手术结束后一段时间之后,通常在术后一段24~48 h的清醒期之后发生谵妄。

苏醒期谵妄

一些临床医师推测苏醒期谵妄类似于斯诺描述的以前用慢起效麻醉药进行诱导时出现的第二期兴奋期的现象。目前的证据表明苏醒的通路有可能是与通过促进食欲的中枢通路有关,是和麻醉诱导的通路不同的,因此很大可能是苏醒期谵妄不完全是诱导时兴奋二期的逆转。更为长远的说,认为苏醒期谵妄是诱导时兴奋二期的逆转不利于了解或治疗这种现象。苏醒期谵妄不是老年综合征。以烦躁为表现的苏醒期谵妄见于各个年龄组的患者。有一些患者麻醉苏醒时处于一种狂野和无法控制的状态，不服从命令并且经常表现出一些极端的行为，如自行拔除静脉输液管道或气管插管。这些患者不清醒而且不能听从命令。必要时需要使用一些非常规的手段使患者躺在手术床上。对于那些身强体壮的患者，这会是一个挑战。几乎没有理由相信大声对患者喊出命令会奏效，尽管这是麻醉人员和手术室的其他工作人员的普遍做法。儿童特别容易出现苏醒期谵妄；年龄小的儿童在出现苏醒期兴奋或谵妄时，常常可以用无伤害的束缚住患者，在床上度过这个时期。成年人很难这样管理并把他束缚住。这些患者通常需要用苯二氮䓬类药物或丙泊酚进行额外的镇静，以防止他们伤害自己或手术室的工作人员。必须注意的是只需要用药物提供充足的镇静来控制极端行为而不需要再次诱导全身麻醉。术后谵妄里也有一种是行为减退的类型，这种患者没有兴奋和无法控制的极端行为。很少有研究探索这种苏醒期现象来说明是否真存在这种类型的苏醒期谵妄。显然一些患者从麻醉中苏醒后非常清醒和服从命令。老年患者经常苏醒后比较安静和反应迟钝现在还不认为这种状态属于谵妄，但这种状态也有可能是行为减退型苏醒期谵妄。因此，苏醒期谵妄并不被认为是老年人的特殊问题，但这有可能是因为我们不了解它。

有人认为一些特定的药物，如现在经常使用的七氟烷会导致苏醒期谵妄的出现，而丙泊酚或右美托咪定可以降低苏醒期谵妄的发生并减少谵妄的攻击行为。年轻人苏醒期谵妄一般没有长期后遗症，但是老年患者苏醒期谵妄有发展成长期的谵妄和精神错乱的可能。

术后谵妄

经过 24 ~ 72 h 的清醒期，老年患者可能会出现另外一种称为间歇性谵妄或术后谵妄。CAM 是诊断谵妄的原则和标准。CAM 表是被设计了给那些没有精神病和心理疾病的人使用的，因此护理人员也可以有效地使用它。谵妄的一个重要特性就是病情具有波动性，所以患者可能一度出现谵妄，过后又恢复正常。术后谵妄又可以分为活动减少型、活动增加型或混合型。活动增加型谵妄比较容易辨认，因为这些患者行为混乱,活动增加,试图从手术床上爬起或喋喋不休地描述他们的混乱状态。不幸的是绝大多数患者表现为活动减少型谵妄,由于缺乏积极努力的识别使这些谵妄漏诊。这些患者安静地躺在手术床上,没有任何动作。活动减少型谵妄经常被误诊为轻微的老年痴呆症或老年手术患者术前都这样而被忽略或错过。同样不幸的是活动减少型谵妄的预后也是很差的。

谵妄的发生率随着手术类型的不同而发生变化。据报道普通外科患者谵妄的发生率在 5%～15%。髋关节骨折的患者谵妄的发生率较高,据报道在 16%～62%,平均估计为 35%。心脏手术和 ICU 的患者被认为谵妄发生率更高,在 50%～80%。ICU 的数据包括了内科患者和术后患者。

术后谵妄的影响是很重要的。一项主要研究显示谵妄患者平均住院日由 4.6 天增至 6.0 天,每人平均费用增加 2 947 美元。术后谵妄的总体成本估计为 20 亿美元。

谵妄的病因、特别是术后谵妄仍然未知。虽然报道了很多和谵妄相关的炎症标记物,可是这些相关标记物没有特异性并且很难把它和手术相关的一般炎症现象相区分。也不太可能发现谵妄的特异性炎性介质。一些研究人员提出了谵妄和睡眠中断的相关性,睡眠中断现象在住院患者中很普遍。有些谵妄患者中的神经内分泌模式类似于睡眠中断患者,并且术后谵妄的时间框架也是一致的。限制这一领域研究的主要原因是做多导睡眠图需要大量的设备,这是术后患者通常所不能接受的。这项工作到目前为止,用活动记录仪所完成的工作还没有被传统的睡眠研究人员所完全接受。

最近有关术后谵妄的病因学最为有意思的发现就是意识到麻醉深度是至关重要的因素。最近 Sieber F.E. 等人做了一项研究,椎管内麻醉患者被随机分为浅镇静组或深镇静组,作者发现两组患者谵妄发生率明显不同。患者的警觉/镇静评估量表(OAA/S)评分在 4～5 分和 BIS 值大于 80 被划分为浅镇静组,这组人大约有 19% 被发现有谵妄。相比之下那些警觉/镇静(OAA/S)评分为 0 分和 BIS 值小于 50 被划分为深镇静组的患者谵妄发生率超过 40%。虽然这只是一个小型研究需要重复验证,但它是第一个研究认为老年患者的术中管理对谵妄的发生发展影响重大。这个研究结果同时也指出了一个重要论点即谵妄(和术后认知功能障碍一样）和麻醉的选择非常相关。虽然多年一直认为区域麻醉术后患者谵妄的发生率比较低。可是，很多研究结果和大样本分析并没有发现谵妄发生率有明显的不同。不能发现区域麻醉和全身麻醉的谵妄发生率有不同可能是因为使用区域麻醉时经常复合应用镇静药物。

目前已经有很多的方法措施来预防术后患者的谵妄，但效果不一。总的来说，对老年患者的详细综合评价可以改善老年患者的手术转归。但有两点必须注意，首先医院有这样的系统来完成所有的具体措施。第二个更大的问题是这种会诊以目前的医疗机制很难得到应有的费用。考虑到这两个问题，这种元素得不到普遍的接受也就不足为奇了。其他减少术后谵妄的措施包括使用各种各样的药物进行预防，通常是氟哌丁醇或同类的新药；这种措施不太有效。虽然现在大样本的实验正在进行，药物治疗的不良反应使这种措施很不舒服，除非患者已经难以忍受谵妄的痛苦，否则不会选择药物治疗。对于择期的普通手术患者，这种预防措施不可能普遍开展。

术后认知功能障碍

从 20 世纪 50 年代开始就有大量的文献报道患者在经历麻醉和手术后出现不明原因的认知功能受损。它有时被描述为"手术以后就不一样了。"著名的作者和图书爱好者麦克墨翠回忆他的心脏手术后的经历如下："我从一个有着鲜明性格的活生生的人开始变得只有这个人的大概轮廓，因为身体内部的某种改变然后这个轮廓都开始消退，我感觉我正在消失，或者确切地说我已经消失了。"麦克墨翠这个案例最主要的问题就是他失去了阅读的能力和热情。其他的个案也有描述如无法运用数字或很难完成填字游戏，这些活动在术前对于这些患者来说都非常容易。要将这些术后认知功能障碍分类，就必须在术前做神经认知测试来确定术前基础值，包括神经认知测试都必须做术前基础值测定。这些缺陷和不足被描述成为术后认知功能障碍或 POCD。美国精神病学协会诊断与统计手册给予了谵妄定义，而和谵妄不同，POCD 没有被定义为一个临床分类。因为术前认知测试不是一个标准的程序，所以这一检测只有发生在科研实验中。目前有许多关于 POCD 的争议。

首先定义 POCD 是通过用户评估患者的一系列神经心理测试而最后确定。大多数测试都重点关注记忆和执行功能,所以像麦克墨翠所描述的一些类似现象很难被察觉。其次各个研究的测试时间差异巨大。例如,迄今为止文献报道显示术后 1~3 天 POCD 相当高发而随着时间的推移发生率逐渐降低。不过一个重要迄今尚未解决的重大问题是如何区分麻醉药效和手术反应消失的时间,所以我们可以假设认知变化的辨别不是一个暂时状态。最后,用于认知功能障碍的定义及其改变的程度在不同的研究中差异巨大,造成了对比极其困难。由于在这些问题上缺乏共识导致了很难给 POCD 下定义确定它是否出现了或消失了,特别是对于个体患者。文献报道中关于老年人群的其他注意事项还有,例如 POCD 的研究包括一般手术患者或心脏手术患者,而这两种患者几乎从来不会或很少会放在一起做比较,样本量都很小,另外有潜在痴呆倾向的患者也没有更好地列入这项研究,做过神经外科手术的患者也常规不被包括在谵妄和 POCD 的研究之内。

因为这些问题,POCD 的临床相关性受到质疑。对于普通外科手术,术后认知功能障碍的发生很难和老年患者本身的认知功能下降相区别。在心脏手术人群中的术后认知功能障碍研究也受到了质疑,因为一些最近的研究显示冠心病患者通过非手术治疗以后也会有类似的认知功能下降的问题。对于非心脏手术,一份最近的回顾性研究结果和先前的研究一致显示,阿尔茨海默病患者及其他形式的痴呆患者的认知衰退轨迹并不会受手术和麻醉的影响。

测试

大部分神经认知功能通过记忆力和执行力测试来体现。记忆包括了短期和长期记忆,可以以不同的方式进行测试,包括了单词回忆、短语回忆或数字回忆。执行力功能是认知的信息操作方面和精神运动技能方面。测试不是专门用于 POCD 的研究而是源于神经心理学的其他领域。使用测试的明显优势就是它的记录和结果具有良好的重复性和有效性。可是,回到本章节开始的麦克墨翠先生的故事中,很少有测试可以清楚地定义他所描述的改变。现在还不清楚用目前的认知能力测试能否发现这位作家的认知能力变化。以目前使用的认知能力测试还不能很好的评估性格的变化、积极性的变化和驱动力的变化。了解POCD的第二个方面就是测试的时间。文献记录的认知测试从手术当天到术后数年都有。正如人们所预料的,患者往往手术当天或术后头几天测试结果比较差。这种恶化的情况是由于麻醉药物、疼痛、镇痛药和手术应激反应所造成的。这些研究试图解释术后早期恢复的过程。许多研究重点关注于术后数周至数月的一个中间时段。在这个领域最大的系列研究之一,是由国际术后认知功能障碍机构(简称 ISPOCD)做的研究,以及后续的一些研究都按照同一研究方法和时间关注于术后 1 周至 3 个月的时间段。这些研究力求确定是否在最初的手术创伤后的一段时期发生认知改变,因为麻醉药失效在这一时间已经消失。POCD 的发生率随着术后时间的延长而下降。非心脏手术后一年就很难发现明确的 POCD 作用影响。有些研究一直随访术后患者数年还是很难理解一些可能造成认知改变的事件通常并没有很好的解释。第三个而且存在高度争议的问题是在 POCD 的定义里多大的改变预示着恶化。以此类推,如果一个患者手术前测试得分 100% 而术后 1 个月得分 95%,这种差别会有特别的意义吗? 那 85% 又如何? 在认知测试的领域里,根据有多少测试中各种指标的变化,其定义也就随之不同。有些研究人员已经使用在一个或多个测试中,一到两个标准差来作为确定其结果是否显著。另一些研究人员使用某些特定研究人员提供的和普通定义不同的特别的临床定义。这种诊断定义的不同招致了整个领域的广泛批评并引发了人们尝试建立一个共识的定义。在这种情况下,理解痴呆的定义和评分标准就非常重要,例如临床痴呆评定量表(CDR),这个标准不仅包括认知测试,还有大量除了纯粹的精神功能之外的面试和评估患者的活动能力。因此,POCD 和痴呆的关系已经被明确了。最后一个问题是对照组以及对照组认识功能变化的相关性。考虑到老年人群有某些先前存在的痴呆,如何区分手术麻醉造成了认知改变还是老年痴呆病程进展就成为了一个显著的问题。这个相同问题的另一个方面是人们如果重复做某项测试成绩就会提高,所以很有必要去除这种学习效果造成的影响。术后认知功能障碍的国际研究(ISPOCD)试图通过招募同样年龄的没做过手术的对照组来去除这种影响。一些研究人员则争辩如果研究重点是找出手术和麻醉对认知的影响,这个对比就应该在患病的人群中进行而不应该选择健康人群。当然在疾病发生之前就定义区分人群基本不太可能。第二个关于对照组和手术组的批评是包括了这些研究只在手术前完成一个测试。因此,如果患者因手术前数月已有认知衰退,也不会被发现。这个问题的相关性仍然只是理论性的。

常有时发现一名患者手术后出现严重恶化。但这些灾难性病例非常少见,常常当作奇闻逸事来报道,很少有文献涉足此类病例。典型的故事是一位老年患者遭受严重损伤,例如,术后谵妄,后继发生多种并发症,通常是肺炎和压疮,以及相关的大脑神经精神功能损害,最后导致患者长期居住在老人院以至于最后死亡。这种病例发生的数量是完全未知的。他们几乎从未被纳入过 POCD 的研究中,因为现在正在进行的研究的规模很小,而且也没有常规进行术前认知测试。此外,这种认知功能恶化常常被排除在完成的术后测试外。因此,即使这样的患者在被包括在一项研究中,现有的测试也不能很好地描述这种恶化。这是代表了 POCD 研究的系统性问题。最近一些学者认为这种灾难性的恶化是真实的现象,如果不给予确切的定义,那么在 POCD 的大多数研究中认知功能的微小变化是不重要的或与临床无关的。

考虑到这些局限性,那么 POCD 的发病率到底是多少?第一个大型的术后认知功能障碍的国际研究(ISPOCD)收录了 1 218 名患者,年龄 60 岁以上,均在全麻下进行了手术。在第 1 周,有 25.8% 的患者出现在 1 ~ 5 个测试中有出现两个标准差的恶化。在手术后 3 个月,有 9.9% 的患者出现上述水平的恶化。在另一项研究中,使用了一个不同的测试试验及不同的研究终点,有 5% 的患者在术后 6 个月出现认知功能恶化。在那项最初的 ISPOCD 研究中对这些患者进行了 1 年的长期随访,和相同对照组患者比较有 1% 的认知功能差异。一项 POCD 的回顾性综合分析研究,此研究在一定程度上更关注心脏手术,所得出的结论是,POCD 似乎主要是一种瞬变现象,数月后会消失。哥本哈根的研究小组一直强调这个发现的临床重要性,这个小组认为当患者询问麻醉和手术是否会影响认知功能时是很难跟患者说麻醉和手术对认知没有影响,因为 POCD 确实会对日常生活和工作能力有影响虽然这种影响可能是短暂的。

POCD 的病因尚未确定。一个主要的参与因素是大脑缺血。和血栓性卒中只影响大脑的特定区域不同,大脑半球普遍性的缺血可能会造成在神经认知测试中功能的恶化。术后认知功能障碍的国际研究(ISPOCD)提出了缺血假设,认为低血压(使用连续无创血压测量)和血氧不足(使用脉搏血氧测量)将与POCD有关。但是在那个1 218名患者的大型研究中,许多低血压和低氧的实例和POCD无关。最近使用脑血氧测量法的研究表明可能存在局部区域的缺血,但这些结果需要确认。

直接麻醉毒性的潜在可能性是值得关注的。最近有许多动物和细胞培养的研究表明,一些麻醉剂,特别是异氟烷,对阿尔茨海默病这些与痴呆相关的生物化学有特殊作用。还有一些文献进展是关于麻醉剂对暴露于麻醉中的新生动物的神经认知表现的影响。反对意见的争议是随机分组为区域麻醉组或全身麻醉组的患者在术后谵妄和POCD方面没有差异,重复实验也是如此,这个研究支持麻醉对认知能力没有影响。如果麻醉剂是这两种综合征的原因,这两种综合征应该在接受区域麻醉的患者中很少见,即使这些患者接受了镇静药。在个案研究或大型综合分析研究中都没有出现这种情况。

人们一直在推测在POCD的进展过程中炎症和遗传标记所扮演的角色。到目前为止,没有研究成果显示特定证据或与POCD显著相关的证据。

POCD和痴呆或谵妄的关系仍然不清楚。试图找到手术和麻醉对痴呆的发病率或发展轨迹造成的影响,尚无结果关于是否术后谵妄的患者会继续出现POCD的证据是混合的。

目前尚没有减少POCD发生的预防措施,也没有治疗可以用来改变POCD。

总结

老年患者似乎特别易患麻醉和手术后的特定的神经系统并发症。术后谵妄发生在手术后24～48 h之内。这个问题经常被麻醉医师团队所忽略但对患者的转归和医疗开支有重要意义。术后认知功能障碍是一个正在进展的研究领域,需要更加广泛的研究工作来确定的病症存在与否的综合性定义。重点考虑的因素包括了测试的范围,测试的时间和什么样的认知变化有临床意义。因为迄今为止发现的认知变化症状往往会随着时间而减少,而且以我们当前的知识水平很难给予患者合理的建议。

要点

- 我们对大脑老化的理解正在发展;现代组织学表明在衰老的过程中我们不会损失很多的神经元。
- 正常衰老功能障碍的主要神经生物学基质与神经退行性疾病在一些重要的方面有所不同。
- 当随着老化有一些功能在下降,一个成功的老化个体将在他的整个生命周期中拥有大部分的完整功能。
- 麻醉医师应该了解正常的大脑衰老以及感觉功能的衰老,这样会有助于麻醉医师处理这些患者。
- 谵妄是一种行为综合征,麻醉清醒期的谵妄或躁动发生在所有年龄组,术后谵妄大多发生在老年患者,中间经过一段时间的清醒期,一般发生在术后 24 ~ 48 h 内。
- 诊断谵妄最好的方法是使用认知混淆评估法(CAM)。
- 活动减退型谵妄经常被忽视或误诊。
- 谵妄和增加的医疗并发症的增加和医疗支出密切相关。
- 谵妄的病因尚不清楚 , 但是早期的证据表明,复合静脉脊髓麻醉时镇静的深度会影响谵妄的发生率。
- 术后认知功能障碍(POCD)需要进行术前认知测试。
- POCD 功能障碍的程度决定于所选择的测试,测试的时间和恶化显著程度的认定。

以目前掌握的资料信息水平,给予患者一个麻醉手术后认知功能恶化风险的建议咨询非常困难。

建 议 阅 读

1. Abildstrom H, Christiansen M, Siersma VD, Rasmussen LS. Apolipoprotein E genotype and cognitive dysfunction after noncardiac surgery. Anesthesiology. 2004; 101:855-861.
2. Abildstrom H, Rasmussen LS, Rentowl P, Hanning CD, Rasmussen H, Kristensen PA, Moller JT. Cognitive dysfunction 1-2 years after non-cardiac surgery in the elderly. ISPOCD group.

International Study of Post-Operative Cognitive Dysfunction. Acta Anaesthesiol Scand. 2000; 44:1246-1251.

3. Avidan MS, Searleman AC, Storandt M, Barnett K, Vannucci A, Saager L, Xiong C, Grant EA, Kaiser D, Morris JC, Evers AS.:Long-term cognitive decline in older subjects was not attributable to noncardiac surgery or major illness. Anesthesiology. 2009 Nov; 111(5):964-70. Also see correspondence in Anesthesiology. 2010 May; 112(5):1280-1; author reply 1283-5.

4. Battaglia J. Pharmacologic management of acute agitation. Drugs. 2005; 65:1207-1222.

5. Bekkar AY, Weeks EJ. Cognitive function after anaesthesia in the elderly. Best Pract Res Clin Anaesthesiol. 2003; 17:259-272.

6. Beloosesky Y, Hendel D, Weiss A, Hershkovitz A, Grinblat J, Pirotsky A, Barak V. Cytokines and c-reactive protein production in hip-fracture-operated elderly patients. J of Gerontology. 2007; 62A:420-426.

7. Bickel H, Gradinger R, Kochs E, Forstl H. High Risk of Cognitive and Functional Decline after Postoperative Delirium. Dement Geriatr Cogn Disord. 2008;26:26-31.

8. Bitsch M, Foss N, Kristensen B, Kehlet H. Pathogenesis of and management strategies for postop- erative delirium after hip fracture. Acta Orthop Scand. 2004; 75:378-389.

9. Brauer C, Morrsion R, S Silberzweig SB, Siu AL. The cause of delirium in patients with hip fracture. Arch Intern Med. 2000; 160:1856-1860.

10. Cole MG. Delirium in elderly patients. Am J Geriatr Psychiatry. 2004;12:7-21.

11. Culley DJ, Baxter MG, Crosby CA, Yukhananov R, Crosby G. Impaired acquisition of spatial memory 2 weeks after isoflurane and isoflurane-nitrous oxide anaesthesia in aged rats. Anesth Analg. 2004; 99:1393-1397.

12. Deiner S, Silverstein JH. Postoperative delirium and cognitive dysfunction. Br J Anaesth. 2009 Dec; 103 Suppl 1:i41-46.

13. Eckenhoff MF. Inhaled anesthetic enhancement of amyloid-beta oligomerization and cytotoxicity Anesthesiology. 2004; 101:703-709.

15. Etzioni DA, Liu JH, Maggard MA, Ko CY. The aging population and its impact on the surgery workforce. Ann Surg. 2003; 238:170-177.

16. Fong HK, Sands LP, Leung JM. The role of postoperative analgesia in delirium and cognitive decline in elderly patients. Anesth Analg. 2006; 102:1255-1266.

17. Franco K, Litaker D, Locala J, Bronson D. The cost of delirium in the surgical patient. Psychosomatics. 2001; 42:68-77.

18. Gottesman RF, Grega MA, Bailey MM, Pham LD, Zeger SL, Baumgartner WA, Selnes OA. McKhann GM. Delirium after coronary artery bypass graft surgery and late mortality. Ann Neurol. 2010 Mar; 67(3):338-344.

19. Green N, Attix DK, Weldon C, Smith PJ, McDonagh DL, Monk TG. Measures of Executive Function and Depression Identify Patients at Risk for Postoperative Delirium. Anesthesiology. 2009; 110:788-795.

20. Gruber-Baldini AL, Zimmerman S, Morrison RS, Grattan LM, Hebel JR, Dolan MM, Hawkes W, Magaziner J. Cognitive impairment in hip fracture patients: timing of detection and longitudinal follow up. J Am Geriatr Soc. 2003; 51:1227-1236.

21. Hattori H, Kamiya J, Shimada H, Akiyama H, Yasui A, Kuroiwa K, Oda K, Ando M, Kawamura T, Harada A, Kitagawa Y, Fukata S. Assessment of the risk of postoperative delirium in elderly patients using E-PASS and the NEECHAM Confusion Scale. Int J Geriatr

Psychiatry. 2009; 24(11):1304-10.

22. Hudetz J, Patterson KM, lqbal Z, Gandhi SD, Byrne AJ, Hudetz AG, Warltier DC. Pagel PS. Ketamine attenuates delirium after cardiac surgery with cardiopulmonary bypass. J Cardthorac Vasc Anes. 2009; 53(7):864-72.

23. Inouye S. Delirium in older persons. N Engl J Med. 2006; 354:1157-1165.

24. Johnson T, Monk T, Rasmussen LS, Abildstrom H, Houx P, Korttila K, Kuipers HM, Hanning CD. Siersma VD, Kristensen D, Canet J, Ibanaz MT, Moller JT. Postoperative cognitive dysfunction in middle-aged patients. Anesthesiology. 2002; 96:1351-1357.

25. Kain ZN, Caldwell-Andrews AA, Mayes LC, Weinberg ME, Wang SM, MacLaren JE, Blount RL. Family-centered preparation for surgery improves perioperative outcomes in children:a random- ized controlled trial. Anesthesiology. 2007;106:65-74.

26. Kain ZN, Caldwell-Andrews AA. Maranets I, Gaal D, Mayes LC, Feng R, Zhang H. Preoperative anxiety and emergence delirium and postoperative maladaptive behaviors. Anesth Analg. 2004; 99:1648-1654.

27. Kat MG, Vreeswijk R, de Jonghe JFM, van der Ploeg T, van Gool WA. Eikelenboom P, Kalisvaart KJ. Long-Term Cognitive Outcome of Delirium in Elderly Hip Surgery Patients. Dement Geriatr Cogn Disord. 2008; 26:1-8.

28. Lemstra A, Kalisvaart KJ, Vreeswijk R, van Gool WA, Eikenlenboom R. Preoperative inflammatory markers and the risk of postoperative delirium in elderly patients. Int J Geriatr Psychiatry. 2008; 23:943-948.

29. Litaker DP, Locala J, Franco K, Bronson DL, Tannous Z. Preoperative risk factors for postoperative delirium. Gen Hosp Psychiatry. 2001; 23:84-89.

30. Lowery DP, Wesnes K, Ballard CG. Subtle attentional deficits in the absence of dementia are asso- ciated with an increased risk of postoperative delirium. Dement Geriatr Cogn Disord. 2007; 23:390-394.

31. Marcantonio ER, Flacker JM, Wright RJ, Resnick NM. Reducing delirium after hip fracture:a randomized trial. J Am Geriatr Soc. 2001; 49:516-522.

32. McGory ML, Shekelle PG, Rubenstein LZ, Fink A, Ko CY. Developing quality indicators for elderly patients undergoing abdominal operations. J Am Coll Surg. 2005; 201:870-883.

33. Moller JT, Cluitmans P, Rasmussen LS, Houx P, Rasmussen H, Canet J, Rabbitt P, Joles J, Larsen K, Hanning CD, Langeron O, Johnson T, Lauven PM, Kristensen PA, Bieldler A, van Beem H, Fraidakis O, Silverstein JH, Beneken JE, Gravenstein JS. Long-term postoperative cognitive dysfunction in the elderly ISPOCD1 study. ISPOCD investigators. International Study of Post-Operative Cognitive Dysfunction. Lancet. 1998; 351:857-861.

34. Morimoto Y, Yoshimura M, Utada K, Setoyama K, Matsumoto M. Sakabe T. Prediction of postop- erative delirium after abdominal surgery in the elderly. J Anesth. 2009; 23:51-56.

35. Newman S, Stygall J, Hirani S, Shaefi S, Maze M. Postoperative cognitive dysfunction after non- cardiac surgery:a systematic review. Anesthesiology. 2007;106:572-590.

36. Price RB, Nock MK, Charney DS, Mathew SJ. Effects of intravenous ketamine on explicit and implicit measures of suicidality in treatment-resistant depression. Biol Psychiatry. 2009; 66:522-6.

37. Rasmussen LS, Larsen K, Houx P, Skovgaard LT, Hanning CD, Moller JT; ISPOCD group. The assessment of postoperative cognitive function. Acta Anaesthesiol Scand. 2001; 45:275-289.

38. Rasmussen LS, Siersma VD; ISPOCD group. Postoperative cognitive dysfunction:true deteriora- tion versus random variation. Acta Anaesthesiol Scand. 2004;48:1137-1143.

29. Rudolph JL, Jones RN, Rasmussen LS, Silverstein JH, Inouye SK, Marcantonio ER. Independent Vascular and Cognitive Risk Factors for Postoperative Delirium. Am J of Med. 2007; 120:807-813.

40. Rudolph JL, Marcantonio ER, Culley DJ, Silverstein JH, Rasmussen LS. Delirium is associated with early postoperative cognitive dysfunction. Anaesthesia. 2008；63:941-947.

41. Rudolph JL, Ramlawi B, Kuchel GA, McElhaney JE, Xie D, Selke FW, Khabbaz K, Levkoff SE, MarcantonioE. Chemokines are associated with delirium after cardiac surgery. J of Gerontology. 2008; 63A:184-189.

42. Schrader SL, Wellik KE, Demaerschalk BM, Caselli RJ, Woodruff BK, Wingerchuk DM. Adjunctive haloperidol prophylaxis reduces postoperative delirium severity and duration in at-risk elderly patients. The Neurologist. 2008; 14:134-137.

43. Sieber FE, Zakriya KJ, Gottschalk A, Blute MR, Lee HB, Rosenberg PB, Mears SC. Sedation depth during spinal anesthesia and the development of postoperative delirium in elderly patients undergoing hip fracture repair. Mayo CIin Proc. 2010;85(1):18-26. Erratum in:Mayo Clin Proc. 2010; 85(4):400.

44. Siddiqi N, Holt R, Britton AM, Holmes J. Interventions for preventing delirium in hospitalised patients(review). The Cochrane Collaboration. 2009.

45. Sidlecki KL, Stern Y, Reuben A, Sacco RL, Elkind MS, Wright CB. Construct validity of cognitive reserve in a multiethnic cohort:The Northern Manhattan Study. J Int Neuropsychol Soc. 2009; 15:558-569.

46. Silverstein JH, Timberger M, Reich DL, Uysal S Central Nervous System Dysfunction following Noncardiac Surgery and Anesthesia in the Elderly. Anesthesiology. 2007; 106(3):622-8.

47. Smith PJ, Attix DK, Weldon BC, Greene NH, Monk TG. Executive function and depression as independent risk factors for postoperative delirium. Anesthesiology. 2009; 110: 781-787.

48. Steinmetz J, Christensen KB, Lund T, Lohse N, Rasmussen LS, ISPOCD Group. Long-term consequences of postoperative cognitve dysfunction. Anesthesiology. 2009; 110: 548-555.

49. Tune L, Serum anticholinergic activity levels and delirium in the elderly. Semin Clin Neuropsychiatry. 2000; 5:149-153.

50. Wacker P, Nunes PV, Cabrita H, Forlenza OV. Postoperative delirium is associated with poor cognitve outcome and dementia. Dement Geriatr Cogn Disord. 2006; 21: 221-227.

51. Williams-Russo P, Sharrock NE, Mattis S, Szatrowski TR, Charlson ME. Cognitive effects after epidural versus general anaesthesia in older adults: A randomized trial. JAMA. 1995; 274:44-50.

52. Wu CL, Hsu W. Richman JM, Raja SN. Postoperative cognitive function as an outcome of regional and general anaesthesia. Reg Anesth Pain Med. 2004; 29: 257-268.

53. Yang FM, Marcantonio ER, Inouye SK, Kiely DK, Rudolph JL. Fearing MA, Jones RN. Phenomenological subtypes of delirium in older persons: patterns, prevalence, and prognosis. Psychosomatics. 2009; 50: 248-254.

（杰弗里 · H. 西尔弗斯坦）

第二十二章
髋部骨折患者的管理

引言

　　髋部骨折是老年人中常见的致残性损伤,尤其是在极易受损伤的骨科创伤人群。髋部骨折可以引起一系列的后果,包括了一年之内大约 20% 的死亡率,在幸存者中也存在着较高的并发症发病率和失去功能。在美国每年大约发生 340 000 起髋部骨折,由于美国人口的老龄化,到 2040 年这一数字预计将会升至 500 000 起。这些经常发生的不良事件主要是因为髋部骨折患者有先前合并的疾病再合并髋骨骨折所造成的制动、手术应激、疼痛的联合效应的高压负担,相应治疗麻醉医师在最大程度上促进髋骨骨折患者预后起了潜在的重要作用。本章节分为两个部分,第一部分介绍髋部骨折作为临床综合征的相关背景,概述解剖、流行病学、髋部骨折危险因素和关于髋部骨折转归的数据资料。第二部分从麻醉的角度讨论围术期髋部骨折的管理,突出近期的证据表明麻醉医师有机会帮助改善髋部骨折患者的转归。

背景

解剖

　　成人髋关节是一个由股骨颈和骨盆髋臼组成的球窝关节。图 22-1 显示了髋部骨折分类的相关重要信息。从远端的股骨头延伸,股骨颈包括了股骨头基底到股骨大转子和小转子的连线之间的区域。股骨粗隆间部分代表了股骨大转子和小转子的连线和股骨干过渡区域之

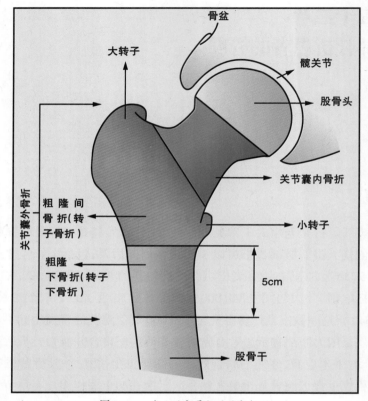

图 22-1　成人髋部骨折的局部解剖

间的部分。最后股骨粗隆下部分是指从小转子延伸到远端 5 cm 的部分。髋关节囊从髋臼完整地覆盖了整个股骨颈的前部和几乎一半的后部,所以股骨颈的骨折又称为囊内骨折,而粗隆间和粗隆下骨折被称为囊外骨折。股骨颈骨折和股骨粗隆间骨折在人群中的发生率几乎一样,约占了超过 90% 的髋部骨折,股骨粗隆下骨折占据了余下的发生率。

髋部骨折的发生率

髋部骨折的发生率一直在被长期观察,国家与国家之间发生率变化很大,在 1990–1992 年,随着同一年龄组患者骨折发生率从北京女性的 39.6/10 万到雷克雅未克女性的 274.1/10 万变化不等。不管这些发生率的变化,髋部骨折是一个世界性的健康问题,每年发生大约 160 万次,导致了极高的死亡率和致残功能障碍。考虑到髋部骨折和其他一些骨折都和骨质疏松有关,约翰奈尔和卡尼斯所发现骨质疏松性骨折导致了全球大量的因为功能障碍造成的寿命减短,这种危害甚至超过了大多数常见的癌症(图 22-2)。

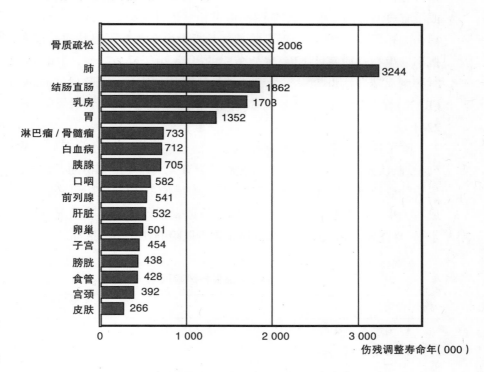

图 22-2 欧洲因为骨质疏松和不同的肿瘤疾患导致伤残调整寿命年（Disability-adjusted life years, DALY'S ）损失

在美国,由于髋部骨折的高发生率,因此对髋骨骨折的预防和管理在公共卫生上具有决定性的意义。从 20 世纪 90 年代末开始在美国估计髋部骨折的发生率在 34 万左右住院病例,1995 年因为髋部骨折所花费的医疗开支为 85 亿美元。而从美国和加拿大最近的数据表明,骨质疏松症的筛查和预防的努力可能是导致老年人髋部骨折的发生率下降的原因,这种骨折伤害的绝对频率和成本,加上美国人口的老龄化,使

髋部骨折正在成为公共卫生问题关注的重点。

危险因素

对于健康的个体来说，近端股骨的解剖结构作为强大的缓冲装置来自骨盆的压力转移到股骨干；所以很少有髋部骨折发生在 50 岁以下或没有典型骨质疏松症状的个体，除非由强烈冲击损伤造成，如机动车祸伤。相反，绝大多数的手术的髋部骨折发生在骨骼不强壮或有很多概率发生在骨质密度下降、骨质疏松的患者，由于轻微损伤，例如站立时摔倒而造成。世界卫生组织的骨折风险评估工具（ http://shef.ac.uk/FRAX）允许国家特定的多重患者因素预测 10 年的髋部骨折风险（表22-1）。

除了这些因素，历史数据和最近的流行病学研究已经确定了一系列生理、认知和社会经济因素与髋部骨折有关。在年龄相仿的人群中，住院的成年患者被观察到髋部骨折发生率增加了 3 倍。在社区居住的成年人中，威尔逊和他的同事（2006）最近观察到医疗保险状况、教育水平、身体残疾和认知功能降低均是骨折风险的独立预测指标。

表 22-1　髋部骨折风险因素

髋部骨折风险因素
• 骨密度下降
• 年龄增加
• 女性
• 白种人
• 脆性骨折史
• 父母髋部骨折史
• 吸烟
• 长期糖皮质激素应用史
• 风湿性关节炎
• 每天饮酒3杯以上

髋部骨折后的转归

髋部骨折患者并发症的发病率

髋部骨折患者的特点就是同时有其他疾病发生率较高,围术期并发症发生风险也增高了。在英国的一个单一研究机构观察了2 806名患者4年,罗氏和他的同事发现有35%的髋部骨折患者有一个并发症,17%的患者有2个或2个以上的并发症,7%的患者有3个或3个以上的并发症,最常见的并发症是心血管疾病(24%),慢性阻塞性肺病(COPD)(14%)和脑血管疾病(13%)。随后麦克劳克林和他的同事们报道了一群在纽约的一所医院的571名髋部骨折患者也有着较高的并发症发生概率,报道痴呆占23%,COPD占14%,充血性心力衰竭占16%,糖尿病占18%。

住院患者的并发症

髋部骨折患者的高并发症概率增加了术后发生并发症的风险。在罗氏的研究中有20%的患者至少有一个并发症,最常见的并发症是肺部感染(9%),心力衰竭(5%),尿路感染(4%)。除了这些髋部骨折的并发症,术后谵妄是一个重要的频繁发生的髋部骨折后不良事件,总体发生率约为20%,患者如果合并基础的认知功能损害发病率还会上升。最近的数据显示了髋部骨折患者谵妄的不良后果,谵妄会使住院时间延长,增加功能障碍,增加发病率和死亡率。

死亡率

经历髋部骨折的患者有较高的术后死亡率风险(表22-2)。最近一次大样本分析了1957-2009年发表的23个研究中,髋部骨折后的死亡率。海特金斯和他的同事发现髋部骨折后前3个月的死亡率,女性是5.75%(95%可信区间为4.94,6.67),男性是7.95%(95%可信区间为6.13,10.30)。随着时间的推移男性和女性的死亡风险都在下降,但是作者发现所有患者10年后的死亡率仍然高于对照组。

表22-2　2005年美国医疗保险受益人髋部骨折后风险调整后的死亡率(按性别)

	30天	180天	360天
女性占比/%	5.2	14.3	21.9
95%可信区间	4.9 ~ 5.4	13.9 ~ 14.7	21.4 ~ 22.4
男性占比/%	9.3	22.9	32.5
95%可信区间	8.8 ~ 9.9	22.1 ~ 23.8	31.5 ~ 33.5

a基于2004年360天死亡率统计数据。引自Brauer CA, Coca‑Perraillon M, Cutler DM, Rosen AB. Incidence and mortality of hip fractures in the United States. JAMA. 2009;302(14):1573‑1579

　　除了髋部骨折后的总死亡率研究,布劳尔和他的同事们分析了最近的美国 Medcase 保险公司的医疗数据发现在过去的 10 年髋部骨折的死亡率并不持续升高。检查 30 天、180 天和 360 天的死亡率,布劳尔和他的同事们注意到 1986-2004 年髋部骨折后的总体死亡率在下降,女性 30 天总体死亡率从 5.9% 降至 5.2%,男性从 11.9% 降至 9.3%;但是,主要的进步变化来源于 1986-1995 年,从 1996-2005 年死亡率进步变化较小。

　　已经认定了多个死亡的风险因素,包括了男性、骨折前养老院的条件、痴呆、合并疾病所增加的负担、疾病所表现出来的严重性和骨折前的行走是否需要帮助。最重要的是,髋部骨折死亡的主要原因在于内科疾病,而不在于外科手术,事实上,心脏、肺和感染事件组成了这些人群在住院期间和出院后的死亡的主要原因。在一项包括了 8 930 名患者的回顾性研究中,劳伦斯和他的同事们发现有某些术后并发症的患者术后 30 天和 1 年的死亡率显著上升。研究显示,髋部骨折修复后住院总体死亡率为 4%,他们还发现住院患者经历过心脏和 / 或肺部并发症的死亡率从 11%~33% 不等。

功能恢复

　　在髋部骨折的幸存者中,骨折修复后自理功能的恢复通常是不完全的,增加了由这种损伤所引起的巨大的公共卫生负担。马加齐纳和他的同事们进行了开创性的工作,观察在巴尔的摩和马里兰州的 8 所医院收住的 674 名患者的功能恢复情况,1990~1991 年观察髋部骨折后功能在 8 个方面的恢复,观察到患者有新的依赖高发率,在一系列身体活动中骨折前可以独立完成,而骨折后则需要帮助才能完成,发生率范围从穿裤子的 20.3% 到爬五楼的 89.9%。最近,汉娜和他的同事们发现从 1997~1998 年,在纽约市收住的 571 名患者中,功能丧失的发生率很高,有 12.8% 的患者在 6 个月时仍然需要完全的协助进行步行。汉娜和他的同事们总结了髋部骨折后步行障碍的危险因素,包括了骨折前髋部运动受限、医疗并发症的增加、疾病所表现出来的严重性、年龄增加、男性、养老院环境、痴呆和骨折前在家需要协助护理。

髋部骨折的围术期管理

前言: 理解协调髋部骨折护理的重要性

合并慢性内科疾病、急性创伤和住院期间及外科手术的并发症使髋部骨折患者有明显升高的不良后果的风险。因此,需要协调的、多学科角度的围术期护理来改善个体患者的恢复。设计完善的住院患者指南或髋部骨折护理的临床指导,通过采用标准化方法来护理髋骨骨折患者可以减少重要的医院并发症,包括了谵妄、肺炎、尿路感染和深静脉血栓,当地医院的资源和文化可以影响这些指南和标准化护理制订,达到目的需要多方面的协作努力,包括了麻醉、护理、整形外科、内科、老年病学、营养和物理治疗,根据临床研究,有可能可以改善髋部骨折的转归。当我们回顾最近这些有关麻醉的循证治疗实践,围术期应该努力应用更广泛、多学科合作的方法来照顾这些复杂的患者以改善髋部骨折修复后的转归。

患者择期手术修复

如果老年患者髋部骨折后没有进行修复则会引起高死亡风险、疼痛和功能障碍,在发达国家手术修复现在被认为是处理所有类型髋部骨折的标准方法,很少有禁忌证(表 22-3)。

表 22-3　髋部骨折手术修复的禁忌证

髋部骨折手术修复的禁忌证
• 濒死的患者
• 拒绝治疗的患者
• 已经开始愈合的骨折
• 患者有其他严重的使人衰弱的疾病或综合征而没有机会功能恢复

在有限的非手术治疗的这批患者中,一段时间的卧床休息以减少由于运动的骨折移位从而促进骨折愈合。骨牵引术也可以用来改善骨折对齐,恢复骨折骨头的长度,减少畸形和减少肌肉痉挛。在普通人群中,用骨牵引术进行下肢骨折的非手术治疗管理经常会引起骨折不愈合、肢体缩短、皮肤和呼吸道并发症并延长住院时间。在老年人群中,长期卧床会引发更多的并发疾病,导致严重的全身功能下降,频发的肺部并发症和压疮。

考虑到非手术治疗的结果一般都很差,加上手术治疗方案、麻醉技术和术后管理的进步,老年患者使用手术治疗髋部骨折已成为标准治疗方法,目标是恢复解剖学功能、允许早期下床运动和促进骨折愈合。在制定手术目标时,应结合患者的年龄、早已存在的医学并发症、目前的医疗状况和之前的功能状态,并结合患者的愿望,以及手术的风险来综合考虑。除了这些关注的问题,解剖和生物力学的变化,关节内(例如股骨颈骨折)和关节外(例如粗隆间和粗隆下骨折)髋部骨折愈合潜力的不同都决定了手术方法的不同。了解应用的是哪一种手术方法是非常重要的,因为它会影响患者的体位、麻醉时间、失血量、手术时间和术后疼痛。

髋关节囊内骨折手术方法

老年患者股骨颈骨折的手术治疗主要是由骨折的移位程度决定。除了骨折的形态和骨质水平,在决定手术方法时还应考虑患者的医学并发症、活动水平和认知水平来决定最好的手术方法。总的说来,对于非移位性骨折原位螺钉内固定术是首选,因为这种手术允许保留原来的骨头,是骨折固定术中创伤最小的。手术过程为通过大腿侧面的皮肤小切口在荧光镜的引导下向股骨颈置入多颗螺钉。螺钉开始在股骨骨皮质的侧面,穿过骨折端,终止于股骨头的软骨下骨(图 22-3)。手术时间和失血量往往很少。

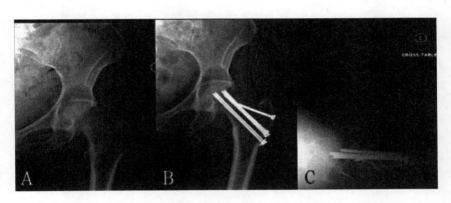

图 22-3　A: 正位 X 线片显示通过经皮穿螺钉固定术治疗非移位股骨颈骨折。B 和 C 分别显示经皮穿螺钉固定术术后的正侧位 X 线片图像

对于股骨颈骨折存在位移的老年患者,通常选用髋关节成形术来治疗。全髋关节成形术是为那些经常走路活动并拥有良好认知功能的老人准备的,因为这些患者对髋关节有更高的要求并且要预防标准正常活动时出现髋关节脱臼。鉴于当前的植入物的耐久性和手术技术,通常允许髋关节成形术后的患者立即术后负重和康复训练(图 22-4),并得到比内固定更好的康复效果。一个随机的研究选取了年龄超过 70 岁几乎没有认知障碍,髋部骨折前生活和行走可以完全自理的老年患者来比较全髋关节成形术和内固定术的手术效果,全髋关节置换术的患者术后并发症率为 4%,再次手术率也为 4%,而内固定术的患者并发症率为 42%,再次手术率为 47%。相对的对于伴有痴呆的老年患者,通常会选择半髋关节成形术并在术后立即负重,可能会发生少量的脱臼。全髋和半髋关节成形术都可以在侧卧位或仰卧位下完成,比起经皮固定术失血量要大一些。

最后,髋关节半成形术的患者修复固定应用骨水泥技术效果会更好。尽管如此,然而除此之外骨水泥已经被证实会增加术中并发症和

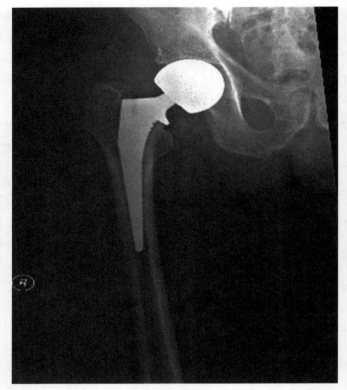

图 22-4 正位 X 线片显示成功的半髋关节成形术,更换了人工股骨
颈和股骨头,保留了完整的髋臼,整个过程没有使用骨水泥

死亡的风险,可能是由于在骨水泥放置期间骨髓内容物引起栓塞和骨
水泥单体释放引起的低血压。因此,股骨颈骨折髋关节成形术中突然
死亡的概率估计为 1/500,是否使用骨水泥取决于患者的预计功能要求
和总体健康状况,以及合并的其他医学疾病。

髋关节囊外骨折的手术方法

类似于股骨颈骨折,囊外的髋部骨折也存在多个手术方案治疗。
同样,关节囊外髋部骨折手术治疗是金标准治疗选择,除非患者有严重
的医疗并发症。目前,滑动髋部螺钉和髓内髋部螺钉是最常用的手术
材料,这种材料可以提供稳定的骨折内固定,同时允许患者早期运动和

负重。粗隆间骨折的外科手术固定和其他的老年患者髋部骨折手术相同,外科医师不但要考虑骨折的形态,而且还要综合考虑患者的年龄、其他医学合并疾病和受伤前的功能水平。

滑动髋部螺钉通常被称为加压髋部螺钉或动力髋螺钉(DHS),它允许在骨折端施以受控制的动态加压。这个设备同时还可以同时保持骨折端连接准确并提高骨折端压力。动力髋螺钉固定通过股骨外侧切口放置。螺钉固定用于保障材料的金属部分牢固帖服于股骨干(图22-5)。根据软组织切开的程度,失血量从最小可少于 50 ml 到明显失血可能多少不一。

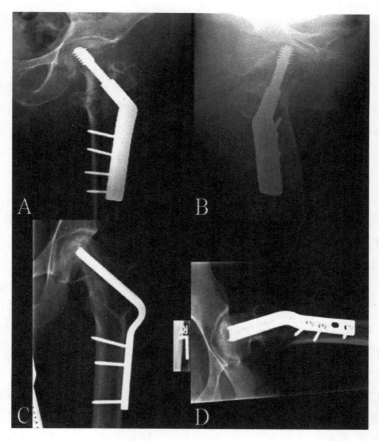

图 22-5　正位和侧位 X 线片显示动力髋部螺钉治疗粗隆间骨折(A 和 B)和固定角度刀片板治疗粗隆间骨折(C 和 D)

手术修复的时机

20 年来医学研究一直在探讨髋部骨折适当的手术修复的时机。当手术修复可以让患者有时间接受容量复苏、术前评估和改善术前危险因素,但是延迟手术也可导致髋部骨折患者住院期间并发症增加,因为制动和疼痛的时间延长、深静脉血栓、肺炎、褥疮及尿路感染等并发症的潜在风险增加。

在临床研究中很难评估相对较早的修复或较晚修复对于髋部骨折患者的转归的不同,因为不能进行手术时机的随机对照试验。此外,回顾性分析髋部骨折的治疗时机容易发生混淆,因为很难完全控制较早手术修复和较晚手术修复在患者之间的一些未被注意的差别。尽管如此,最近的调查和大规模系统评价髋部骨折手术的时机争议,认为对于情况比较稳定的患者应在骨折后 48 h 内进行。

奥罗茨和他的同事们进行了一个前瞻性研究收录了 1997-1999 年在纽约大都会区的 4 所医院入住的 1 206 名髋部骨折患者,使用倾向评分的方法是相同的来评估患者的转归,患者早期手术的可能性是相同的,分为较早手术组(住院后 24 h 内接受手术),较晚手术组(住院后 24 h 后接受手术)。他们没有发现在 6 个月前两组间死亡率或功能独立性有任何差异,但较早手术的患者经历了更少的疼痛,平均住院天数也较短。此外,在病情稳定的患者的亚组分析,在较早手术治疗组,主要并发症,例如肺炎或心律失常发生率较低(优势比,0.26;95% 可信区间,0.07 ~ 0.95)。

最近的一项回顾性研究麦圭尔和他的同事们调查了 1995-1996 年收住的 18 209 名髋部骨折患者,比较住院后 48 h 内手术的患者和住院后 48 h 后手术的患者的生存率的不同。使用工具变量技术处理较早手术组和较晚手术组之间未被注意的混淆因素,作者发现较晚手术组 30 天死亡率风险增加了 15%(P=0.047)。

在最近的一项荟萃分析 Shiga T. 和他的同事们研究了 1992-2007 年发表的 16 项研究,发现如果在住院后 48 h 内进行手术修复死亡率下降明显,早期手术和围术期的结果之间的精确关系仍未得到完全解决。尽管如此,专家意见越来越支持髋部骨折的手术修复对于病情稳定的患者应在住院后 48 h 内进行。对于麻醉医师的咨询,大量证据表明应该减少术前评估对病情的评估的延误,并尽量优化术前准备以增加在一个时间范围内完成手术修复的可能性,这样就能够提供最好的生存和功能恢复的机会。在不存在并发紧急医疗病情的情况下,延误手术治疗的诊断测试不会改变麻醉管理,应该尽量避免以优化患者的转归。

术前评估和优化

髋部骨折患者术前管理提出了独特的挑战,需要权衡需要稳定的急性病和需要优化的慢性病与即将期待的手术修复的利弊,以改善患者的转归。鉴于这些患者的高度并发疾病所带来的负担,彻底评估现存慢性病和当前使用药物必须进行,对于现存疾病可以根据共识指南进行处理治疗是可取的。

除了慢性病,髋部骨折患者可能会出现一系列的急性病,这些可能是患者跌倒骨折的原因。这些急性病可能包括了新发的脑血管意外或短暂的脑缺血发作、社区性肺炎、心肌梗死、新发的心律失常、恶化的充血性心力衰竭、急性低血糖或尿路感染,但不限于此。因此,应该尽力查清术前个人史和身体状况,以用于找出导致患者跌倒的危险疾病的表现。这些表现包括了意识丧失、气短、胸痛、心悸、神经意识状态改变,或局部神经症状。根据美国心脏病学院 / 美国心脏协会所列出的指南来进行术前心血管评估和管理,来识别除入院时诊断髋骨骨折之外的危及生命的疾病过程,并给予及时的治疗及手术前稳定病情。

术前镇痛

最近的临床研究重点关注于麻醉医师的潜能,可以通过参与术前镇痛管理来影响髋部骨折的转归。虽然髋部骨折的术前疼痛管理通常还是应用非胃肠途径给阿片类药物镇痛,越来越多的证据证明,局部疼痛阻滞及神经椎管阻滞具有很大的潜能,可以提供更好的镇痛。

在一个系统性的回顾神经阻滞镇痛在髋部骨折的应用,帕克和他的同事们查询了 1995-2007 年的 9 个研究,在入院时就应用神经阻滞进行镇痛,主要是股神经阻滞。研究回顾了不同的方案设计,测量结果,提供了一些对临床最终结果测量的不同的有用信息如死亡率,与髋部骨折术前神经阻滞的关联性。然而,总的说来,术前神经阻滞从统计学意义上明显减少的疾病水平以及胃肠外或口服镇痛药止痛的需求数量,支持髋部骨折患者使用术前神经阻滞进行术前镇痛。

髋部骨折术前使用硬膜外镇痛,在两个临床研究中有模棱两可的术前镇痛结果。尽管如此,建议在两个研究神经椎管的镇痛应该从住院起就开始实施,可以减少髋骨骨折患者心脏不良事件发生的概率。马托特和他的同事们把 77 名患者随机分为术前肌注哌替啶镇痛组(每 6h 给 1 mg/kg)和持续硬膜外注射丁哌卡因(0.5%,45 mg/24 h)及美沙酮(16 mg/24 h)镇痛组。开始镇痛后两组没有疼痛分数差异,研究者发现相对于干预组,对照组有着较高的术前心脏不良事件发生率(20.5% 比 0%,P=0.01)。干预组的硬膜外镇痛持续到术后,但是两组间术中或术后的心脏不良事件发生率没有观察到差异。

在一个小型的研究中,谢宁和他的同事们把 55 名患者随机分入硬膜外组注射 0.01% 丁哌卡因和 10 μg/ml 的芬太尼(3 ~ 5 ml/h)及肌注羟考酮组(每 6 h 0.1 ~ 0.15 mg/kg),从住院后开始。两组之间心肌缺血的发生率总的来说没有差异,使用连续心电图(Holter)监测,相对于干预组,对照组经历了更多的术中心肌缺血事件(26.7% 比 0%,P=0.005)。

虽然这两项研究需要进一步的临床试验来验证,他们提出了一个初步的结论,硬膜外镇痛可以减少髋部骨折患者围术期心脏不良事件的发生率。尽管如此,如果真正在临床实践中实现,具备这样的减少能力,是否有益于髋部骨折患者生存率或功能恢复还未可知。

术中管理

监测和静脉通道

髋部骨折患者的监测方法取决于选择的麻醉技术、先前存在的并发症和患者住院期间的心肺功能。至少,监护仪应包括五导联的心电图机、间歇无创血压测量仪、氧饱和度,如果计划气管内插管全麻,还要有二氧化碳浓度监测。存在严重的心血管疾病,如重度主动脉瓣狭窄,或流量限制型冠心病,应该考虑使用有创血流动力学监测。大约50%的髋部骨折患者围术期需要经静脉输血静脉置管。甚至中心静脉置管应该在术前建立。关节囊外髋部骨折患者或全髋置换患者大量失血的风险增加,应该考虑到额外的静脉通道的需要,对于这类患者应该考虑使用有创血流动力学监测。

麻醉方法的选择

髋部骨折的常见麻醉方法包括全身麻醉(气管内插管或不插,在适当的时候使用声门上通气装置)和椎管内麻醉(通过腰麻或硬膜外)。髋部骨折的最佳麻醉方法仍然是专家们争论的一个焦点。全身麻醉的潜在的并发症包括药物反应,难以建立或保持气道通畅,呼吸抑制和胃内容物反流误吸。相比之下,区域麻醉技术有发生术中低血压从而影响心脏或大脑的血流的潜在可能,可能发生麻醉阻滞不全或失败,但区域麻醉可以减少髋部骨折患者深静脉血栓的发生率。

尽管这两种麻醉潜在着并发症的差异,但临床研究还没有获得明确的答案,关于接受全身麻醉或区域麻醉的患者生存率是否有差异。一个前瞻性队列研究收录了1983~1993年做手术的9 245名髋部骨折患者,奥哈拉和他的同事们检查了接受区域麻醉或全身麻醉的患者的死亡率的差异。调整了混淆因素后,作者观察到接受全身麻醉的65.8%的患者30天的死亡概率增加并不显著(优势比为1.08,95%可信区间0.84~1.38)。发现调整后两组患者在7天时的死亡率、心肌梗死、充血性心力衰竭、肺炎或术后精神状态的变化方面没有差异。

不管这些阴性结果,奥哈拉的研究仍很难给予髋部骨折处理临床决策的依据。它基于详细的病例回顾数据而进行仔细分析,并应用多变量分析来控制一系列潜在的混淆因素。然而发病率更高的关键医疗并发症发病率,更高的美国麻醉医师学会身体状况分级评分和年龄超过80岁的患者接受区域麻醉所提高的关注度,导致潜在的未被观察到的组间差异,阻碍了发现组间因为一个或其他治疗所引起的差异结果。

虽然随机临床试验可以通过随机分配患者接受临床治疗来弱化选择造成的影响，但现有的研究方法的局限性、检查结果的异质性、麻醉操作随着时间推移的变化都会造成很难得出明确的结论以证明一项麻醉方法优于另一项。事实上，最近的一项荟萃分析发现在1977~2003年有22项此类研究仍然缺乏证据得出结论，说明区域麻醉和全身麻醉临床存在重要差异。虽然区域麻醉似乎可以减少髋部骨折后谵妄的相对风险（汇集相对危险度0.5，95%可信区间0.26~0.95），作者发现要得出髋部骨折后死亡率和麻醉技术之间的关系结论仍然证据不足。

由于缺乏明确的临床证据支持一种麻醉技术胜过另一种，决定对髋部骨折患者使用区域麻醉还是全身麻醉，应该基于对每一个患者的临床评估，以及考虑实际问题，医疗机构之间可能会有所不同。考虑到药物学预防血栓的广泛应用，关于使用椎管内麻醉的决定必须综合考虑具体各医院抗血栓处理的情况，并考虑接受椎管内麻醉患者硬膜外血肿的风险。总之，麻醉技术的选择应该在仔细讨论后，优化整合患者和护理患者的家属意见而最终做出决定，如果可能的话，每种方法的潜在风险和好处都要讨论。

区域麻醉的镇静管理

对于接受区域麻醉的髋部骨折修复患者，最近的临床证据表明，有针对性的镇静策略可以明显减少髋部骨折患者谵妄的发生。西贝尔和他的同事们2010年进行了一个设计良好的髋部骨折手术镇静管理的试验，114名髋部骨折修复患者都接受了腰麻，随机给予"深"或"浅"丙泊酚镇静，滴注BIS值在50或80，在阻滞麻醉时所有患者都分别给予最大2 mg的咪达唑仑镇静。观察到浅镇静组（11/57患者，19%）相对于深镇静组（23/57患者，40%）谵妄发生率下降，作者发现每4.7个患者进行浅镇静管理可以避免一例谵妄。虽然这些结果需要在进一步的临床试验中验证，他们提出建议，认为髋部骨折区域麻醉仔细滴定镇静可以有助于改善短期预后。

输血管理

确定何时开始输血治疗的最佳血红蛋白水平是非常重要的,是整个围术医疗期尚未解决的问题。在出现急性贫血的时候输血治疗对保障重要组织的氧供是必须的,它的风险,包括潜在的感染、输血相关性肺损伤、免疫抑制、同种异体免疫反应和急性或延迟的溶血性输血反应,使决定血红蛋白的目标值比较艰巨复杂。髋部骨折患者由于其人群特点平衡其输血治疗的好处和风险更加复杂,原因是这种人群的高龄和医疗并发症的高负担。确实,设定一个更高的输血目标值在理论上可以优化大脑的氧供和减少术后精神状态改变的风险,可是输血导致的血容量增加会加大合并心力衰竭的风险。对于已知有心血管疾病的患者安全输血阈值设定为 10 g/L 一直存在分歧,这也可能是许多髋部骨折患者的实际情况。更进一步,以前很少有试验评估输血和功能恢复之间的关系,也没有特别关于髋部骨折的结果。

广泛的临床研究研究了髋部骨折患者开始输血的最佳血红蛋白触发水平。一项从 1983~1993 年收录了 8 787 名髋部骨折患者治疗的回顾性队列研究中,卡森和他的同事研究了术后死亡率与开始输红细胞的血红蛋白触发水平之间的关系。42% 的患者接受了输血治疗,其中 55.6% 的患者在血红蛋白的水平在 8~10 g/L 之间时开始输血,90.5% 的患者在血红蛋白低于 8 g/L 时开始输血。在调整血红蛋白触发水平之后,接受过术前或术后输血的患者或没输过血的患者 30 天和 90 天的死亡率没有差异。值得注意的是,较高百分比的患者在血红蛋白低于 8 g/dL 时已接受了输血,因此排除了比 8 g/dL 更低时患者的预后结论。

最佳输血血红蛋白水平的进一步的调查正在进行,卡森和他的同事们最近完成了一项关于术后髋部骨折患者的触发输血的大型的随机临床试验(FOCUS)。这个实验收录了 47 家北美医学中心的 2 016 名髋部骨折患者,他们都合并心血管疾病经历髋部手术,触发术后输血治疗血红蛋白水平是低于 10 g/L,术前有心脏危险因素的证据(例如高血压、糖尿病、术前心肌梗死)而且术前没有活动性出血的证据,研究输血触发对功能恢复的影响。患者被随机分到使用不同输血策略的两个小组:①症状输血组,根据贫血的症状决定输血治疗(例如以下症状:呼吸困难、胸痛、精神状态改变）或血红蛋白水平低于 8 g/L 也决定输血治疗；②血红蛋白水平触发输血组，如有需要输入 1 个单位的红细胞以保证血红蛋白水平在 10 g/L 以上。

试验数据收集的已经完成，可以在 2009 年以简述的形式已公布了主要结果。这些结果表明症状输血组和血红蛋白水平触发输血组没有差异。输血前血红蛋白水平在血红蛋白水平触发组是 9.2（标准差 0.5），症状输血组是 7.9（标准差 0.5），血红蛋白的水平触发组的输血平均单位数是 2（四分位差：1,2），症状输血组是 0（四分位差：0,1）。临床结果组间没有差别，血红蛋白水平触发组比值比死亡或无力行走在 60 天为 1.03（95% 可信区间：0.85 ~ 1.23），症状组比值比为 1.19（95% 可信区间：0.76 ~ 1.86）。

这个 FOCUS 实验的结果倾向于讨论血红蛋白触发水平为 8 g/L 和输血目标值为血红蛋白水平 10 g/L 的等价性。这些研究工作倾向于支持合并心血管风险因素的髋部骨折患者安全的输血触发血红蛋白水平为低于 10 g/L，从患者的生存率和独立生活功能恢复角度看都有好处。

术后护理

手术后，无论骨折或手术的类型，所有患者都必须经历管制的和严格的康复训练。患者应该允许用骨折侧下肢尽量进行负重训练，而不需要顾虑外科手术端的骨折错位或结构损伤。科威和他的同事们发现髋部骨折手术的患者（包括股骨颈和粗隆间髋部骨折）假如允许患者用患肢承重，会自己限制患肢的承重量。手术后的康复过程涉及多学科医师的共同努力，包括了骨科医师、老年病学家、康复专家、麻醉医师、理疗师和职业治疗专家。推荐的方案包括了早期站立和逐渐行走。术后第一天就应该站立和无限制的双下肢负重，可以使用辅助设备（行走器、手杖、拐杖）。随着行走能力的提高，在接下来的术后几天，辅助设备应该由物理治疗师进行调整。

疼痛管理

术后充足的镇痛决定了髋部骨折术后的活动度和转归，这就是麻醉医师的潜在作用,可以有助于髋部骨折患者的转归。一项前瞻性群组研究收录了411名髋部骨折患者在1997~1998年入住纽约地区医院,莫里森和同事研究了术后疼痛评分的相关性和一系列的住院情况和6个月后的转归。静止状态下疼痛评分较高的患者住院时间较长($P=0.03$),更有可能错过或缩短物理治疗($P=0.002$),且术后第3天不太可能行走($P=0.001$),6个月时运动能力显著降低($P=0.02$)。

在一个单独的分析中,莫里森和同事们研究了在同一个前瞻性患者研究术后谵妄发展的危险因素。随同术前认知功能障碍、血流动力学不稳定和心脏衰竭等因素,每天接受不到10 mg静脉注射硫酸吗啡或等价物镇痛是谵妄的另一个独立危险因素(相对风险:5.4,95%可信区间2.4~12.3),就像以前用哌替啶镇痛(相对风险:2.4,95%可信区间1.3~4.5)。在那些术前没有认知功能障碍的患者中,剧烈疼痛会显著增加谵妄风险(相对风险:9.0,95%可信区间1.8~45.2),进一步支持充足的术后镇痛对改善髋部骨折转归的重要性。

莫里森和同事们的发现突出了髋部骨折患者的镇痛方法应该综合考虑镇痛的需要和治疗不良反应的风险。重要的是,在选择注射用止痛药时,哌替啶可能造成术后精神状态的改变,因而应该避免作为髋部骨折患者的主要镇痛药,而应选用对神经功能紊乱风险低的镇痛药,如吗啡、氢化吗啡酮或羟考酮。

髋部骨折患者使用椎管内麻醉术后镇痛而不是注射镇痛方法,仍然是一个正在进行的调查的主题。在一个随机、双盲、安慰剂对照试验,55名患者接受了术前镇痛和术中硬膜外麻醉,术后干预组的患者接受了0.125%的丁哌卡因和50 μg/ml的吗啡持续硬膜外注射(4 ml/h),而对照组接受硬膜外注射生理盐水。给所有患者提供由护士控制的胃肠外硫酸吗啡镇痛。干预组患者一致报道在静息时、膝关节或髋关节屈曲时、从仰卧位变成坐位时和行走时疼痛评分较低,两组间恶心呕吐的比例没有差异。关于髋部骨折修复硬膜外镇痛的优点和风险的明确结论还需要进一步更大的临床试验数据,此项研究证明了髋部骨折修复术后硬膜外镇痛比护士控制的胃肠外镇痛能提供的结果更具优势。

总结

　　髋部骨折是老年人群中普遍存在的、病态的、有潜在功能障碍的损伤。由于髋部骨折患者术后多种多样的并发症和这些并发症可能会造成长时间的深远的影响,高质量的围术期护理是髋部骨折修复手术后功能恢复的关键因素。麻醉医师和其他围术期护理提供者可能通过髋部骨折患者护理的循证实践来证明其对髋部骨折转归的改善作用,最理想的情况是在一个多学科的框架内,构成一个住院患者管理的方案。

要点

- 髋部骨折是一种常见的致残性损伤,导致世界范围内的因残疾和过量死亡造成的负担。
- 髋部骨折后并发疾病率和死亡率很高,原因主要是术后发生的感染、心脏和肺部并发症。
- 所有类型的髋部骨折都建议实施手术治疗修复,对于基础情况稳定的患者,早期手术修复(入院后 24 ~ 48 h 内)能够最大限度地恢复其功能。
- 医院对髋部骨折的护理采取一个协调的多学科的方法,包括标准化的术前、术中、术后护理建议,这样有助于改善医院髋部骨折患者的转归。
- 充足的术前和术后镇痛可以减少髋部骨折的老年患者在住院期间发生并发症的概率,区域麻醉技术,包括股神经阻滞或硬膜外镇痛,比注射镇痛效果更好。
- 麻醉方法对死亡率是否有影响临床证据不足,椎管内麻醉,可能联合采用有针对性的镇静管理方法,可能导致术后认知功能障碍的发生率较低。

建 议 阅 读

1.　Beaupre LA, Cinats JG, Senthilselvan A, Lier D, Jones CA, Scharfenberger A, et al. Reduced morbidity for elderly patients with a hip fracture after implementation of a perioperative evidence-based clinical pathway. Oual Saf Health Care. 2006; 15(5): 375-79.

2. Beaupre LA, Jones CA, Saunders LD, Johnston DW, Buckingham J, Majumdar SR. Best practices for elderly hip fracture patients. A systematic overview of the evidence. J Gen Intern Med. 2005; 20(11): 1019-25.

3. Bhandari M, Devereaux PJ, Tornetta P, 3rd, Swiontkowski MF Berry DJ, Haidukewych G, Schemitsch EH, Hanson BP, Koval K, Dirschl D, Leece P, Keel M, Petrisor B, Heetveld M, Guyatt GH: Operative management of displaced femoral neck fractures in elderly patients. An international survey. J Bone Joint Surg Am. 2005; 87(9):2122-30.

4. Blackman DK, Kamimoto LA, Smith SM. Overview: surveillance for selected public health indi- cators affecting older adults—United States. MMWR CDC Surveill Summ. 1999; 48(8):1-6.

5. Blomfeldt R, Tornkvist H, Ponzer S, Soderqvist A, Tidermark J: Comparison of internal fixation with total hip replacement for displaced femoral neck fractures. Randomized, controlled trial performed at four years. J Bone Joint Surg Am. 2005; 87(8): 1680-8.

6. Brauer CA, Coca-Perraillon M, Cutler DM, Rosen AB. Incidence and mortality of hip fractures in the United States. JAMA. 2009; 302(14): 1573-79.

7. British Orthopaedic Association. The Care of Patients with Fragility Fractures. In: C. Currie (Eds.) Available from http://www.nhfd.co.uk/.2007.

8. Carson JL, Duff A, Berlin JA, Lawrence VA, Poses RM, Huber EC, et al. Perioperative blood transfusion and postoperative mortality. JAMA. 1998; 279(3): 199-205.

9. Carson JL, Terrin ML, Magaziner J, Chaitman BR, Apple FS, Heck DA, et al. Transfusion trigger trial for functional outcomes in cardiovascular patients undergoing surgical hip fracture repair (FOCUS). Transfusion. 2006; 46(12): 2192-206.

10. Carson JL, Terrin ML, Magaziner J, Sanders D, Cook DR, Hildebrand K. Transfusion Trigger Trial for Functional Outcomes in Cardiovascular Patients Undergoing Surgical Hip Fracture Repair (FOCUS): The Principal Results(Abstract). Blood(American Society of Hematology Annual Meeting Abstracts). 2009; 114(Abstract 6).

11. Fisher AA, Davis MW, Rubenach SE, Sivakumaran S, Smith PN, Budge MM: Outcomes for older patients with hip fractures: the impact of orthopedic and geriatric medicine cocare. J Orthop Trauma. 2006; 20(3): 172-8; discussion 179-80.

12. Fleisher LA, Beckman JA, Brown KA, Calkins H, Chaikof E, Fleischmann KE, et al. ACC/ AHA 2007 guidelines on perioperative cardiovascular evaluation and care for noncardiac surgery: executive summary: a report of the American College of Cardiology/American Heart Association Task Force on Practice Guidelines (Writing Committee to Revise the 2002 Guidelines on Perioperative Cardiovascular Evaluation for Noncardiac Surgery). Anesth Analg. 2008; 106(3): 685-712.

13. Foss NB, Kristensen MT, Kristensen BB, Jensen PS. Kehlet H. Effect of postoperative epidural analgesia on rehabilitation and pain after hip fracture surgery: a randomized, double-blind, placebo-controlled trial. Anesthesiology. 2005; 102(6): 1197-204.

14. Halbert J, Crotty M, Whitehead C, Cameron I, Kurrle S, Graham S, Handoll H, Finnegan T, Jones T, Foley A, Shanahan M: Multi-disciplinary rehabilitation after hip fracture is associated with improved outcome: A systematic review. J Rehabil Med. 2007; 39(7): 507-12.

15. Hannan EL, Magaziner J, Wang JJ, Eastwood EA, Silberzweig SB, Gilbert M, et al. Mortality

and locomotion 6 months after hospitalization for hip fracture: risk factors and risk-adjusted hos- pital outcomes. JAMA. 2001; 285(21): 2736-742.

16. Iorio R, Healy WL, Lemos DW, Appleby D. Lucchesi CA, Saleh KJ. Displaced femoral neck fractures in the elderly: outcomes and cost effectiveness. Clin Orthop Relat Res. 2001 (383): 229-42.

17. Johnell O, Kanis JA. An estimate of the worldwide prevalence and disability associated with osteo- porotic fractures. Osteoporos Int. 2006; 17(12): 1726-1733.

18. Kanis JA, Oden A, Johansson H, Borgstrom F Strom O, McCloskey E. FRAX and its applications to clinical practice. Bone. 2009; 44(5): 734-43.

19. Koval KJ, Zuckerman JD. Hip Fractures: A Practical Guide to Management. New York: Springer. 2000.

20. Lawrence VA, Hilsenbeck SG, Noveck H, Poses RM, Carson JL. Medical complications and out- comes after hip fracture repair. Arch Intern Med. 2002; 162(18): 2053-57.

21. Magaziner J, Hawkes W, Hebel JR, Zimmerman SI, Fox KM, Dolan M, et al. Recovery from hip fracture in eight areas of function. J Gerontol A Biol Sci Med Sci. 2000; 55(9): M498-507.

22. Marcantonio ER, Flacker JM, Wright RJ, Resnick NM. Reducing delirium after hip fracture: a randomized trial. Journal of the American Geriatrics Society. 2001; (5): 516-522. Retrieved from http://www.mrw.interscience. wiley. com/cochrane/clcentral/articles/295/CN-00348295/frame. html.

23. Matot I, Oppenheim-Eden A, Ratrot R, Baranova J, Davidson E, Eylon S, et al. Preoperative car- diac events in elderly patients with hip fracture randomized to epidural or conventional analge- sia. Anesthesiology. 2003: 98(1): 156-63.

24. McGuire KJ, Bernstein J, Polsky D, Silber JH. The 2004 Marshall Urist award: delays until sur- gery after hip fracture increases mortality. Clin Orthop Relat Res. 2004; (428): 294-301.

25. Morrison RS, Magaziner J, Gilbert M, Koval KJ, McLaughlin MA, Orosz G, et al. Relationship between pain and opioid analgesics on the development of delirium following hip fracture. J Gerontol A Biol Sci Med Sci. 2003: 58(1): 76-81.

26. Morrison RS, Magaziner J, McLaughlin MA, Orosz G, Silberzweig SB, Koval KJ, et al. The impact of post-operative pain on outcomes following hip fracture. Pain. 2003; 103(3): 303-11.

27. Neuman MD, Archan S, Karlawish JH, Schwartz JS, Fleisher LA. The relationship between short- term mortality and quality of care for hip fracture: a meta-analysis of clinical pathways for hip fracture. J Am Geriatr Soc. 2009; 57(11): 2046-2054.

28. O' Hara DA, Duff A, Berlin JA, Poses RM, Lawrence VA, Huber EC, et al. The effect of anesthetictechnique on postoperative outcomes in hip fracture repair. Anesthesiology. 2000; 92(4): 947-957.

29. Orosz GM, Magaziner J, Hannan EL, Morrison RS, Koval K, Gilbert M, et al. Association of timing of surgery for hip fracture and patient outcomes. JAMA. 2004; 291(14): 1738-1743.

30. Parker M, Johansen A. Hip fracture. BMJ. 2006; 333(7557): 27-30.

31. Parker MJ, Griffiths R, Appadu BN. Nerve blocks(subcostal, lateral cutaneous, femoral, triple, psoas) for hip fractures. Cochrane Database Syst Rev. 2002; (1): CD001159.

32. Parker MJ, Handoll HH, Griffiths R. Anaesthesia for hip fracture surgery in adults. Cochrane Database Syst Rev. 2004; (4): CD000521.

33. Scheini H, Virtanen T, Kentala E, Uotila P, Laitio T, Hartiala J, et al. Epidural infusion of bupiva- caine and fentanyl reduces perioperative myocardial ischaemia in elderly patients with

hip fracture-a randomized controlled trial. Acta Anaesthesiol Scand. 2000; 44(9): 1061-1070.

34. Schwartz AV, Kelsey JL, Maggi S, Tuttleman M, Ho SC, Jonsson PV, et al. International variation in the incidence of hip fractures: cross-national project on osteoporosis for the World Health Organization Program for Research on Aging. Osteoporos Int. 1999; 9(3): 242-253.

35. Shiga T, Wajima Z, Ohe Y. Is operative delay associated with increased mortality of hip fracture patients? Systematic review, meta-analysis, and meta-regression. Can J Anaesth. 2008; 55(3): 146-154.

36. Sieber FE, Zakriya KJ, Gottschalk A, Blute MR, Lee HB, Rosenberg PB, et al. Sedation depth during spinal anesthesia and the development of postoperative delirium in elderly patients undergoing hip fracture repair. Mayo Clin Proc. 2010; 85(1): 18-26.

37. Wilson RT, Chase GA, Chrischilles EA, Wallace RB. Hip fracture risk among community-dwelling elderly people in the United States: a prospective study of physical, cognitive, and socioeco- nomic indicators. Am J Public Health. 2006; 96(7): 1210-1218.

38. Zuckerman JD, Sakales SR, Fabian DR. Frankel VH. Hip fractures in geriatric patients. Results of an interdisciolinary hospital care program. Clin Orthop Relat Res. 1992; 274: 213-225.

39. Zuckerman JD, Skovron ML, Koval KJ, Aharonoff G, Frankel VH. Postoperative complications and mortality associated with operative delay in older patients who have a fracture of the hip. J Bone Joint Surg Am. 1995; 77(10): 1551-6.

（马克 · D. 纽曼　萨米尔 · 梅塔）

第二十三章
多重用药及避免使用的药物

引言

年龄超过 65 岁的老年患者人数在全球范围内不断增长,由于人口结构的转变,出现慢性疾病的可能性也相应增加。即使单一疾病都有可能需要多种药物治疗,每增加一种疾病毫无疑问会明显增加与多重用药相关的药物不良反应(adverse drug reactions, ADRs)。在老年人,经常每种病都需要不同的医师来进行治疗,因此老年人更易出现与多重用药相关的 ADRs。

多重用药与麻醉医师也息息相关,因为超过 30% 的老年患者在他们剩下的生命中会至少经历一次手术。因此,麻醉医师作为围术期医师,在回顾患者用药情况,避免多重用药相关的不良事件中起着重要的作用。

药物使用

上面提到,年龄与并发症增加相关。一项分析显示,在美国超过 3/4 的老年患者患有一种或多种疾病。在原有疾病上,每增加一种主诉或疾病都会增加一种处方药和 / 或者非处方药和中草药,因此会明显增加 ADRs 的风险。ADRs 的风险与这样一个事实相关,即在使得 FDA 批准药物使用的试验中,选定的试验参与者除了给予药物治疗的参与者外通常都是健康人群,而且年龄都小于 65 岁。

多重用药

多重用药的定义是一次同时服用 5 种或以上的药物。给老年患者治疗的医师应当考虑,即使是种类较少的处方药也可能出现多重用药,因为患者可能同时在使用非处方药或中草药。在潜在的药物相互作用中,药物之间、药物疾病之间或者药物与中草药之间的相互作用是围术期最相关的。药物相互作用的例子,包括抗高血压药和扩血管药(ACE 抑制剂和麻醉诱导药)引起严重低血压;奎尼丁和巴比妥类联合使用降低抗心律失常药物的有效性。在麻醉前评估时,询问最近开始使用的药物情况非常重要,因为药物使用情况可能在第一次或最近一次访视后有了变化。

表 23-1　　常见引起 ADRs 的药物种类
药物种类
心血管药物
抗胆碱能药物
抗抑郁药
抗生素
利尿药
降糖药
阿片类药物
抗凝药(华法林)

表 23-2　　常见的 ADRs 类型
药物不良反应
血压变化
精神状态改变
电解质紊乱
出血性事件

多重用药通过多种形式对人产生影响——一种就是对相关的酶系统产生影响。最近使用过以下药物可能导致 ADRs:抑制或诱导肝细胞色素 C P450 同工酶的药物或者调节外排转运蛋白 P 糖蛋白的药物,或者改变肾小球滤过率(glomerular filtration rate, GFR)的药物。这些例子包括:

1. 服用地高辛的患者开始服用克拉霉素增加地高辛毒性。
2. 同时服用环孢素和瑞格列奈出现低血糖。
3. 服用 ACE 抑制剂,再使用螺内酯出现高钾血症。

年龄与多重用药

年龄本身并不被认为是药物不良反应的危险因素。并发症也不是老年人群 ADRs 增加的原因,而是并发症要求的多重用药,以及年龄增加引起的药代动力学和药效学的变化。基于这些考虑,比尔斯等在1991 年建立了区分哪些药物对老年人群来说潜在的危害大于益处的标准。最初的版本是为了在养老院使用,后来经过修改和更新适用于所有老年患者使用(表 23-3　2002 版　老年人不适宜使用药物标准:无关诊断与病情)。最近,这些作者又提供了一份关于中枢神经系统病变老年人适宜的药品目录的专家共识。在 2012 年这份目录发表时,美国老年协会颁布了最新的比尔斯标准,去掉了临床不再使用的药物,增加了 2002 年后新出现的药物。读者可以在 2012 年美国老年协会杂志上看到相关的内容。

　　围术期是评估患者药物使用合理性的最佳时间点,来决定是否已达到药物治疗的终点。除了比尔斯标准,麻醉医师可通过使用计算机决定辅助系统、电子数据系统和多学科小组的方法的帮助来排除可能的 ADRs。未来理想的状况可能是使用基于适当的软件和指定的监督药剂师提供相互参照的安全核查(如外科药物列表和麻醉药物列表)的自动化系统来做安全核查。但在那之前,麻醉医师必须作为把关者,努力确保围术期患者使用最合适的药物,减少药物之间或者药物疾病之间的相互作用。

年龄对药代动力学和药效学的影响

药代动力学

　　老年人群在许多方面存在差异,如:

　　1. 健康或者虚弱。

　　2. 生理储备可耐受的程度。

　　3. 对药物的反应,尤其是对那些低治疗指数的药物(表 23-4)。

　　因此,每增加一种药物,无论是平时医师给予的还是在围术期使用的,考虑到确定的、可预见的在几个关键的器官系统的变化,都应从小剂量开始慢慢增加到预期的疗效。接下来简单回顾一下。

　　随着肝脏质量和血液灌注的减少,药物(如普萘洛尔、拉贝洛尔、利

表 23-3 2002版 老年人不适宜使用药物标准：无关诊断与病情

药物	关注点	严重程度（高或低）
右丙氧芬及其合成药物	与对乙酰氨基酚合用时有一些镇痛作用，但同时也有其他麻醉药品一样引起的最多种不良反应	低
吲哚美辛	在所有的非甾体类抗炎药中，吲哚美辛是引起最多神经系统不良反应的药物	高
喷他佐辛	麻醉性镇痛剂比其他麻醉药物引起更多神经系统不良反应，包括混乱和幻觉。此外，它是受体激动剂和拮抗剂混合药	高
曲美苄胺	最有效的止吐药物之一，但它会导致锥体外系不良反应	高
肌松药和解痉药：美索巴莫、卡立普多、氯唑沙宗、美他沙酮、环苯扎林、奥昔布宁、缓释的奥昔布宁除外	大多数老年患者不耐受肌松药和解痉药，因为这些药物导致抗胆碱能不良反应，镇静和虚弱。此外，这些药物在老年患者能耐受的剂量的有效性是有争议的	高
氟西泮	苯二氮䓬类催眠药在老年患者有极长的半衰期（长达数天），不但产生长期镇静，跌倒和骨折的发生率也增加。中效或短效的苯二氮䓬类药物是可取的	高
阿米替林、氯氮䓬、奋乃静	由于其强大的抗胆碱能和镇静特性，很少选择阿米替林替作为老年患者的抗抑郁药	高
阿密曲替林	由于其强大的抗胆碱能和镇静属性，很少选择阿密曲替林作为老年患者的抗抑郁药	高
甲丙氨酯	这是一种很容易上瘾的镇静抗焦虑药。长时间使用甲丙氨酯的患者可能会上瘾，需要慢慢撤药	高
短效苯二氮䓬类药物的剂量：剂量超过劳拉西洋（e mg）；奥沙西洋，60 mg；阿普唑仑，2 mg；替马西洋，15 mg；和三唑仑，0.25 mg	由于老年患者对本二氮䓬类药物的敏感性增加，小剂量可能是有效和安全的。每日总剂量应该不要超过该建议的最大值	高

（续表）

药物	关注点	严重程度（高或低）
长效氨氮草，利眠宁-阿米替林（Limbitrol），可利眠宁（Librax），地西泮、四氟硫安定、三氟甲安定和氯氮草盐	苯二氮草类催眠药在老年患者有极长的半衰期（长达数天）。不但产生长期镇静、跌倒和骨折的发生率也增加。	高
达舒平	在所有的抗心律失常药物中，这是最强效的负性心脏药物，因此可能在老年患者中诱发心力衰竭。这也是强效的抗胆碱能药物。老年患者应该使用其他抗心律失常的药物	高
地高辛（每日不应超过0.125 mg，治疗心房心律失常时除外）	肾清除率降低可能导致毒性风险增加	低
短效双嘧达莫，人工心脏瓣膜患者外不考虑长效双嘧达莫（长效双嘧达莫药物特性比短效药更适合老年人）	可能会引起直立性低血压	低
甲基多巴和双氢噻嗪甲基多巴	可能会引起心动过缓和加剧老年患者的抑郁	高
剂量大于0.2 mg的利舍平	可能诱发抑郁症、阳痿、镇静和直立性低血压	低
氯磺丙脲	老年患者半衰期延长，可能导致长期的低血糖。此外，它是唯一导致SIADH的口服降糖药	高
胃肠解痉药：双环维林、莨菪碱、丙胺太林、颠茄生物碱、可利咪啶-利眠宁（Librax）	胃肠道抗痉挛药是高效的抗胆碱能药，而且药效不确定。应该避免使用这些药物（特别是长期使用）	高
抗胆碱能和抗组胺药：双环维林、氯苯那敏、异丙嗪、安替根、曲吡那敏、右旋氯苯吡敏、苯海拉明	所有非处方和许多处方抗组胺药可能有强大的抗胆碱能特性。非抗胆碱能抗组胺药在老年患者治疗过敏反应时是首选	高
苯海拉明	可能会导致思维混乱和镇静。不应该被用于催眠，当用于治疗紧急过敏反应时，应尽可能使用最小的剂量	高

（续表）

药物	关注点	严重程度（高或低）
氢化麦角碱和安脉生	在研究的剂量范围内未证明其有效性	低
每日超过325 mg硫酸亚铁	剂量超过每日325 mg不显著增加吸收，但大大增加便秘的发生率	低
所有的巴比妥盐类（除了苯巴比妥），为了控制癫痫除外	高度上瘾，比大多数镇静和催眠药产生的不良反应更多	高
哌替啶	常用的剂量口服不能产生有效的镇痛，可能会导致混乱，不良反应比其麻醉药更多	高
噻氯匹定	在预防凝血方面未被证明比阿司匹林好，不良反应可能更多。已有更安全、更有效的其他药物选择	高
酮咯酸	应避免在老年人直接使用和长期使用，因为许多老年人对之存在无症状胃肠道疾病	高
安非他命和减肥药	这些药物可能导致依赖、高血压、心绞痛、心肌梗死	高
长期、全量服用长半衰期的非COX选择性的非甾体抗炎药：萘普生、奥沙普秦、吡罗昔康	有可能产生胃肠道出血、高血压、肾衰竭	高
氟西汀	长半衰期药物和引起过度的中枢神经系统刺激的风险、睡眠障碍，并增加焦虑。已有安全的替代品	高
长期使用刺激性泻药：比沙可啶、药鼠李等皮、蓖麻油制剂，同时服用阿片类镇痛药除外	可能加重肠功能障碍	高
胺碘酮	与Q-T间隔相关的问题和引发尖端扭转性室速的风险，老年人缺乏有效性	高
邻甲苯海明	与更安全的替代药物相比导致更多的镇静和抗胆碱能的不良反应	高

（续表）

药物	关注点	严重程度（高或低）
胍乙啶	可能会引起直立性低血压。存在安全的替代品	高
胍那那决尔	可能会引起直立性低血压	高
安脲生	缺乏有效性	低
异克舒令	缺乏有效性	低
呋喃妥英	潜在的肾脏损伤。有安全的替代品	高
多沙唑嗪	潜在的低血压、口干、泌尿问题	低
甲睾酮	潜在的前列腺肥大和心脏问题	高
甲硫哒嗪	潜在的更严重的中枢神经系统和锥体外系不良反应	高
美索达嗪	中枢神经系统和锥体外系不良反应	高
短效硝苯地平	可能引起低血压和便秘	高
可乐定	可能会引起直立性低血压，有安全的替代品	低
矿物油	呼吸系统不良反应，有安全的替代品	高
西咪替丁	中枢神经系统不良反应包括精神错乱	低
利尿酸	潜在高血压和液体失衡，有安全的替代品	低
干甲状腺片	对心脏有影响，有安全的替代品	高
安非他命	中枢神经系统刺激不良反应	高
雌激素（口服）	证据显示有导致癌症（乳腺癌和子宫内膜癌）的风险，对老年妇女无心脏保护效应	低

多卡因、芬太尼、瑞芬太尼、舒芬太尼）首关效应消除可能增加。同样，需要在肝脏活化的前体药物（如依那普利）生物活性也会降低。因为肝实质和血液灌注的减少，细胞色素 P450 介导的一期代谢反应（氧化、还原、水解）可能减弱。而二期代谢（葡萄苷酸化）基本上不受影响。

表 23-4　窄治疗指数药物

药物
地高辛
钙通道阻滞剂
抗心律失常药
三环类抗抑郁药
中枢性镇痛药
华法林
苯妥英钠
茶碱

肾脏质量随年龄增长下降了 25 % ~ 30%，肾血流量从 40 岁开始每年减少 1%。然而肾小球率过滤（GFR）随着年龄的增长下降可能不像此前认为的那样严重。但由于老年人肌肉减少，血清肌酐不能可靠地反应 GFR。对老年患者，使用 Cockroft-Gault 公式估计 GFR 时，患者的身体体质（如水肿、肥胖或恶病质）可能降低估计的准确性。最终无论由于衰老本身或并发症存在，GFR 低于正常水平都是 ADRs 的危险因素，尤其是水溶性药物。对于老年人，需要对大多数经肾脏排泄的低治疗指数的药物（地高辛、氨基糖苷类、锂等）进行剂量调整。

药物吸收和分布

如果没有胃黏膜萎缩或幽门螺旋杆菌感染，随年龄增加胃酸分泌仍保持稳定。可能会出现胃肠道通过和主动转运的减缓，然而临床未发现其具有重要性。

身体组成成分成成分随着年龄的增长出现变化：脂肪增加、体内总水量（TBW）减少、体重下降。因此，地西泮等亲脂性药物的分布可能增加、半衰期可能延长。

另一方面,因为体内总水量(TBW)减少,极性药物如地高辛的血浆浓度可能更高。这需要降低地高辛等药物的负荷剂量。

对于健康老年人,人血白蛋白浓度改变并不显著。然而,与年龄相关的潜在血浆蛋白的改变可能与临床上药物分布容积和治疗指数减小有关,如华法林。其他与蛋白高度结合的药物(如非甾体类抗炎药、双氯芬酸、索利那新)似乎没有受到影响。

药效学

一般来说,老年患者经常表现出对药物敏感或者耐受。引起药物疗效变化的原因主要有以下几种。

1. 受体结构改变(亲和力)。

2. 受体数量改变。

3. 受体下游第二信使改变。

4. 平衡机制受损。

对接受麻醉的老年外科患者来说,在所有的药效学年龄相关的变化中,那些有关心血管系统和中枢神经系统的变化似乎是最重要的。心率反应对异丙肾上腺素下降就是一个 β 肾上腺素能心血管反应改变的例子:相比之下似乎保持着对 α 肾上腺素能药物的反应。抗抑郁药的抗胆碱能效应的中枢敏感性增加,或者对有强抗胆碱能特性的药物如苯海拉明的中枢敏感性增加,是年龄相关的中枢神经系统反应的例子。

药物不良反应

在美国 ADRs 是引起患者死亡的六大主要原因之一,其发生率在过去 30 年都没有改变。在药物之间的相互作用中,第二种药物可能会改变第一种药物的吸收、分布或代谢,从而导致第一种药物血清浓度升高或降低,这可能是药物药代动力学相互作用的一个例子。肝细胞色素 P450 的同工酶是一个常见的药物相互作用点。表 23–5 和表 23–6 列出了临床相关的例子。相反,药效动力学的相互作用,发生在一种药物增强或降低另一种药物预期的或不需要的药效,如三环类抗抑郁药引起使用胆碱能抑制剂治疗阿尔兹海默病的患者认知功能下降。

表 23-5　通过肝细胞色素 P450 代谢的药物

酶		底物
CYP1A2	抗抑郁药	[a]盐酸阿米替林、a盐酸氯米帕明、a地昔帕明、a盐酸丙咪嗪
	抗精神病药	[a]氯氮平、 氟哌啶醇
	苯二氮䓬类	氯氮䓬、地西泮
	其他	咖啡因、普荼洛尔、盐酸他克林、[a]茶碱、aR华法林
CYP2C9	抗抑郁药	[a]盐酸阿米替林、a盐酸氯米帕明、[a]盐酸丙咪嗪
	其他	地西泮、洛沙坦、奥美拉唑、[a]苯妥英钠、[a]S华法林
CYP2C19	抗抑郁药	西酞普兰
	阿米替林	
CYP2D6	镇痛药	可乐定、羟考酮、氢可酮、芬太尼、哌替啶、美沙酮、硫酸吗啡
	抗心律失常药	氟卡尼乙酸、[a]美西律、[a]盐酸普罗帕酮
	抗抑郁药	盐酸氟西汀、马来酸氟戊肟胺、[a]羟基安非他酮、[a]盐酸帕罗西汀、盐酸曲唑酮、万拉法新、[a]三环类抗抑郁药
	抗精神病药	盐酸氯丙嗪、[a]氟哌啶醇、[a]奋乃静、[a]利醅酮、[a]盐酸硫代利哒
	β受体阻滞剂	富马酸比索洛尔、盐酸拉贝洛尔、吲哚洛尔、美托洛尔、马来酸噻吗洛尔、普荼洛尔
CYP344	镇痛药	对乙酰氨基酚、阿芬太尼、可待因、右美沙芬
	抗心律失常药	丙吡胺、盐酸利多卡因、奎尼丁
	抗惊厥药	[a]乙琥胺、[a]卡马西平
	抗抑郁药	[a]西酞普兰、去郁敏、奈法唑酮盐酸、盐酸舍曲林、曲唑酮
	抗真菌药	酮康唑、伊曲康唑
	抗组胺药	氯雷他定
	苯二氮䓬类	阿普唑仑、氯硝西泮,咪达唑仑、三唑仑

（续表）

酶		底物
	钙通道阻滞剂	氨氯地平、非洛地平、依拉地平、米贝地尔、盐酸维拉帕米
	化疗药	多柔比星、白消安、[a]盐酸阿霉素、依托泊苷、[a]紫杉醇、枸橼酸他莫昔芬、[a]硫酸长春碱、[a]硫酸长春新碱
	降胆固醇药	[a]阿托伐他汀钙、[a]氟伐他汀钠、[a]洛伐他汀、[a]普伐他汀钠、[a]辛伐他汀
	免疫抑制剂	他克莫司、环孢素
	大环内酯类抗生素	醋竹桃霉素、克拉霉素、红霉素
	激素	雌二醇、皮质醇、甲泼尼龙、泼尼松、睾酮
	其他	[a]利福平、[a]西沙必利、R-华法林

[a]具有低疗效与毒性比例；因此，与抗抑郁药联合可能抑制其代谢，需要严密监测服用或者避免合用。引自Cadieux R.J. Antidepressant drug interactions in the elderly. Postgrad Med. 1999;106:231-249. Postgraduate Medicine is a registered trademark of JTE Multimedia, LLC 1235 Westlakes Drive, Suite 320, Berywn, PA 19312 (610) 889-3730

表 23-6　细胞色素 P450 抑制剂

酶	抑制剂	
CYP1A2	抗生素	环丙沙星、克拉霉素、红霉素、左氧氟沙星、诺氟沙星
	抗抑郁药	西酞普兰、[a]盐酸氟西汀、[a]马来酸氟伏沙明、[a]米氮平、[a]盐酸帕罗西汀、[a]盐酸舍曲林
	其他	西咪替丁、西柚汁、酮康唑
CYP2C9	抗抑郁药	氟西汀、[a]氟伏沙明、[a]帕罗西汀、[a]舍曲林
	其他	盐酸胺碘酮、氯霉素、奥美拉唑、氟康唑
CYP2C19	抗抑郁药	氟西汀、氟伏沙明、[a]帕罗西汀、[a]舍曲林
	其他	氟康唑、奥美拉唑
CYP2D6	抗心律失常药	盐酸胺碘酮、普罗帕酮、奎尼丁

（续表）

酶	抑制剂	
	抗抑郁药	去甲西酞普兰、氯米帕明、[a]盐酸去郁敏、氟西汀、S诺氟西汀、[a]氟伏沙明、[a]米氮平、帕罗西汀、舍曲林、[a]文拉法辛
	抗精神病药	氟奋乃静、氟哌啶醇
	其他	西咪替丁
CYP3A4	抗心律失常药	胺碘酮
	抗生素	克拉霉素、红霉素、甲硝唑、诺氟沙星、醋竹桃霉素
	抗抑郁药	[a]盐酸氟西汀、氟伏沙明、[a]米氮平、奈法唑酮、[a]帕罗西汀、[a]舍曲林
	抗真菌药	氟康唑、酮康唑、伊曲康唑
	其他	葡萄柚汁、奎宁

[a]弱的抑制剂。引自Cadieux RJ. Antidepressant drug interactions in the elderly. Postgrad Med. 1999;106:231-249. Postgraduate Medicine is a registered trademark of JTE Multimedia, LLC 1235 Westlakes Drive, Suite 320, Berywn, PA 19312 (610) 889-3730

基因多态性

对遗传多态性知识的不断增加已经彻底改变了我们对药物治疗的理解,例如 β 阻滞反应性和选择性阿片类药物代谢。可想而知,基于其内在的代谢能力,在未来有可能识别出可能更容易出现多重用药ADRs 的患者。

研究表明, β2 肾上腺素受体单核苷酸多态性决定了 β 受体拮抗剂是否能有效地治疗心肌缺血。更重要的是,细胞色素 P450 代谢酶的基因多态性的数据也已经出现,而细胞色素 P450 代谢酶参与了40% ~ 50% 药物的代谢。CYP2D6 是其中的一种同工酶,这种酶的遗传多态性决定了慢代谢或是超快代谢。抗抑郁药就是通过这种酶代谢,例如曲马朵,作为 μ 受体的激动剂、SSRI 和 SNRI。帕罗西汀(抗抑郁药物)会抑制这种酶,对于那些有遗传慢代谢的人,可能出现曲马朵镇痛效果下降。相反,基因超快代谢的人服用正常剂量的曲马朵和可待因也可能出现阿片相关的不良反应。

这是一个处于发展中的领域,在未来潜在的基因可能会影响某些药物的选择。

慢性疾病老年患者围术期的考虑

预计到 2020 年,近 50% 的美国人(估计有 157 000 000 人)至少会患一种慢性疾病。这些人中,有一半又会患多种慢性疾病。根据涉及的器官系统通过主要诊断类别(major diagnostic category , MDC)的分组条件,可以确定 16 大组的疾病。使用这种分类,心血管疾病的患病率占 58%,接着是内分泌 / 代谢 / 营养(43%)、肌肉骨骼(25%)、眼(20%)、呼吸(15%)和精神(15%)疾病。出于研究的目的,尽管在每个组有几种不同的状况,也会当作一个组进行治疗。只在涉及另一个组的 MDC 时引用伴随疾病。这是基于这样一个前提,一个患者疾病状况在不止一种 MDC 里时,更可能去看多个不同专业的医师,从而增加了 ADRs 的风险。在上述的五种 MDC 中,有四种甚至更多状况的个人的比例接近 50%。以下部分将选择性回顾经常遇到的相关的药物相互作用。

心血管的药物

高血压、冠心病和充血性心力衰竭是 65 岁以上老年人经常合并的疾病。血管紧张素转换酶抑制剂(ACEIs)、血管紧张素 Ⅰ 受体拮抗剂(ARBs)、β 肾上腺素受体阻断剂、利尿剂和他汀类药物是老年人经常使用的药物。许多大型的临床试验已经发现在心力衰竭的治疗中联合使用这些药物是有益的。然而,这些药物组合使用和频繁使用也可能导致不良的相互作用。ACEI 类药物就是例子,这类药物会抑制缓激肽。这已经被证明与麻醉诱导时长和偶尔难治性低血压相关。这似乎与最近一次服药的时间部分有关,如果在麻醉诱导前 10 h 内服用过 ACELs/ARBs,或者如果患者伴随有利尿剂治疗,会明显增加术中出现低血压事件的概率。鉴于出现低血压的可能性,大多数作者认为 ACEL/ARB 应该术前 10 h 停用。另外,如果患者确实依赖这种药物,可以考虑术前减半量服用。

有些药物组合是不适宜的,如 ACEI 和螺内酯的组合可能会导致高血钾,程度取决于患者的肾功能和螺内酯的剂量。卡维地洛(一种非选择性 β 受体阻滞剂)、螺内酯(醛固酮拮抗剂)和 ACEL/ARB,都与诱导高血钾有关。建议这些药物联合使用时,应该定期监控血清钾水平,即使螺内酯的剂量低至 25 mg/d。

因为其药理特性和较小的治疗指数,地高辛是另一个经常与 ADR 相关的心血管药物,特别是联合了襻成噻嗪类利尿剂、β 受体阻滞剂、阿托伐他汀或者辛伐他汀。利尿剂导致的低钾血症或低镁血症可能增强心苷对钠/钾 ATP 酶的抑制性效应。使用 β 受体阻断剂可以抑制地高辛经 P 糖蛋白介导的转运,虽然还未确定可能的临床意义。这也被认为是他汀类药物可能增加地高辛浓度的理论机制。

抗心律失常药如胺碘酮、地尔硫䓬和维拉帕米是肝 P450 代谢酶的抑制剂,尤其是 CYP3A4。这些酶负责代谢他汀类药物。同时使用这两类的药物可能会增加肌肉毒性,增加横纹肌溶解的风险。

精神病药

随着年龄增长,使用治疗痴呆、抑郁症、精神病和帕金森病的药物机会增加。这些药物也有可能引起 ADRs。一些研究已表明,它们可能增加术后谵妄和精神错乱的风险。在引起谵妄的众多危险因素中,多重用药在围术期有必要进行干预。后面的章节(第二十四章和第二十五章)会综述一些相关的药物与药物及药物与疾病的相互作用。

抗抑郁药

三环类药物(TCAs)是自 20 世纪 50 年代开始用于治疗抑郁症的杂环类复合物。近来,三环类抗抑郁药的使用还延伸到神经病理性疼痛、创伤后应激障碍、纤维肌痛和戒烟。除了抗胆碱能作用可能会妨碍阿尔茨海默痴呆治疗外,其不良反应还包括增加心率、减慢心脏传导和直立性低血压。如果需要使用 TCA,应该选择抗胆碱能作用最弱的药物。谨慎的做法是从尽可能低的剂量开始治疗,然后在密切监测血压的情况下逐渐达到治疗效果。

老年手术患者经常给予抗抑郁药或抗精神病药(如氟哌啶醇和利培酮),这些药物可能延长 Q-T 间期。如果围术期患者使用这些药物,挥发性麻醉药如七氟醚或抗生素如红霉素会出现延长 Q-T 间期的不良反应。但这种相互作用的临床重要性还未确定。

单胺氧化酶抑制剂(MAOIs)通过抑制神经递质代谢酶从而增加例如 5-羟色胺、去甲肾上腺素和多巴胺等神经递质的水平达到缓解抑郁的作用。除了 MAO-A 可逆的选择性抑制剂甲氯苯酰胺,其他 MAOIs 起不可逆的抑制作用,因此效果可以持续 30 天,直到起效 2 周后新酶的产生。服用这类药物的患者对升压药敏感性增加,特别是间接拟交感作用的药物,如麻黄碱。最安全的情况是避免低血压出现,但如果需要治疗,选用起直接效应的 α_1 受体激动剂如苯肾上腺素最好。其他不能与 MAOIs 一起使用的药物包括哌替啶、选择性 5-羟色胺再摄取抑制剂(selective serotonin reuptake inhibitors, SSRIs)、选择性去甲肾上腺素再摄取抑制剂(selective norepinephrine reuptake inhibitors, SNRIs)。

哌替啶

哌替啶是具有抗胆碱能效应的阿片类药物,可能引起术后谵妄。抗胆碱能效应还会引起老年患者不能耐受的心动过速。此外,它的负性肌力作用会减少心输出量。对肾功能减退的老年患者,反复使用会引起哌替啶及其代谢产物去甲哌替啶在体内蓄积并可能导致癫痫发作。对在使用 MAOIs 的患者,使用哌替啶可能导致 5-羟色胺综合征。如果治疗术后寒战绝对必要,12.5 mg 单一剂量是可接受的。

SSRI 和 SNRIs

SSRI 抑制神经元对 5-羟色胺的摄取并提升情绪,这类药物没有抗胆碱能效应。然而,它们与其他抑制 5-羟色胺摄取的药物(如减肥药、MAOIs、曲马朵、曲普坦)联合使用可能会导致潜在的致命的 5-羟色胺综合征。这种综合征的特点是精神错乱、震颤、心动过速、高血压和出汗。

如果发生了 5- 羟色胺综合征,治疗方法包括停用相关药物、服用安替根阻断 5- 羟色胺生成、给予苯二氮䓬类治疗精神错乱和癫痫发作。

SNRIs（文拉法辛和度洛西汀）抑制去甲肾上腺素的吸收,从而改善抑郁症状或神经性疼痛。两种药物都与升高血压有关,应小心使用,特别是高血压控制不佳的患者,或者那些有严重左心室功能障碍的患者。

老年痴呆症

最近的研究表明,阿尔茨海默病（AD）患者可以通过使用胆碱酯酶抑制剂(卡巴拉汀、多奈哌齐)减轻认知功能下降。这些药物的一个严重不良反应是引起严重的心动过缓,也可能延长通过胆碱酯酶代谢的肌松药的作用。许多病例报告已经报道了这些作用,但其临床重要性还未被完全理解。这些患者的可考虑药物联合使用。如果与苯海拉明等抗胆碱能药物一起使用,胆碱酯酶抑制剂的益处可能会被抵消。

抗帕金森病药物

左旋多巴可以补充帕金森病患者丢失的多巴胺。因为半衰期短,通常联合卡比多巴使用以抑制其代谢,从而延长其效果。在围术期最好继续使用这些药物,避免身体僵硬度增加而干扰术中通气。在治疗围术期恶心或呕吐时应避免使用多巴胺拮抗剂,如甲氧氯普胺和吩噻嗪普鲁氯嗪。

老年人神经病理性疼痛(neuropathic pain , NP)

随着人口老龄化的趋势增加, NP 的发病率也在上升。糖尿病、脑卒中、脊柱退行性疾病和带状疱疹是导致 NP 常见的原因。治疗 NP 的常用药物,包括 TCAs、加巴喷丁类(加巴喷丁和普瑞巴林)和 SNRIs（度洛西汀、文拉法辛）。这些患者极可能合并有需要接受治疗的高血压或 CAD。因为多个不同方向专家参与治疗(如心脏病专家和慢性疼痛专家),出现 ADR 的概率很高。

老年患者治疗 NP 的心血管系统关注点

前面已经提到过 TCAs 的心血管效应(直立性低血压、减缓心脏传导、增加心率)。用于治疗 NP 的其他药物也有心血管系统的不良反应。SNRIs 可引起高血压和增加心律失常的风险。使用普瑞巴林停药时可能出现短暂性充血性心力衰竭。已经使用 ACEI 的患者再使用普瑞巴林出现血管性水肿的可能性增加。组胺释放阿片类药物如吗啡也可能导致老年人心血管不良反应。美沙酮可能会导致尖端扭转型室性心动过速,特别是存在低钾血症、结构性心脏病或遗传倾向的患者。建议医师掌握开始美沙酮治疗 1 个月内的患者心电图,尤其是如果剂量大于 100 mg/d 的情况下的关注。

肿瘤患者多重用药

如普通的老年患者一样,麻醉医师会遇到老年癌症患者常有多个并发症。这类人群使用有毒性的抗癌药物使得多重用药和发生 ADR 的风险加剧。作为治疗的一部分,可能会给予肿瘤患者一些最好避免使用的药物。一项研究发现,细胞色素 CYP3 代谢酶抑制剂西咪替丁可能会干扰紫杉烷的代谢。西咪替丁也会抑制美托洛尔、普萘洛尔和拉贝洛尔的代谢。同时服用西咪替丁和 β 受体阻滞剂,后者的浓度会增加并有潜在的血流动力学影响。另一方面,合并心血管疾病的老年患者经常使用的药物维拉帕米是 CYP3A 的底物,可能导致抗肿瘤药紫杉醇的毒性增加。

药物的相互作用引起的出血并发症

华法林经常导致与药品使用相关的住院治疗,最常见的原因是胃肠道出血。因为老年患者心血管疾病不断增加,与其他药物存在潜在的相互作用变得更加普遍。许多抗生素(如环丙沙星、克拉霉素、红霉素、甲硝唑、甲氧苄啶－磺胺甲噁唑)如果与华法林合用会增加出血的风险。可能机制包括抑制华法林的肝代谢。其他药物相互作用需考虑避免出血性事件发生的情况包括华法林与如下药物合用:西咪替丁、洛伐他汀、对乙酰氨基酚、阿司匹林、非甾体抗炎药或塞润榈。

总结

有效避免 ADR 是一个重要的医疗问题。多重用药不太可能避免。作为卫生保健专业人士,我们的责任是提高对存在问题的认识;教育医务人员和患者;努力开发一种万无一失的方法筛选潜在的药物之间不良的相互作用(表 23-7)。

表 23-7　老年患者应避免使用的药物

避免使用的药物	
阿片类	丙氧芬、曲马朵、美沙酮、哌替啶
苯二氮䓬类	长效苯二氮䓬类,如地西泮
抗抑郁药	三环类抗抑郁药、氟西汀
H2阻滞剂	西咪替丁可能抑制细胞色素CYP3代谢酶
NSAIDS	使用对乙酰氨基酚或cox -2抑制剂作为替代品

要点

- 65 岁以上老年人患心血管疾病、内分泌系统、中枢神经系统疾病的概率增加,通常需要由多位医师开具多种药物进行治疗。
- 多重用药定义为一次服用超过 5 种以上的药物,会增加 ADR 的可能性。
- 至少有 1/3 的老年人需要进行外科手术。
- 在围术期处理中,麻醉医师有机会审查患者服用的所有可能引起 ADR 的药物(处方药、OTC、草药)或减少接受手术和麻醉的患者的补充储备。最近使用的药物常参与 ADR。
- 如果患者在服用 ACEI / ACB,麻醉前给最后一次剂量不少于 10 h。
- 尽可能避免使用抗胆碱能属性的药物。如果需要也只能选用一种最弱的抗胆碱能属性的药物为宜。
- 当患者在服用不止一种属于细胞色素 P450 同工酶底物的药物

时，或者当患者必须使用已知抑制细胞色素同工酶的药物时，考虑调整每次给药的剂量，对意料之外的效果应保持警惕。

建 议 阅 读

1. Ament PW, Bertolino JG, Liszewski JL. Clinically significant drug interactions. Am Fam Physician. 2000; 61: 1745-1754.

2. Argoff CE. Clinical implications of opioid pharmacogenetics. Clin J Pain. 2010; 26: S16-S20.

3. Barnett, SR. Polypharmacy and perioperative medications in the elderly. Anesthesiol Clin. 2009; 27(3): 377-389.

4. Budnitz DS, Pollock DA, Weidenback KN, et al. National surveillance of emergency department visits for outpatients adverse drug events. JAMA. 2006; 296: 1858-1866.

5. Cadieux RJ. Antidepressant drug interactions in the elderly. Postgrad Med. 1999; 106: 231-249.

6. Carnahan RM, Lund BC, Perry PJ, et al. The concurrent use of anticholinergics and cholinesterase inhibitors; rare event or common practice? J Am Geriatr Soc. 2004; 52: 2082-2087.

7. Confere T, Sprung J, Kumar MM, et al. Angiotensin system inhibitors in a general surgical population. Anesth Analg. 2005; 100: 636-644.

8. de Abajo FJ, Garcia-Rodriguez LA. Risk of upper gastrointestinal track bleeding associated with selective serotonin reuptake inhibitors and venlafaxine, therapy: interaction with non-steroidal anti-inflammatory drugs and effect of acid-suppressing agents. Arch Gen Psychiatry. 2008; 65: 795-803.

9. Egger SS, Rätz Bravo AE, Hess L, et al. Age-related differences in the prevalance of potential drug-drug interactions in ambulatory dyslipidemic patients treated with statins. Drugs Aging. 2007; 24:429-40.

10. Fick DM, Cooper JW, Wade WE, Waller JL, Mc. Lean JR, Beers MH. Updating the Beers criteria for potentially inappropriate medication use in older adults. Arch Intern Med. 2003; 163: 2716-2724.

11. Heaver JF. Polypharmacy. In: Sieber, FE, ed. Geriatric anesthesia. The McGraw-Hill Companies, Inc; 2007: 163-172.

12. Haanpaa ML, Gourlay GK, Kent JL. Treatment considerations for patients with neuropathic pain, and other medical comorbidities. Mayo Clin Proc. 2010; 85: S15-S28.

13. Hayes BD, Klein-Schwartz W, Barrueto F. Polypharmacy and the geriatric patient. Clin Geriatr Med. 2007; 23: 371-390.

14. Inonye SK. Delirium in older persons. N Engl. J. Med. 2006; 354: 1157-1165.

15. Jaillon P, Simon T. Genetic polymorphism of beta-adrenergic receptors and mortality in ischemic heart disease. Therapie. 2007; 62:1-7.

16. Johnson EM, Whyte E, Mulsant BH, et al. Cardiovascular changes associated with venlafaxine in the treatment of late-life depression. Am J Geriatr Psychiatry. 2006; 14: 796-802.

17. Jones PM, Soderman RM. Intraoperative bradycardia in a patient with Alzheimer's disease treated with two cholinesterase inhibitors. Anaesthesia. 2007; 62: 109-204.

18. Kleinsasser A, Loeckinger A, Lindner KH et al. Reversing sevofluorane-associated Q–Tc prolon- gation by changing to propofol. Anesthesia. 2001; 56: 248-250.
19. Lyrica(Pregabalin)[package insert]. New York, NY: Pfizer; 2006.
20. Moitra V, Diaz G, Sladen RN. Monitoring hepatic function. In Fleisher LA, cons. ed: Anesthesiology Clin: monitoring. WB. Saunders Inc. 2006; 24: 857-880.
21. Pats MT, Costa-Lima B, Monette J, et al. Medications problems in older, newly diagnosed cancer patients in Canada; how common are they? Drugs Aging. 2009; 26(6): 519-536.
22. Qato DM, Alexander GC, Conti RM, et al. Use of prescription and over the counter medications and dietary supplements among older adults in the United States. JAMA. 2008; 300: 2867-78.
23. SFINX drug interactions. http: //www. terveysportti. fi/sfinx/.
24. Shi S, Morihe K, Klotz U. The clinical implications of ageing for rational drug therapy. Eur J Clin Pharmacol. 2008; 64: 183-199.
25. Sokol KC, Knudsen JF, Li MM. Polypharmacy in older oncology patients and the need for an interdisciplinary approach to side effect management. J Clin Pharm Ther. 2007; 32: 169-175.
26. Stefanacci RC, Cavallaro E, Beers MH, et al. Developing explicit positive Beers criteria for pre- ferred central nervous system medications in older adults. Consult Pharm. 2009; 24: 601-610.
27. Steinman MA, Landfeld CS, Rosenthal GE, et al. Polipharmacy and prescribing quality in older people. J Am Geriatr Soc. 2006; 54: 1516-1523.

（拉莱 · E. 奥代孔）

第二十四章

痴呆症和神经系统综合征:阿尔茨海默病、血管性痴呆与帕金森病的区别

综述

年龄相关的神经系统疾病是影响术后功能恢复的重要决定因素。老年人的神经疾病包括多种不同情况,如阿尔茨海默病、帕金森病性痴呆、脑血管疾病以及其他系统疾病引起的神经系统病变。痴呆症的常见表现是认知功能减退和对功能恢复的二次损伤。包括手术和麻醉在内的任何应激因素都可能引起患者认知和功能方面的急剧下降。

识别预先存在的神经功能障碍并于手术和麻醉前确定患者基线状态是非常重要的。对于区分术前即存在的疾病和麻醉后出现的新问题,正确的术前检查不仅可以降低鉴别难度,而且减少了不必要的化验和检查。另外,帕金森病等一些神经系统疾病可能需要特殊处理。此外,某些并发症可影响患者短期及长期的功能恢复,而神经系统疾病则可能增加这些并发症的发病风险。取得术后最佳的功能恢复需要认知健康和身体健康的相互作用,并且,全面的功能恢复需要认知健康和身体健康均达到最佳状态。

痴呆症是最常见的年龄相关性神经系统疾病。西方人群的痴呆症患病率将会增加并会持续增长。越来越多的人认为痴呆症是引起术后预后不良和并发症发病的重要因素。因此,对于此类人群,认识痴呆症及其对麻醉的影响是减少并发症发病率、降低功能损伤的第一步。

病史

对所有老年患者的常规术前问诊都应回顾是否存在常见的神经系统症状。对于老年体弱患者和已知存在神经系统疾病者，应直接询问是否存在运动无力、感觉改变、肢体麻木、视觉缺陷或失明，以及听力丧失等症状。深入问诊应追问是否存在其他缺陷。常见重要发现包括帕金森病或脑血管疾病患者存在的吞咽困难，以及患者功能受限的程度（包括其步态、自理程度、卫生情况和典型活动水平）。

通常，怀疑患者存在年龄相关的神经系统疾病时，应额外获取简要的神经系统病史——应包括所有以前的诊断结果和持续时间。对于已存在的缺陷应注意其性质是呈渐进性发展，还是反复发作的。

症状加重及任何已知病因等细节都非常重要，例如帕金森病患者的"关闭"症状，可帮助判断疾病的严重程度及术后的可能情况。检查当前神经系统用药、以往用药的反应和决定手术当天需要使用哪些药物，都是病史的重要组成部分。

痴呆症并不是单纯的记忆受损。《精神疾病的诊断和统计手册》（*Diagnostic and Statistical Manual of Mental Disorders*, DSM-IV）对痴呆症的定义包括与既往基线相比的记忆缺陷、其他认知缺陷，以及社会功能或职业功能障碍。如患者没有功能障碍，其缺陷则描述为轻度认知功能障碍。如表24-1所示列出了适用于这一定义的痴呆症标准。

表 24-1　痴呆症的标准

痴呆症标准
多重认知功能障碍： 　　记忆障碍（无论是新发症状还是既往存在） 　　下列认知障碍之一： 　　　　1. 失语（语言障碍） 　　　　2. 失用症（熟练运动技能障碍，而运动功能完整） 　　　　3. 失认症（感觉功能完整而识别熟悉物体障碍） 　　　　4. 执行功能障碍（计划、发起、组织、排序或抽象功能障碍） 　　　　社会功能或职业功能障碍

由于麻醉医师术前访视比较短暂，必须对患者的认知状态做出高效的评估。访视时出现的一些线索提示需要进一步深入问诊或进行简

单的床旁检查。如表 24-2 所示列出了痴呆症的早期迹象。

对痴呆症的识别需要注意患者和家庭成员提供的病史中的细微问题。认知功能障碍通常发病隐匿，患者可在其监护人未能察觉的情况下发展为严重的功能障碍。中度至重度认知功能障碍的患者可在其熟悉的生活环境中表现为良好的功能状态，然而，这类患者无法适应应激环境，从而在术后或在医院期间出现失代偿状态。因此，为发现痴呆症症状而进行病史询问时，应考虑到患者及其家属有很大可能性会做出否定回答。疾病感缺失症（anosognosia）是指对个人的疾病缺乏察觉的病理状态，常见于痴呆症患者。这部分患者在无法按预期完成简单任务或测试时，可能会由此而造成愤怒或沮丧。对这部分患者做出痴呆症的最终诊断需基于特定的相关体征和症状的累积，而不仅仅是单纯做出认知功能下降的判断。

表 24-2　痴呆症的先兆和早期症状

先兆/症状	举例
健忘	通常表现为对近期掌握的名称、约定、活动目的、对话要点以及已完成的任务或事情的短期记忆缺失。可能重复提问或要求。健忘的程度开始影响日常活动和职责。
定向障碍	关于确切日期、约会或地点等情节混乱
日常活动障碍	完成日常任务困难，如做饭、使用家用电器、清洁及保持卫生（如洗澡、如厕、刷牙）
语言障碍	选择和使用单词越发困难。句子变得简单或支离破碎。
识别障碍	记忆或识别熟悉的面孔、对象、声音和位置的能力降低
抽象思维受损	想清楚问题、讨论复杂问题及理解问题间逻辑的能力降低，或无法完全理解曾经掌握的事物
判断力受损	组织、计划能力受损，在几种可能性中做出适当决定或选择的能力受损。行为方式跟从前相比是不正常的或不适当的。
情绪或行为改变	更加易怒、情绪失控、辱骂或语言不当，对特定活动失去兴趣、冷漠态度。
性格改变	细微的变化包括越来越不合群、更以自我为中心、多疑、恐惧，被别人打扰以及对日常压力的反应不合情理。

改编自 Agronin M. E. 编写的 *Alzheimer disease and other dementias: a practical guide* 第二版中表 2-1

检查

对患者一般状态的第一印象是麻醉医师进行神经系统检查的重要组成部分之一。可分为清醒、警觉和定向、清晰连贯,以及衣冠不整、烦躁、困惑、含糊不清,甚至反应迟钝或昏迷。这一总体印象有助于新出现的神经系统病变和基础情况的鉴别,因此,对麻醉后和手术后期间至关重要。总体印象应包括对注意力、言语和思想内容的评估,这些初步评估的结果可能提示所需要的进一步检查。

病史或检查结果提示可疑疾病时,需进行运动系统检查,以快速识别并量化所有病灶。对有卒中史的患者应进行面部肌肉评估。需注意患者是否存在四肢无力,因为神经肌肉阻滞的抽搐监视器不应放置于运动障碍部位,否则可能造成对阻滞情况的低估。

手术体位需求可能会需要对患者进行其他神经系统检查。详细的感官检查通常是没有必要的,除非预先存在的缺陷可能会与因体位或局部操作造成的新发障碍混淆。体弱或卧床的老年患者还会存在挛缩和不动的情况。如检查到挛缩,应在唤醒患者的情况下对运动安全范围进行评估,安全的考虑要优先于体位需求。气道检查应包括对颈神经根/脊髓的评估,或检查颈部不稳定的风险。脊髓损伤患者应检查损伤平面,因为 T6 以上水平的脊髓损伤会增加自主神经异常反射的风险。

如怀疑患者存在老年痴呆症,进行简单的筛选试验就可能确定诊断。简易智能精神状态检查量表(mini-mental status examination, MMSE)是常用的老年痴呆症的筛选工具。时间允许时应进行完整的 MMSE 检查,然而,对于术前麻醉评估来说,有针对性地选择部分检查指标即可满足需求,并且更加高效。例如,缩略检查方式可单独或同时进行延迟回忆三个单词或画钟试验。这是一种有效而实际的检查方式。MMSE 如表 24-3 所示。老年痴呆症的类型如表 24-4 所示。

老年痴呆症的确诊需要正式的神经精神系统检查,老年痴呆症的分型需基于正式的检查和神经影像学检查结果。这种检查显然超出了术前评估的范畴。老年痴呆症的分型通常被认为是一个初步诊断,因为,举例来说,最常见的痴呆症——阿尔茨海默病的诊断金标准需依靠尸检病理学检查。

神经系统检查的特定症状和结果可能提示特定的老年痴呆症亚型,例如,锥体外系症状常是不证自明的,可能提示药物不良反应引起的帕金森综合征、帕金森病或核上性延髓麻痹等其他较罕见疾病。真正帕金森病的震颤在患者休息时最明显,常常涉及患者的手、嘴和头部,其典型表现被描述为手指"搓丸样震颤",震颤频率为 4~6 次 /s。帕金森症状包括运动迟缓和肌肉强直。典型的帕金森表现包括肌强直引起的"面具脸"、肘部被动运动时肱二头肌"齿轮样强直"以及"慌张步态"。遇到有帕金森症状的患者,麻醉医师应着眼于其病史中的某些元素,例如,既往呼吸系统事件、体位性低血压、吞咽困难,以及任何误吸事件。这类患者可对阿片类药物非常敏感,并常会出现血压不稳定。

表 24-3　床旁神经精神检查

	床旁神经精神检查
记忆	瞬时记忆：重复三个对象（MMSE） 短时记忆：回忆三个对象（MMSE） 长时记忆：回忆过去事件
失语	理解能力：能够遵循简单的指令（MMSE和CDT） 表达能力：重复单词"no ifs, ands, or buts"（MMSE） 　听出漏读或错读的单词，或听出无意义的单词 命名（命名障碍）：请患者识别常见物体（MMSE）
失用	结构性失用：复制MMSE测试中的五边形、CDT测试中的钟表表盘 　或简单物体（十字架或钥匙的轮廓） 观念（意念）运动性失用：演示如何梳头、刷牙或钉钉子
失认	面孔失认症：识别熟悉面孔（如家庭成员）的能力受损 实体感觉缺失：通过触觉识别熟悉物体的能力受损 手指失认症（身体部位失认症）：请患者通过触摸识别是哪根手指 　的能力受损
执行功能	画钟试验的计划和分步能力（CDT） 再现测试者在其手指上轻拍的节奏的能力 用同一只手模仿以下步骤的能力：（a）用手掌拍桌子，（b）松拳 　并用手的一侧拍桌子，（c）用手掌拍桌子
功能	与ADLs相比，工具性日常生活活动功能（Instrumental activities of 　daily living, IADLs）需要更高的认知功能并且对躯体因素依赖较 　少。四项IADL评分为：询问监护人患者在以下方面是否需要帮 　助：（a）资金管理，（b）药物管理，（c）电话的使用，（d） 　旅行。可疑痴呆症患者需要帮助的需求增加

表 24-4　神经系统检查结果和相关的老年痴呆症类型

神经系统检查结果	相关的痴呆类型
锥体外系症状	路易体痴呆，皮质下痴呆
步态障碍	正常压力脑积水，血管性痴呆，帕金森病，皮质下痴呆，路易体痴呆，酒精性痴呆，三期梅毒，多系统萎缩症，多发性硬化
偏瘫	大血管梗死引起的血管性痴呆
额叶放电征	额叶性痴呆，其他痴呆的晚期阶段
肌阵挛	HIV相关性痴呆，克雅病，尿毒症性脑病，晚期阿尔茨海默病
周围神经病变	维生素B_{12}缺乏症，甲状腺功能减退，酒精性痴呆，重金属中毒，尿毒症性脑病，HIV相关性痴呆
凝视麻痹	进行性核上性麻痹，脑干肿瘤
假性球麻痹（非自愿情感表达）	HIV相关性痴呆，进行性核上性麻痹，血管性痴呆，多发性硬化，肌萎缩性侧索硬化症，帕金森病
局灶性体征	脑损伤，血管性痴呆，多发性硬化，皮质基底节变性

应区分帕金森运动和异动症/运动障碍,后者是指大幅度异常不自主肌肉运动。运动障碍可以看作是抗帕金森氏疗法的不良反应。其运动通常是中枢神经系统药物浓度达到峰值时出现的"剂峰效应"。运动障碍可成为帕金森病对症治疗的限制因素,需缩短用药间隔以维持药物浓度保持在一个很窄的治疗窗内。其他不相关的锥体外系症状包括威胁生命的肌张力障碍、抗精神病药物引发的迟发性运动障碍,以及不宁腿综合征。这些不自主运动可能会影响麻醉药物的选择,特别是在手术需要患者静止的情况下。

检查:急性谵妄与痴呆症

与痴呆症相反,谵妄的特点是注意力不集中和意识障碍。谵妄的可能原因有多种,痴呆症是术后谵妄的危险因素。疼痛是引起谵妄的主要因素,然而,晚期痴呆症或神经系统疾病(如既往脑血管意外)会损伤患者的沟通能力,对这类患者进行疼痛评估非常困难。急性酒精中毒或戒断综合征虽不常见，但也应被列入造成老年患者谵妄的原因之一。甲状腺功能减退、低钠血症、高钙血症，以及尿毒症是可逆性认知功能障碍的代谢性病因。如怀疑患者存在可逆性认知功能障碍，应检查是否存在这类代谢性病因。此外，还应考虑的情况包括低氧患者出现的躁动，以及高二氧化碳患者出现的进行性嗜睡。

神经退行性疾病患者的全麻管理

术前用药

已存在神经系统疾病的患者通常对镇静药和阿片类药物反应敏感。应谨慎评估有严重神经系统疾病的患者是否需要术前镇静，并且应减少抗焦虑药咪达唑仑的剂量，谨慎滴定给药。低剂量丙泊酚输注是较好的程序镇静方式。应避免使用有抗胆碱能效应的镇静药，如东莨菪碱和苯海拉明，且这类药物已证实会导致谵妄。

应对疼痛进行适当处理，别保留阿片类药物的使用。疼痛是出现谵妄的主要因素之一，如无特定禁忌证存在，应提倡使用非阿片类镇痛药和区域麻醉镇痛。

吞咽困难是痴呆症和神经系统受损患者的常见症状，会增加误吸风险。痴呆症伴发帕金森病、假性球麻痹、既往脑血管意外的患者尤其容易出现吞咽困难。这部分人群的吞咽困难可能在术前不会发现，除非麻醉医师根据其卒中、构音困难或认知障碍严重程度高度怀疑吞咽困难存在。慢性误吸容易漏诊，建议实施麻醉前对患者进行仔细的肺部检查。术前用药可适当给予质子泵抑制剂，如镇静状态很轻可使用非质子泵抑制剂的抗酸药。甲氧氯普胺是一种多巴胺能拮抗剂，明确禁用于帕金森病患者。

围术期保证帕金森患者持续常规用药是非常重要的，需要时对常规剂量进行最少的中断。多巴胺激动剂对晚期帕金森患者的治疗面很窄，这类患者需频繁用药。未给予左旋多巴的帕金森患者发生肺部并发症的风险极高。

术中处理

神经退行性疾病患者最佳管理的关键在于避免已知并发症或神经系统症状加重。理想的麻醉药应持续时间短、不良反应最小。目前没有证据说明单独用药和联合用药哪种更好,可能使用的药物种类越少越好,并尽量使用短效药物。某些患者更适于使用区域麻醉,可减少全麻药的使用。区域麻醉并不能消除老年患者术后认知功能障碍或谵妄的风险。但是,区域麻醉可以缩短患者术后恢复时间,对选定手术可术后早日恢复患者口服抗帕金森药物。对将实施区域麻醉的患者,须认真记录其已存在的神经系统障碍,避免与潜在的术后损伤混淆。

术后处理

术后需关注的问题主要是促使患者迅速恢复最佳功能状态。由于疼痛是谵妄和功能损伤的重要因素,需对术后疼痛进行积极处理。鼓励患者早期活动,总的来说,神经系统疾病和痴呆症患者出现术后并发症的风险更高,这在帕金森病和阿尔茨海默病患者中已得到证实。

行为紧急情况

痴呆症患者在围术期可能会频繁出现行为问题。当发生行为紧急情况时,应以非药物手段干预为起始,进行多重模式干预。术前或在恢复室期间,早期引入家人帮助对出现行为问题的患者有利。家人有助于减轻患者恐惧,帮助引导患者适应当前环境,还可帮助发现患者有哪些未被满足的需求。

如痴呆或谵妄患者非常吵闹或反复喊叫、出现破坏性行为,应注意是否存在未被满足的需求。第一步始终是确保足够的氧供和灌注量。在恢复室期间,谵妄常见的非生命威胁性原因包括疼痛、尿潴留、定向力障碍、睡眠剥夺,以及与日常监护者隔离。改善环境、正强化和不断安慰患者可帮助减少不良行为。安静舒适的环境有助于平静躁动而有攻击性的患者。条件允许时,重新建立正常的昼夜周期对定向力障碍患者有所帮助。另外,尽量减少睡眠中断是非常重要的。一些简单的干预措施,例如,返还眼镜和助听器,提供时钟和日历,使患者可看到窗外,见到家人或照片等都是很有帮助的。

躁动患者最好由擅长安慰的护理者管理。偏执是痴呆症患者的常见症状,可能需要由非对抗性的、能对患者的恐惧表示感同身受的护理者管理。如患者开始恶语伤人,还必须对其护理人员进行支持和鼓励。危险行为或人身攻击行为必须立即处理,以保护工作人员和患者本身的安全。

没有明确的精神疾病诊断即可对恢复室内危险躁动患者实施药物治疗,以保证患者及工作人员的安全。在确保患者的基本需求得到满足的前提下,药物治疗有利于躁动程度较轻的患者。给予任何镇静药之前,常规术后监测必须排除缺氧可能。对老年患者的鉴别诊断应包括酒精戒断综合征,尤其是患者在手术前已经住院一段时间。酒精摄入问题在术前访视中常被忽视或未予记录。

尽管劳拉西泮常作为年轻躁动患者的一线用药,对老年患者则优选非典型的抗精神病药物。表 24–5 和表 24–6 分别列出了治疗痴呆症患者行为紧急情况的首选药物和剂量、治疗痴呆症患者躁动或精神疾病的药物和剂量。某些抑郁症患者也可表现为躁动,对这类患者最适当的治疗是给予选择性 5– 羟色胺再摄取抑制剂(selective serotonin reuptake inhibitor, SSRI)。由于三环类抗抑郁药有抗胆碱能效应,不应用于痴呆症患者的治疗。

表 24–5　行为紧急情况的治疗

药物	肌内注射/静脉注射	口服	重复剂量
奥氮平	5 ~ 10 mg	5 ~ 20 mg	2~4h后重复,最大剂量40 mg/d严重的体位性低血压
氟哌啶醇	2 ~ 10 mg	5 ~ 10 mg	每20 ~ 30 min重复给药,每6 h给予最大剂量的25%监测心电图和QT间期出现更多的锥体外系症状
利培酮	–	1 ~ 3 mg,每天2次	
喹硫平	–	12.5 ~ 50 mg,睡前服	
劳拉西泮	0.5–3 mg	1 ~ 3 mg	更利于治疗攻击性行为。苯二氮䓬类可能不利于痴呆症患者。

表 24-6　痴呆症患者的躁动

药物	服用剂量
奥氮平	1.25~5 mg/d，口服
利培酮	0.25~1 mg/d，口服
氟哌啶醇	0.25~0.5 mg/d，或2次/d，口服

如患者曾被诊断为路易体痴呆,使用氟哌啶醇等抗精神病药物可能造成威胁生命的肌张力障碍。非典型抗精神病药物可能不良反应较轻,可小剂量应用。路易体痴呆患者的躁动首选乙酰胆碱酯酶抑制剂,虽然这类药的效能较差。其他的躁动患者推荐治疗包括抗惊厥药、美金刚、褪黑素。

痴呆症的分型

阿尔茨海默病

阿尔茨海默病的病因学

阿尔茨海默病(Alzheimer's disease, AD)是老年患者最常见的痴呆症,占所有痴呆症病因的 50%~60%,其患病率随年龄增长。阿尔茨海默病痴呆累及 65 岁以上人群的 5%、85 岁以上人群的 50%。年龄是其痴呆症最重要的危险因素。

AD 的危险因素包括年龄、低教育水平、绝经期后女性、有 AD 家族史以及相关的载脂蛋白基因型。载脂蛋白与三酰甘油和胆固醇装配组成低密度脂蛋白(very low-density lipoprotein, VLDL),在血液中运输脂质。ApoE ε4 等位基因与 AD 的发病相关,但并不是因果关系。携带单个、2 个 ApoE ε4 等位基因的患者其 AD 发病风险分别为非携带者的 4 倍、19 倍。

AD 的诊断需基于病理学检查,可以是尸检或活检。通过专业的临床检查、影像学检查和神经精神系统测试,可以可靠鉴别痴呆症的类型、诊断可疑 AD。由于 AD 的典型病理改变可能与其他痴呆症共存,其诊断也会有所重叠。

AD 患者的病理改变包括脑组织内细胞外淀粉样蛋白变性沉积斑、细胞内神经元纤维缠结。淀粉样蛋白沉积被认为是 AD 的标志性改变,而神经元纤维性缠结也可见于其他疾病。淀粉样蛋白是细胞代谢的副产物,可由突触小泡的运输和神经递质的释放过程产生。淀粉样蛋白源于淀粉样前体蛋白分解,后者的具体功能尚不明确。这些蛋白分解产物中最常见的是 Aβ-40,是一种相对无毒的产物。另外一种较少见的产物是 Aβ-42,与 AD 疾病的进展密切相关。正常的神经细胞代谢包括这些多肽链在整个生命周期中的更新,其毒性转化和沉积障碍的原因尚不明确。

Aβ-42 的毒性在形成寡聚物后出现(尤其是二聚体和三聚体)。现认为 Aβ-42 的寡聚物可以使脂质膜上产生假性孔隙、改变离子通道的蛋白质活性,以及引起氧化应激和线粒体损伤。沉积斑形成这一病理改变可能实际上是一种保护机制,因为淀粉样蛋白聚合并沉积为 β-折叠结构后其毒性降低。

神经元纤维缠结常见于一类被称为 Tau 蛋白突变的神经退行性疾病。Tau 蛋白是一种含量丰富的可溶性蛋白,具有稳定轴突运输中涉及的微管结构的作用。AD 患者的 tau 蛋白正常,然而随着病程进展 tau 蛋白过度磷酸化、失去可溶性。这与帕金森病性痴呆和额颞叶痴呆不同,这两种疾病表现为 tau 蛋白变异。AD 患者的不可溶性 tau 形成丝状结构,进而形成细胞内沉积。神经元缺失与神经元纤维缠结的数量不成比例,因此,神经元纤维缠结可能是疾病的主要发病机制。异常 tau 蛋白可在脑脊液中检出,部分初期 AD 患者有痴呆前期症状(称为轻度认知功能障碍),脑脊液中异常 tau 蛋白可作为这部分人群的生物标记物。

AD 的进展与钙稳态异常有关。淀粉样蛋白可诱导钙内流,还会出现内质网钙库枯竭。神经元兴奋性增高,可能出现兴奋性毒性。随着疾病进展出现突触丧失,突触丧失的程度与痴呆严重程度相关。

阿尔茨海默病的治疗

目前尚没有治愈阿尔茨海默病的办法:AD 是持续进行性痴呆症,有人甚至认为 AD 本身就是一种晚期状态。一些研究表明,胆碱酯酶抑制剂治疗可暂时减慢甚至稍稍逆转 AD 病情恶化的速度。然而,在治疗 12 个月后,其病情还是会持续进展,但会比未经治疗者进展速度慢。治疗可使患者保持更长的自理时间、推迟住院需求、减轻家属负担。

辅助治疗指南里包括非药物疗法,如精神刺激法(社会团体互动等)、记忆训练课程、音乐疗法或宠物疗法。保证足够的营养、常规补充维生素、最小化血管事件危险因素以及最小化跌倒和头部受伤风险等,可将病情的进一步恶化程度降到最低。

AD 的药物治疗着眼于矫正胆碱能耗竭状态。乙酰胆碱酯酶抑制剂是早期 AD 患者的起始治疗(表 24-7)。多奈哌齐、利斯的明和加兰他敏均可增加突触的乙酰胆碱浓度,并具有相似的效能。利斯的明也对帕金森相关性痴呆有效。胆碱酯酶抑制剂的常见不良反应包括增加胃酸分泌、增加支气管分泌以及心动过缓,有肺部疾病或活动性消化性溃疡病的患者需谨慎使用。胆碱酯酶抑制剂的引入需缓慢,观察数周到数月,对于有活动性消化性溃疡病、活动性肺部疾病或有症状的心动过缓患者,可能需要停止用药或减少剂量。经过第一年的治疗,一般认知功能下降可有所恢复。只要治疗还可以降低认知功能下降的速度,那么即使出现药物耐受也应持续使用胆碱酯酶抑制剂。

美金刚是谷氨酸(NMDA)受体拮抗剂,对受体的亲和性低。给予美金刚后,神经传递仍然存在而钙流量减少,其兴奋性毒性的风险较低。美金刚常与胆碱酯酶抑制剂联合使用,作用机制与胆碱酯酶抑制剂不同,两种药物具有叠加作用。疾病早期,在逐步增高胆碱酯酶抑制剂剂量后,加入美金刚治疗。疾病晚期,药物的使用顺序相反,美金刚成为治疗的一线用药,而胆碱酯酶抑制剂则随后使用。美金刚的常见不良反应包括镇静、意识模糊、头疼和便秘。

表 24-7 药物的注意事项

类型	药品及作用
抗胆碱能药	阿托品、东莨菪碱、莨菪碱、苯扎托品、双环胺、苯海拉明和三环类抗抑郁药,可加重痴呆、引起谵妄
抗组胺药	镇静作用
抗多巴胺能药	甲氧氯普胺、苯丁酮类、吩噻嗪类,可加剧帕金森症状
抗精神病药	路易体痴呆引起严重肌张力障碍
阿片类药	帕金森病患者可出现肌强直

类型	药品及作用
抗帕金森药	药物中断可加重症状，左旋多巴可加剧氯胺酮对交感神经的作用
单胺氧化酶抑制剂的相互作用	司来吉兰（MAOI-B）与哌替啶相互作用。躁动、肌强直、多汗和高热
体位性低血压	三环类抗抑郁药，溴隐亭，左旋多巴

阿尔茨海默病患者的麻醉管理

　　阿尔茨海默病患者的应考虑到，麻醉可能造成患者认知功能恢复的反向发展、患者出现术后认知功能障碍（postoperative cognitive impairment, POCD）的风险更高。AD 患者出现 POCD 和谵妄的风险很高。不用全麻而选择椎管麻醉并不一定会消除这一风险。AD 患者长期使用胆碱酯酶抑制剂以增加中枢乙酰胆碱水平、减少记忆和注意力的下降。胆碱酯酶抑制剂还可抑制血清中的丁酰胆碱酯酶，这会造成罕见的琥珀胆碱过度敏感，以及药物阻滞时间延长。有文章描述这些药物可造成心动过缓，但这种情况并不常见。

　　AD 患者存在中枢系统胆碱能耗竭状态，避免使用抗胆碱能药物以及具有抗胆碱能不良反应的药物是非常重要的。阿托品和东莨菪碱是叔胺，可通过血脑屏障引起严重的谵妄。需使用抗胆碱能药物时，优选格隆溴铵，因季胺不能通过血脑屏障。其他具有显著抗胆碱能不良反应的药物包括异丙嗪、苯海拉明和三环类抗抑郁药。避免多重用药可消除不必要的用药风险和药物间相互作用，因而可能有助于减少药物不良反应风险。一般来说，应考虑减少镇静药（特别是苯二氮䓬类）的剂量，以避免过度术后镇静。良好的术后镇痛有助于降低谵妄风险。需要时应使用短效麻醉药，使患者恢复正常活动，进而帮助患者再适应过程、加快恢复家庭用药。

血管性痴呆

　　血管性痴呆是痴呆症的第二常见类型。20% ~ 30% 的卒中后人群会在 3 个月内出现痴呆。在美国，血管性痴呆每年新发病例 125 000 例，阿尔茨海默病痴呆则每年新发病例 360 000 例。90 岁人群与 60 岁相比，血管性痴呆的发病率增加 200 倍。

　　血管性痴呆和阿尔茨海默病痴呆之间具有很大的重叠,因为两种疾病均与年龄相关,并且一些患者可同时具有两种疾病的临床表现。血管性痴呆的症状因受累大脑区域不同而具有高度变异性。与阿尔茨海默病相比,额叶去抑制更常见于血管性痴呆,而口述长时记忆缺失较轻。血管性痴呆的危险因素与一般血管疾病相同:动脉粥样硬化、高血压、高脂血症、糖尿病和吸烟。脑卒中后痴呆症的发病风险与吸烟的严重程度相关。预后差的相关因素包括左侧(优势半球)脑卒中,梗死范围超过 $50 \sim 100 \ cm^3$,吞咽困难、步态障碍和尿失禁等脑卒中症状,以及癫痫发作和肺炎等脑卒中并发症。

　　血管性痴呆的治疗包括尽量避免卒中复发。可能需使用乙酰胆碱酯酶抑制剂,以增强胆碱能功能、改善患者功能。麻醉管理与其他类型痴呆症相同。需避免抗胆碱能药物,尽量早期恢复功能(表 24-8)。

表 24-8　　内科疾病引起的痴呆症

病因	可能表现
药物作用	阿托品, 苯扎托品, 双环维林, 莨菪碱, 东莨菪碱, 丙戊酸盐(divalproate), 卡马西平, 苯妥英, 氯丙嗪, 硫利达嗪, 硫唑嘌呤, 可乐定, 洋地黄, 双硫仑, 锂, 苯二氮䓬类, 巴比妥类, 三环类抗抑郁药
酒精	营养不良, 虚构症
维生素缺乏症	维生素B_1, 烟酸, 维生素B_{12}, 叶酸
中毒	汞, 铅, 锰, 砷, 威尔逊病, 有机磷
感染性疾病	任何严重感染都可能导致退化, 常见的有泌尿道感染(UTI)和中枢神经系统感染——可源自牙脓肿、窦道脓肿和心脏赘生物。还需考虑细菌性脑膜炎、脓肿、病毒性脑炎、HIV相关性痴呆综合征、螺旋体、真菌感染、寄生虫感染、朊病毒病, 以及感染后炎症
肿瘤	局灶性神经系统体征, 脑膜瘤也可无局灶性体征, 化疗后可出现脱髓鞘, 放疗可导致认知功能下降
边缘叶脑炎	与小细胞肺癌或霍奇金病相关的记忆和精神改变
正常压力脑积水	步态障碍, 尿失禁, 嗜睡
肾功能衰竭	尿毒症, BUN > 60, 扑翼样震颤, 头疼, 乏力, 嗜睡

（续表）

病因	可能表现
肝功能衰竭	酒精性肝硬化，慢性肝炎，症状包括意识模糊、扑翼样震颤、共济失调和反射亢进，口服新霉素或乳果糖治疗中断会加重病情
内分泌失调	甲状腺功能减退，甲状旁腺功能亢进，库欣综合征，糖尿病
自身免疫病	系统性红斑狼疮（75%有中枢神经系统受累），多发性硬化（30%最终出现认知功能障碍）

帕金森病性痴呆

帕金森病是神经退行性疾病中仅次于阿尔茨海默病的第二常见病因。帕金森病主要表现为运动障碍,但是小部分患者（20%~30%）也会伴随痴呆症表现,在整个疾病过程中,80%的帕金森病患者会出现一定程度的认知功能障碍。

帕金森病的中枢病变是基底节黑质部分多巴胺能神经元减少。主要症状是运动迟缓、齿轮样强直、静止性震颤、慌张步态、面具脸以及姿势不稳。晚期患者可能出现严重的认知功能障碍、发声过弱、流涎和小写征。

帕金森病患者的麻醉风险增高,主要风险包括呼吸系统并发症、住院时间延长,以及住院患者的病死率增加。帕金森病患者出现吞咽困难会增加误吸、继发性肺炎和呼吸衰竭的风险。肌强直和肌无力可造成呼吸功能不全,尤其见于长时间麻醉过程中无法使用抗帕金森药物的情况下。

体位性低血压常见于帕金森病患者,通常是由于帕金森病本身会伴随自主神经功能失调,也可能是左旋多巴治疗的一种不良反应。体位性低血压主要与体位改变有关,即使是具有严重体位症状的患者,在麻醉诱导期间也不一定会出现血流动力学波动。

手术治疗主要针对持续性震颤和其他帕金森症状。这种功能性神经外科手术的麻醉需要考虑特殊注意事项。深部脑刺激器植入术需要患者停药,患者可能出现严重的基线症状。术中可通过观察静止性震颤的消失来提示电极放置的正确位置,另外,镇静药的使用须谨慎。这类患者的气道通畅度可能会出现问题,阿片类药物的使用必须非常谨慎,避免引起窒息。

麻醉诱导可能加重运动障碍,如突发严重的运动失调,也可能消除正常的帕金森相关运动。类似表现可能与肌强直和震颤等神经症状加重有关。

应避免使用有抗多巴胺作用的药物,包括甲氧氯普胺、苯丁酮类和吩噻嗪类。用单胺氧化酶抑制剂类(monoamine oxidase inhibitor, MAOI)治疗帕金森病一直以来受到麻醉医生的关注,但是,目前最常用于帕金森病治疗的是 MAOI-B 选择性抑制剂司来吉兰。MAOI-B 药物的主要效应是抑制多巴胺和苯乙胺的分解,引起五羟色胺综合征的风险较小。但是有报道指出,司来吉兰和哌替啶联用时会出现躁动、肌强直和体温过高,因此应避免同时使用这两种药物。经典 MAOI-A 药物抑制血清素、肾上腺素、去甲肾上腺素和多巴胺的分解。对这类患者,使用麻黄碱等可间接作用于肾上腺能的药物治疗低血压需非常谨慎,以避免突发高血压危象的出现。

术前尽量持续抗帕金森药物治疗是非常重要的。左旋多巴的半衰期短(1~3 h),只在小肠吸收,对症状严重和手术时间长的患者可通过鼻胃管给药。左旋多巴的治疗窗窄,疾病状态本身和左旋多巴药物过量可引起相似症状,包括出现幻觉、认知功能障碍、构音障碍和体位性低血压。因此,在长时间手术和住院期间,在维持给药计划以防止"关闭"症状的同时,避免多巴胺过量和继发性运动障碍是非常重要的。围术期暂停使用后,需经过数日恢复左旋多巴正常治疗,在此期间,MAIO-B 抑制剂司来吉兰可作为一种有用的辅助用药。

围术期多巴胺能药物的突然中断可引发神经阻滞剂恶性综合征(neuroleptic malignant syndrome, NMS)。在少数情况下,帕金森病患者可因多巴胺不足而自发出现 NMS。有这一并发症发病风险的患者亚群包括 CSF 检查多巴胺浓度低者,以及伴随左旋多巴和 COMT 抑制剂戒断症状者。尽管 NMS 的进展通常需数周时间,有报道认为,帕金森病患者围术期 NMS 发病突然。丹曲林被用于治疗帕金森病相关的 NMS。

帕金森病患者的麻醉管理

对帕金森病患者的最佳护理给麻醉医生在围术期显著影响患者处理质量提供了机会。麻醉目标应包括防止运动症状恶化，防止呼吸道并发症（如误吸和术后呼吸衰竭）。手术当天继续左旋多巴治疗是至关重要的，常规剂量的左旋多巴应持续使用到术前为止，并应在术后可能的情况下尽快恢复使用。需要时可在术中使用鼻胃管给药，但是，术中肠内给药可能造成误吸的风险，并且吸收可能较差，需权衡利弊使用。

帕金森病患者可能存在咽部功能障碍，提高对这一危险因素的认识也是防止误吸的前提。预防用药可使用 H2 受体阻滞剂、质子泵抑制剂和非颗粒状的抗酸药。帕金森病患者不应使用丙氯拉嗪、异丙嗪，尤其禁用甲氧氯普胺。患者可能需要适当推迟拔管以保护呼吸道。术后呼吸衰竭主要与运动症状恶化有关。胸部和腹部肌肉强直、由肌强直造成的不良体位，均不利于保持良好的通气。大剂量芬太尼与帕金森病患者显著肌强直有关。

区域麻醉对此类患者可能具有显著优势，但也应考虑误吸风险。椎管麻醉需警惕常见的自主神经功能障碍和体位性低血压。此外，与全麻相比，区域麻醉下的镇静患者虽然术中无法安全使用帕金森药，但是其术后可在更短时间内恢复用药。

额颞叶痴呆

额颞叶痴呆的特征是早期出现行为症状和语言障碍。额颞叶痴呆相对少见，仅占痴呆症患者的 1% ~ 5%。早发性痴呆中更为常见，小于 65 岁的痴呆症人群中 12% ~ 22% 是额颞叶痴呆。

行为障碍的表现千差万别，可包括口唇行为、强迫行为、纵欲行为、妄想、不适当的社会行为或整体冷漠。锥体外系症状也可见于这类患者。可出现额叶放电征，包括抓握反射、觅食反射、掌额反射、持续性眉心反射和巴宾斯基征。

路易体痴呆

老年患者痴呆症的诊断中,路易体痴呆的发病率正逐渐增多。路易体痴呆与其他类型痴呆(尤其是血管性痴呆)的鉴别诊断比较困难。其特征包括病情波动幻视和帕金森样症状。

病情的波动的周期可短至数小时、长至数周,可表现为注意力下降、嗜睡和认知能力下降。精神症状的常见,对护理者造成较大困扰。在围术期,排除急性可逆性谵妄是非常重要的。

病程早期出现认知功能障碍可作为鉴别路易体痴呆和帕金森病性痴呆的特点。如帕金森样运动障碍症状比痴呆症状的出现早 12 个月以上,诊断倾向于帕金森病性痴呆。如帕金森样症状比痴呆症先出现的时间少于 12 个月,更可能诊断为路易体痴呆。

路易体痴呆的主要困难在于治疗行为障碍的同时避免帕金森样症状的恶化。氟哌啶醇和丙氯拉嗪等抗精神病药物治疗可引发急性肌强直、意识模糊、镇静状态或紧张症。高达 50% 的路易体痴呆患者会表现出对抗精神病药物的急性敏感。与阿尔茨海默病痴呆和血管性痴呆患者相似,路易体痴呆患者也存在胆碱能耗竭状态,因此还应避免使用可能具有抗胆碱能作用的抗抑郁药。相比之下,帕金森病性痴呆患者不会对抗精神病药物出现过度敏感。

路易体痴呆可对乙酰胆碱酯酶抑制剂反应良好。多奈哌齐、利斯的明或加兰他敏以低剂量起始,滴定速度要慢于阿尔茨海默病性痴呆。乙酰胆碱酯酶抑制剂是轻度行为障碍和精神症状患者的一线用药。

总结

随着人口老龄化,麻醉医师将会遇到更多存在晚期神经系统疾病和痴呆症的患者。这些患者的围术期处理具有很大的挑战性。

要点

- 痴呆症有多种病因。痴呆症意味着在认知功能障碍之外还存在其他功能受损。一些痴呆症患者可能存在中枢神经系统胆碱能耗尽状态。

- 帕金森病会增加围术期风险。这些风险具体包括误吸、呼吸衰竭、体位性低血压以及术后肌强直。术前持续使用、术后立即使用，以及可能的情况下，术中使用抗帕金森药物可能会减少与帕金森病"关闭"症状相关的风险。

- 对帕金森病患者的麻醉最好选择硬膜外麻醉和局部麻醉，以便于术后立即恢复给予左旋多巴。非阿片类镇痛药可能减轻镇静程度和芬太尼相关性肌强直。

- 甲氧氯普胺是明确禁用于帕金森病患者。

- 对痴呆症患者应避免使用具有抗胆碱能效应的药物。

建 议 阅 读

1. Agronin ME, Agronin ME. Alzheimer disease and other dementias: a practical guide. 2nd ed. Philadelphia: Wolters Kluwer Health/Lippincott Williams & Wilkins; 2008: 350. http://www. loc. gov/catdir/enhancements/fy0714/2007017730-d. html.

2. Allen MH, Currier GW, Carpenter D, Ross RW, Docherty JP, Expert Consensus Panel for Behavioral Emergencies 2005. The expert consensus guideline series. Treatment of behavioral emergencies 2005. J Psychiatr Pract. 2005; 11 Suppl l: 5-108; quiz 110-12.

3. Antonini A, Abbruzzese G, Barone P, et al. COMT inhibition with tolcapone in the treatment algorithm of patients with Parkinson's disease (PD): relevance for motor and non-motor features. Neuropsychiatr Dis Treat. 2008; 4(1): 1-9.

4. Avidan MS, Searleman AC, Storandt M, et al. Long-term cognitive decline in older subjects was not attributable to noncardiac surgery or major illness. Anesthesiology. 2009; 111(5): 964-970.

5. Bedford PD. Adverse cerebral effects of anaesthesia on old people. Lancet. 1955; 269(6884): 259-263.

6. Bijker JB, van Klei WA, Vergouwe Y, et al. Intraoperative hypotension and 1-year mortality after noncardiac surgery. Anesthesiology. 2009; 111(6): 1217-1226.

7. Bohnen N, Warner MA, Kokmen E, Kurland LT. Early and midlife exposure to anesthesia and age of onset of Alzheimer's disease. Int J Neurosci. 1994; 77(3-4): 181-185.

8. Brambrink AM, Evers AS, Avidan MS, et al. Isoflurane-induced neuroapoptosis in the neonatal rhesus macaque brain. Anesthesiology. 2010; 112(4): 834-841.

9. Burton DA, Nicholson G, Hall GM. Anaesthesia in elderly patients with neurodegenerative disor-ders: special considerations. Drugs Aging. 2004; 21(4): 229-242.

10. Cohen E, Bieschke J, Perciavalle RM, Kelly JW, Dillin A. Opposing activities protect against age- onset proteotoxicity. Science. 2006; 313(5793): 1604-1610.

11. Deogaonkar A, Deogaonkar M, Lee JY, Ebrahim Z, Schubert A. Propofol-induced dyskinesias controlled with dexmedetomidine during deep brain stimulation surgery. Anesthesiology. 2006; 104(6): 1337-1339.

12. Deogaonkar M, Subramanian T. Pathophysiological basis of drug-induced dyskinesias in Parkinson's disease. Brain Res Brain Res Rev. 2005; 50(1): 156-168.

13. Fodale V, Quattrone D, Trecroci C, Caminiti V, Santamaria LB. Alzheimer's disease and anesthe-sia: implications for the central cholinergic system. Br J Anaesth. 2006; 97(4): 445-452.

14. Gasparini M, Vanacore N, Schiaffini C, et al. A case-control study on Alzheimer's disease and exposure to anesthesia. Neurol Sci. 2002; 23(1): 11-14.

15. Johnson T, Monk T, Rasmussen LS, et al. Postoperative cognitive dysfunction in middle-aged patients. Anesthesiology. 2002; 96(6): 1351-1357.

16. Kalenka A, Schwarz A. Anaesthesia and Parkinson's disease: how to manage with new therapies? Curr Opin Anaesthesiol. 2009; 22(3): 419-424.

17. Kertai MD, Pal N, Palanca BJ, et al. Association of perioperative risk factors and cumulative dura-tion of low bispectral index with intermediate-term mortality after cardiac surgery in the B-Unaware Trial. Anesthesiology. 2010; 112(5): 1116-1127.

18. Korczyn AD, Reichmann H, Boroojerdi B, Hack HJ. Rotigotine transdermal system for periopera-tive administration. J Neural Transm. 2007; 114(2): 219-221.

19. Krauss JK, Akeyson EW, Giam P, Jankovic J. Propofol-induced dyskinesias in Parkinson's dis-ease. Anesth Analg. 1996; 83(2): 420-422.

20. Kurz A, Pemeczky R. Neurobiology of cognitive disorders. Curr Opin Psychiatry. 2009; 22(6): 546-551.

21. Lewis MC, Barnett SR. Postoperative delirium: the tryptophan dysregulation model. Med Hypotheses. 2004; 63(3): 402-406.

22. Lewitt PA. Levodopa for the treatment of Parkinson's disease. N Engl J Med. 2008; 359(23): 2468-2476.

23. Liang G, Ward C, Peng J, Zhao Y, Huang B, Wei H. Isoflurane causes greater neurodegeneration than an equivalent exposure of sevoflurane in the developing brain of neonatal mice. Anesthesiology. 2010; 112(6): 1325-1334.

24. Lin SH, Chen TY, Lin SZ, et al. Subthalamic deep brain stimulation after anesthetic inhalation in Parkinson disease: a preliminary study. J Neurosurg. 2008; 109(2): 238-244.

25. Liu SJ, Gasperini R, Foa L, Small DH. Amyloid-beta Decreases Cell-Surface AMPA Receptors by Increasing Intracellular Calcium and Phosphorylation of GluR2. J Alzheimers Dis. 2010.

26. McDonagh DL, Mathew JP, White WD, et al. Cognitive function after major noncardiac surgery, apolipoprotein E4 genotype, and biomarkers of brain injury. Anesthesiology. 2010; 112(4): 852-859.

27. Moller JT, Cluitmans P, Rasmussen LS, et al. Long-term postoperative cognitive dysfunction in the elderly ISPOCD 1 study. ISPOCD investigators. International Study of Post-Operative Cognitive Dysfunction. Lancet. 1998; 351(9106):857-861.

28. Monk TG, Weldon BC, Garvan CW, et al. Predictors of cognitive dysfunction after major noncar- diac surgery. Anesthesiology. 2008; 108(1): 18-30.

29. Newman S, Stygall J, Hirani S, Shaefi S, Maze M. Postoperative cognitive dysfunction after noncardiac surgery: a systematic review. Anesthesiology. 2007; 106(3): 572-590.

30. Nicholson G, Pereira AC, Hall GM. Parkinson's disease and anaesthesia. Br J Anaesth. 2002; 89(6): 904-916.

31. Nutt JG, Chung KA, Holford NH. Dyskinesia and the antiparkinsonian response always tempo- rally coincide: a retrospective study. Neurology. 2010; 74(15): 1191-1197.

32. Peleg S, Sananbenesi F, Zovoilis A, et al. Altered histone acetylation is associated with age-dependent memory impairment in mice. Science. 2010; 328(5979): 753-756.

33. Price CC, Garvan CW, Monk TG. Type and severity of cognitive decline in older adults after non- cardiac surgery. Anesthesiology. 2008; 108(1): 8-17.

34. Ouerfurth HW, LaFerla FM. Alzheimer's disease. N Engl J Med. 2010; 362(4): 329-344.

35. Rozet I, Muangman S, Vavilala MS, et al. Clinical experience with dexmedetomidine for implanta-tion of deep brain stimulators in Parkinson's disease. Anesth Analg. 2006; 103(5): 1224-1228.

36. Salthouse TA. Implications of within-person variability in cognitive and neuropsychological func-tioning for the interpretation of change. Neuropsychology. 2007; 21(4): 401-411.

37. Schrag A. Entacapone in the treatment of Parkinson's disease. Lancet Neurol. 2005: 4(6): 366-370.

38. Sieber FE, Gottshalk A, Zakriya KJ, Mears SC, Lee H. General anesthesia occurs frequently in elderly patients during propofol-based sedation and spinal anesthesia. J Clin Anesth. 2010; 22(3): 179-183.

39. Sieber FE, Zakriya KJ, Gottschalk A, et al. Sedation depth during spinal anesthesia and the devel-opment of postoperative delirium in elderly patients undergoing hip fracture repair. Mayo Clin Proc. 2010; 85(1): 18-26.

40. Small DH. Dvsregulation of calcium homeostasis in Alzheimer's disease. Neurochem Res. 2009; 34(10):1824-1829.

41. Small DH, Gasperini R, Vincent AJ, Hung AC, Foa L. The role of Abeta-induced calcium dysregu-lation in the pathogenesis of Alzheimer's disease. J Alzheimers Dis. 2009; 16(2): 225-233.

42. Stotz M, Thummler D, Schurch M, Renggli JC, Urwyler A, Pargger H. Fulminant neuroleptic malignant svndrome after perioperative withdrawal of antiParkinsonian medication. Br J Anaesth. 2004; 93(6): 868-871.

43. Tabet N, Howard R. Non-pharmacological interventions in the prevention of delirium. Age Ageing. 2009; 38(4): 374-379.

44. Tabet N, Howard R. Pharmacological treatment for the prevention of delirium: review of current evidence. Int J Geriatr Psychiatry. 2009; 24(10): 1037-1044.

45. Wei H, Xie Z. Anesthesia, calcium homeostasis and Alzheimer's disease. Curr Alzheimer Res. 2009; 6(1): 30-35.

46. Williams-Russo P, Sharrock NE, Mattis S, et al. Randomized trial of hypotensive epidural anesthe-sia in older adults. Anesthesiology. 1999; 91(4): 926-935.

47. Williams-Russo P, Sharrock NE, Mattis S, et al. Randomized trial of hypotensive epidural anesthe-sia in older adults. Anesthesiology. 1999; 91(4): 926-935.

48. Williams-Russo P, Sharrock NE, Mattis S, Szatrowski TP, Charlson ME. Cognitive effects after epidural vs general anesthesia in older adults. A randomized trial. JAMA. 1995; 274(1): 44-50.

49. Wu CL, Hsu W, Richman JM. Raja SN. Postoperative cognitive function as an outcome of

regional anesthesia and analgesia. Reg Anesth Pain Med. 2004; 29(3): 257-268.

50. Yang H, Liang G, Hawkins BJ, Madesh M, Pierwola A, Wei H. Inhalational anesthetics induce cell damage by disruption of intracellular calcium homeostasis with different potencies. Anesthesiology. 2008; 109(2): 243-250.

（亚伦 · 拉克坎普）

第二十五章
老年人精神性药物的应用

精神疾病和老年痴呆症常见于老年人,其治疗方案复杂。在这一章中,将讨论老年人常见精神疾病的诊断、治疗方法,以及镇痛、麻醉和围术期的相关问题。

抑郁症和抗抑郁药物

在老年人中,抑郁症需要重点关注。在第四版修订本《诊断与统计手册》(DSM–IV–TR)指出,社区老年人超过 10% 有明显的抑郁症状需要临床干预。其中,65 岁以上超过 4% 的女性和近 3% 的男性有重度抑郁症(MDD)。重度抑郁症 MDD)的标准见表 25–1。临床抑郁症状明显的老年人实际上达不到 MDD 的标准。老年患者的症状与年轻患者有差异,包括易怒,注意力下降,绝望和无助感,以及躯体不适和认知的下降(表 25–2)。

表 25–1   重度抑郁症的标准(DSM–IV–TR)

重度抑郁症的标准
(必须有下列症状＞5个,且抑郁＞2周)
• 心情郁闷
• 睡眠(缺乏)
• 兴趣(缺乏)
• 内疚
• 精力(缺乏)
• 注意力
• 食欲(缺乏)
• 精神发育迟滞
• 自杀意念

表 25-2　抑郁老年患者的其他症状/体征

抑郁老年患者的其他症状/体征

- 易怒
- 注意力下降/意志缺乏
- 绝望/无助
- 躯体不适
- 认知下降

有临床抑郁症状的社区老年患者使用抗抑郁药物治疗。其中，43% 采用小剂量治疗，12% 采用有潜在危险的剂量治疗。

自杀也是老年人的重要问题。85 岁及以上的非西班牙裔白人男性，有 50 人/100 000 自杀死亡，高于其他任何年龄组（CDC 2005）。老年人自杀的危险因素有：①严重抑郁症或精神病；②酒精中毒；③近期丧亲；④残疾；⑤镇静或催眠药的使用。庆幸的是，抑郁症的治疗降低了老年人整体的自杀率。

大多数抗抑郁剂通过增加神经递质的数量起作用，包括 5- 羟色胺、去甲肾上腺素和多巴胺。新型抗抑郁药如选择性 5- 羟色胺再摄取抑制剂（SSRIs），因其不良反应小已经取代了三环类抗抑郁药（TCAS）和单胺氧化酶抑制剂（MAOIs）。新老抗抑郁药在中老年人耐受性的差异尤其明显。传统观点认为，新型抗抑郁药均有效，在老年人中应选择不良反应较小的药物。

选择性 5- 羟色胺再摄取抑制剂

SSRIs 类药物是 20 世纪 80 年代治疗抑郁症的一线药物。SSRIs 主要通过抑制 5- 羟色胺转运体，降低突触前神经元对 5- 羟色胺的再摄取。因此，SSRIs 类药物增加了结合到靶受体的 5- 羟色胺的含量。第六代 SSRIs 类药物有氟西汀（百忧解）、氟伏沙明（兰释）、帕罗西汀（帕若西汀）、舍曲林（左洛复）、西酞普兰（喜普妙）和依他普仑（来士普）。常用的处方剂量均有效，老年人 SSRIs 类药物的治疗剂量，如表25-3 所示。

表 25-3 老年人 SSRIs 类药物的应用

药物	初始剂量范围（mg/d）	治疗剂量范围（mg/d）
西酞普兰	10~20	20~40
依他普仑	5~10	10~20
氟西汀	10~20	20~60
氟伏沙明	25~50	50~200
帕罗西汀	5~10	20~40
舍曲林	12.5~25	50~150

一般情况下，老年患者应用 SSRIs 类药物采用滴定法从最低剂量开始到最大耐受剂量。舍曲林、西酞普兰和依他普仑，是老年人耐受性最好的 SSRIs 类药物，并且在临床一线上使用。这些药物的一个明显缺点是，它们需要相当长的一段时间（8～12 周）才能判断一个 SSRI 药物的治疗剂量是否成功。对于患者、家属和临床医师要忍受这样的试验是一个挑战。

SSRIs 类药物最常见的不良反应包括胃肠道不适、恶心、便秘、腹泻、食欲减退和性功能障碍。服用 SSRIs 类药物的第 1 个月内，自杀的风险可能增加，但之后这些药物明显有助于阻止自杀和自我伤害。SSRIs 类药物的其他不良反应在老年人也常见，包括对围术期的影响。这些影响增加了跌倒风险、低钠血症至抗利尿激素分泌异常综合征的风险，以及胃肠道出血的风险增加被认为是继发于抗血小板作用。相较于使用非甾体类抗炎药（NSAIDs）或阿司匹林，使用 SSRIs 治疗的患者出现胃肠道出血的绝对风险是低的。

SSRIs 类药物通过突触后 5-HT 受体的过度刺激引起 5-羟色胺综合征，导致精神状态的改变，神经肌肉症状如强直、震颤、抽搐、高反应和自律性超敏反应。5-羟色胺综合征治疗是通过消除药物，对症治疗和支持治疗，包括躁动和焦虑的治疗。在某些情况下，使用赛庚啶血清素拮抗剂有用。老年人 5-羟色胺综合征的治疗与年轻人的比较在文献中少见。

SSRIs 类药物可能与阿片类镇痛药，如哌替啶、芬太尼、曲马朵和喷他佐辛相互作用，导致血清素综合征。帕罗西汀和曲马多的联用可能会导致镇静和镇痛作用的降低。此外，咪达唑仑代谢产物可抑制细胞色素 P450 3A4，导致 SSRIs 的血清水平升高，特别是长效制剂氟西汀。

麻醉学文献普遍支持在手术期间继续使用 SSRIs 类药物，突然停药可导致 SSRI 药物戒断症状,包括头晕、嗜睡、感觉异常、胃肠道症状、焦虑和兴奋。这些症状在短效 SSRIs 类药物最明显,如帕罗西汀。

其他新型抗抑郁药

文拉法辛(郁复伸)和度洛西汀的作用机制是干预 5- 羟色胺和去甲肾上腺素再摄取,统称为 SNRIs。在老年人中,如果以精力和动力下降为突出的抑郁症状,该药物对去甲肾上腺素影响对治疗有好的效果。低剂量时文拉法辛增加 5- 羟色胺浓度,随着剂量增加,高剂量时增加去甲肾上腺素浓度;而度洛西汀有很强的作用,其增加 5- 羟色胺、去甲肾上腺素浓度与剂量无关。和帕罗西汀一样,文拉法辛、度洛西汀与其他抗抑郁药相比,半衰期短,突然中断药物会出现戒断症状。SNRIs 类药物的其他不良反应与 SSRIs 类似,包括与剂量相关的高血压(文拉法辛的发生率比度洛西汀高)。

安非他酮是增加去甲肾上腺素和多巴胺再摄取的抗抑郁药。它也是戒烟剂(商品名:安非他酮缓释片)。安非他酮是一种活化剂,增强能量、兴趣、食欲,对老年人是一个不错的选择。它是强效的细胞色素 P450 2D6 抑制剂。值得注意的是,与 SSRI 和 SNRI 比较,安非他酮有更小的胃肠道和不引起性欲的不良反应。安非他酮是唯一不会引起抗利尿激素分泌异常综合征(SIADH)的抗抑郁药。但是,安非他酮比其他抗抑郁药,更容易引起或恶化焦虑和失眠。它可能降低癫痫发作阈值,对合并酒精中毒的患者需慎用。

米氮平(瑞美隆)作用机制复杂,抗抑郁作用主要是通过增加 α_2 肾上腺素能拮抗 5- 羟色胺和去甲肾上腺素的释放。米氮平有抗组胺作用(特别是在低剂量),它对有明显失眠和 / 或厌食症的抑郁老年人是一个很好的选择。它与细胞色素 P450 相互作用小。米氮平的不良反应包括嗜睡、食欲增加导致肥胖,以及低钠血症至抗利尿激素分泌异常综合征(SIADH)。不常见的不良反应包括血清胆固醇和三酰甘油升高,血液病。

中老年人常用非 SSRI 类抗抑郁药的剂量比较,如表 25–4 所示。

围术期使用抗抑郁药的文献报道少见。有报道表明,文拉法辛在全麻苏醒期可强化芬太尼的作用。没有证据表明,在围术期文拉法辛会引起高血压。也没有证据表明，上述药物可能引发手术并发症。米氮平和文拉法辛与曲马朵联用可能引起 5- 羟色胺综合征。

表 25.4　老年人常用非 SSRI 类抗抑郁药的剂量比较

药物	初始剂量范围（mg/d）	治疗剂量范围（mg/d）
安非他酮	10~20	10~20
度洛西汀	5~10	5~10
米氮平	10~20	10~20
文拉法辛	25~50	25~50

三环类抗抑郁药

三环类抗抑郁药（TCAS），已被证实是有效的抗抑郁药，由于不良反应它们不是抗抑郁药的一线临床用药，尤其在老年人群。三环类抗抑郁药的作用机制是通过抑制 5- 羟色胺、去甲肾上腺素、多巴胺（导致抗抑郁作用）的再摄取和与毒蕈碱受体、组胺和 α_1 肾上腺素能受体（导致有害的不良反应）结合。给老年患者 TCA 处方，应先考虑去甲替林和地昔帕明，因为它们是三环类抗抑郁药里抗胆碱能作用最小的药物。

TCAS 的明显不良反应包括体位性低血压、镇静、思维紊乱、口干、便秘和尿潴留。三环类抗抑郁药可致心律失常，尤其是室性心动过速，可发展为室颤和心脏性猝死。TCAS 的禁忌证是有缺血性心脏病的患者，可致心律失常。对心脏的影响使 TCAs 比其他过量使用抗抑郁药的情况更致命。三环类抗抑郁药可降低癫痫发作阈值。三环类抗抑郁药相对严重的不良反应比较，如表 25-5 所示。

表 25-5　三环类抗抑郁药相对严重的不良反应比较

药物	抗胆碱能的影响	镇静	静态平衡位	心脏影响	体重增加
阿米替林	++++	++++	++++	+++	++++
氯米帕明	+++	+++	+++	+++	+++
地昔帕明	+	+	++	+++	+
多塞平	+++	++++	+++	++	+++
丙米嗪	+++	+++	++++	+++	+++
去甲替林	+	++	+	++	++

围术期,老年患者服用三环类抗抑郁药应进行密切的心脏和血流动力学监测。TCAS 与交感类药物联用可引起高血压危象。使用三环类抗抑郁药的患者联用交感升压胺类如去氧肾上腺素可避免高血压危象。TCAS 与恩氟烷联用可诱发癫痫发作。三环类抗抑郁药的抗胆碱作用可引起术后谵妄。择期手术提倡术前 2 周开始减 TCAS 药量,直到心电图基线正常。减量计划需要患者的精神科医师或主要照顾者来完成。如果术前突然停止服用 TCAS,患者可能出现戒断症状如胃肠道症状、乏力、睡眠障碍和多梦。服用 TCA 的老年人术后可以慢慢恢复。

单胺氧化酶抑制剂

MAOIs 很少在处方中使用,除了在其他药物试验无效的特殊病例。MAOIs 通过阻断突触前神经元分解 5- 羟色胺、去甲肾上腺素、多巴胺的单胺氧化酶起作用。MAOIs 的特征是要么可逆性或不可逆性。不幸的是,MAOIs 常引起明显的震颤,尤其是老年人。如果摄入丰富的酪胺食物,MAOIs 可能导致高血压危象。因此,患者如果服用 MAOIs,必须坚持严格的饮食要求。

MAOIs 与麻醉药物相互作用可能导致危险,甚至是致命的缩血管反应。哌替啶与不可逆的 MAOIs 苯乙肼结合,会导致明显的毒性作用包括血清素综合征。有建议,至少术前 2 周,MAOIs 应逐渐减量,大多数 MAOIs 患者在围术期是安全的。MAOIs 不应该突然停药,突然停药可能会导致明显的精神症状如幻觉、妄想、严重的抑郁症和自杀。密切监测精神症状以明确术后是否需要再使用 MAOIs。

电休克治疗(见第十九章)

电休克疗法(ECT)的实施是麻醉学和精神学科交叉的领域。ECT由麻醉师现场实施,使用麻醉药物如美索比妥、丙泊酚、依托咪酯和硫喷妥钠。琥珀酰胆碱是常用的神经肌肉阻断剂,阿托品或格隆用于交感神经阻滞介导的心动过缓。ECT 对伴有抗抑郁药物抵抗和合并精神病特征的老年重症患者有效。有证据表明，ECT 优于药物治疗的效果，但是，安全性和耐受性仍有争议。思维紊乱和记忆力下降的投诉是主要问题。

抗精神病药物

尽管抗精神病药物在老年患者的使用存在争议，尤其是患有老年痴呆症的患者，这些药物是临床医师治疗老年患者心理痛苦一个重要手段。

抗精神病药物通常被分类为典型或不典型两类。典型抗精神病药物是早期阻断 D_2 受体的药物。非典型抗精神病药作用更复杂，一般阻断 5-HT2 受体的作用比 D_2 受体大，较典型抗精神病药物有更低的锥体外系不良反应。

慢性精神障碍的老年患者如精神分裂症和分裂情感性障碍，使用抗精神病药物有效，因为这些药物有助于（FDA 批准）改善幻觉、妄想和思维混乱等症状。抗精神病药物也是一线药物，FDA 批准治疗患者的双相情感障碍。最近，非典型抗精神病药物如喹硫平（思瑞康）、奥氮平（再普乐）和阿立哌唑已获得 FDA 的批准作为治疗难治性抑郁症的辅助剂。

抗精神病药物治疗阿尔茨海默病

非典型抗精神病药物治疗与阿尔茨海默病的相关问题。根据经验，这些药物对治疗躁动性精神症状如妄想、幻觉是有帮助的，但还缺乏数据支持。但典型和非典型抗精神病药物对阿尔茨海默病患者均有增加卒中和心脏猝死的风险。所有抗精神病药物都可增加死亡率，典型抗精神病药物比非典型抗精神病药物更明显。因此，抗精神病药物治疗时优先考虑非典型抗精神病药。

抗精神病药物应谨慎使用，仔细权衡风险利弊。如果医师认为抗精神病药物是一个适当的治疗，应与家庭成员或患者的健康代理人一起讨论制定治疗计划。目标是在最短的时间尽可能使用最低的治疗剂量。

非典型抗精神病药物

非典型抗精神病药物有利培酮(维思通)、奥氮平、喹硫平、阿立哌唑、齐拉西酮和氯氮平。表 25.6 列出了这些药物对老年患者常用的剂量范围以及它们的配方。这些药物的治疗血药浓度一般不需检查。抗精神病药物用于老年人的选择是基于不良反应、并存疾病和配方剂型(即在舌下和 / 或肌内注射的有效性)。非典型抗精神病药对细胞色素 P450 的相互作用不明显,虽然奥氮平和氯氮平是细胞色素 P450 1A2 的底物。如表 25-6 所示比较了老年人非典型抗精神病药物的剂量。

表 25-6　老年人非典型抗精神病药物的剂量比较

药物	起始剂量范围（mg/d）	治疗剂量范围（mg/d）
阿立哌唑	1 ~ 2.5	2.5 ~ 15
氯氮平	6.25 ~ 12.5	25 ~ 400
奥氮平	1.25 ~ 2.5	2.5 ~ 15
喹硫平	6.25 ~ 25	25 ~ 200
利培酮	0.125 ~ 0.25	0.25 ~ 2
齐拉西酮	10 ~ 20	20 ~ 80

除了增加死亡率、卒中和心脏性猝死的风险,这些药物还有其他潜在的不良反应。所有抗精神病药物致 Q-T 间期延长与剂量和浓度有关。服用抗精神病药物的患者应该定期检查心电图,尽管具体的检查频率尚未确定。非典型抗精神病药物中,公认齐拉西酮对 Q-T 间期的影响最大,老年患者很少使用。

氯氮平、奥氮平、喹硫平和利培酮增加患代谢综合征的风险,以下指标 ≥ 3 项异常: 腰围、血压、空腹血糖、甘油三酯和高密度脂蛋白(HDL)胆固醇。所有这些参数在开始治疗前监测作为基线,治疗 3 个月作为一年的基础值,除了血压参数外,前 3 个月应每个月检查,然后每年检查以上指标。这在老年人是一个特别棘手的问题,其中许多人已经有慢性疾病,如糖尿病、冠状动脉疾病、高血压和血脂异常。密切监测和与初级护理医师的定期沟通是老年患者服用非典型抗精神病药物的关键。阿立哌唑没有增加患代谢综合征的风险。

虽然大多数研究表明,非典型抗精神病药物的锥体外系(EPS)不良反应的风险较典型抗精神病药物低,所有抗精神病药物均会增加如静坐不能与迟发性运动障碍、帕金森病的风险。老年人比年轻人出现锥体外系(EPS)不良反应风险更大,包括静坐不能和药物诱发的帕金森综合征。当患者服用这些药物,至少每6个月应用异常不自主运动量表(AIMS)测量患者的异常不自主运动量。

关于其他潜在的不良反应,在非典型抗精神病药物中除了EPS是最大的不良反应外,利培酮还可引起催乳素水平升高(通常没有临床意义)。虽然喹硫平的EPS的风险最低(对帕金森病或路易体痴呆患者,这是一个很好的选择)。尤其是,镇静作用和抗肾上腺素能作用会导致细颤。奥氮平和氯氮平的抗胆碱能除口干、便秘和尿潴留外,偶尔引起反常的兴奋。氯氮平可以增加粒细胞缺乏症的风险,使用这种药物的患者需要定期检验血细胞计数及中性粒细胞绝对计数。氯氮平与苯二氮䓬类药物联用应慎重,两药联用可导致心血管、呼吸抑制造成猝死。阿立哌唑可导致焦虑和兴奋。

典型抗精神病药

典型抗精神病药在老年人中使用于具体的情况,包括急性兴奋型谵妄和精神病性症状,非典型抗精神病药物对此无效。此外,几个典型抗精神病药物,如氟哌啶醇和氟奋乃静是长效剂,从治疗的依从性上选择患者。如表25-7所示列出了中老年人常用典型抗精神病药物的剂量。

表 25-7 老年人典型抗精神病药的剂量选择

药物	开始剂量范围(mg/d)	治疗剂量范围(mg/d)
氯丙嗪	6.25 ~ 12.5	25 ~ 100
氟奋乃静	0.25 ~ 0.5	0.5 ~ 4
氟哌啶醇	0.25 ~ 0.5	0.5 ~ 4
奋乃静	2 ~ 4	2 ~ 16

典型抗精神病药按效力分为高效、中效和低效。高效力的药物,如氟哌啶醇和氟奋乃静有更强的D_2阻滞作用,导致EPS症状的风险增加。

低效力典型抗精神病药物,如氯丙嗪对 D_2 阻滞作用小和对肾上腺素受体、毒蕈碱和组胺受体作用强。这些药物增加不良反应的风险,如抗胆碱能不良反应及镇静。奋乃静是中等效力的典型抗精神病药物,在老年人比其他年龄段的人群有更强的不良反应,将在本节讨论。典型抗精神病药物不增加发展为代谢综合征的风险。如表 25-8 所示比较了典型和非典型抗精神病药物的不良反应。

表 25-8　抗精神病药物相对严重的不良反应

药物	镇静	EPS的影响	平衡静态位	抗胆碱作用	QT间期延长	体重增加
阿立哌唑	0	+	极小	极小	0	极小
氯氮平	+++	0	+++	+++	+	+++
奥氮平	++	极小	++	+/++	极小	+++
喹硫平	++	0	+	++	++	++
利培酮	+	+/++	+	++	++	++
齐拉西酮	+	+	+	+	+++	极小
氯丙嗪	+++	+	+++	+++	++	++
氟奋乃静	+	+++	+	+	++	+
氟哌啶醇	+	+++	+	+	++	+
奋乃静	+	++	+	++	++	+

恶性综合征

恶性综合征(NMS)是抗精神病药的严重不良反应,与恶性高热(MH)有许多相似的特征,尽管两者之间的确切关系尚不清楚。NMS 的特点是发高热、肌肉僵硬、自主神经不稳定和意识波动,可能导致横纹肌溶解症、肾衰竭、弥散性血管内凝血。磷酸激酶、白细胞计数、肝转氨酶在 NMS 患者中显著升高。老年患者 NMS 的发病率比年轻人低,典型抗精神病药物比非典型更易引起 NMS。NMS 的治疗包括避免不合理使用抗精神病药物、过量补液和医疗问题的控制。如果 CK 水平上升不能控制或如果是大范围的肌肉强直,可用溴隐亭或丹曲林治疗。目前还不清楚,有 NMS 病史的患者麻醉时是否与 MH 易感患者采取同样的预防措施。

围术期因素与抗精神病药物

关于麻醉药物和抗精神病药物之间的相互作用,认为典型抗精神病药物比非典型的作用更广泛。低效价的抗精神病药物,如氯丙嗪,硫利达嗪可与阿托品或东莨菪碱相互作用导致广泛的中枢和外周抗胆碱能作用;与交感神经药物如肾上腺素引起 α 肾上腺素能效应如血管扩张和低血压。卤代吸入麻醉药可能与抗精神病药物相互作用导致低血压。此外,典型抗精神病药物可增强麻醉性镇痛药的影响。

由于抗精神病药物的潜在不良反应,服用这些药物的患者应进行全面的围术期评估,以及心脏和血流动力学的监测。

很少有数据指导老年患者在麻醉前如何使用抗精神病药物。在围术期使用抗精神病药物,可以使患者更容易受到麻醉药的影响出现低血压,但停用抗精神病药物可加重术后精神症状。Kudoh A. 等人(2005)发现,慢性精神分裂症患者(所有年龄)在手术前 72 h 停止服用抗精神病药物,出现术后精神错乱是不停药患者的 2 倍以上(31% 和 14%)。值得注意的是,同样的研究发现,心律失常和低血压的发生率在两组间无差异(16% 对 18%)。术前继续服用抗精神病药物的好处大于风险,Huyse F. 等(2006)推荐围术期继续服用抗精神病药物。

心境稳定剂

患双相情感障碍的老年患者在老年精神病学服务中急性护理占 5%~19%。双相情感障碍的患者可以表现出不同的方式,如急性躁狂、轻度躁狂、抑郁或是躁狂与抑郁的混合状态症状。如表 25-9 所示列出了躁狂发作的 DSM-IV-TR 标准。而许多患者有长期的情绪波动症状病史,对老年人来说,第一次躁狂发作后在他们以后的生活中躁狂发作是很常见的。晚发型躁狂症可能是血管性病因。躁狂症状的老年人可能是医学的病因如脑质量减少、药物影响或甲状腺功能亢进症(称为继发性躁狂)。

表 25-9　躁狂发作的 DSM-IV-TR 标准

DSM-IV-TR 标准

不同时期异常和持续的兴奋、话多或烦躁的情绪，至少持续1周（或达到住院条件的任何时候）

情绪障碍期间，下列症状有三个（或更多）持续存在（如果心情只是烦躁）并且出现严重的程度：

1. 自我膨胀的自尊
2. 需要的睡眠减少（例如，感到睡眠后只休息了3 h）
3. 比平常更健谈或者因为压力不断讲话
4. 思维飘逸或主观感觉思维像赛车一样飞驰
5. 注意力不集中（例如，注意力容易被不重要的外界刺激吸引）
6. 在目标导向的活动增加（在工作、学校或性）或躁动
7. 在愉快的活动中，过度参与有痛苦的后果（例如无节制的纵乐、纵欲或愚蠢的商业投资）

　　躁狂症状对患者、家属和照顾者来说是痛苦的，有效的药物管理是必要的。然而，对患有双相障碍的老年人选择药物时要考虑其耐受性、不良反应和与其他药物潜在的相互作用。

　　锂和抗惊厥药丙戊酸钠是治疗双相躁狂老年患者的一线药物。非典型抗精神病药物，如利培酮、奥氮平、喹硫平和阿立哌唑也是有效治疗药物，尽管如上所述，它们可能会导致严重不良反应。锂和拉莫三嗪（利必通）是出现抑郁症状的双相障碍老年患者的首选药物。卡马西平（得理多）、奥卡西平（曲莱）是二线药物。苯二氮䓬类药物是双相障碍患者有效的辅助治疗，但因其不良反应应小心使用。如表 25-10 所示比较了老年人常用的心境稳定剂。

表 25-10　心境稳定剂老年人中的应用

药物	开始剂量范围（mg/d）	治疗的剂量范围（mg/d）	治疗的血液浓度（mmol/d）
卡马西平	200	200 ~ 800	4~8
拉莫三嗪	12.5 ~ 25	50 ~ 300	N/A
锂	75 ~ 150	150 ~ 1 800	0.5~1.0
奥卡西平	150 ~ 300	300 ~ 1 200	N/A
丙戊酸钠	125 ~ 250	250 ~ 1 500	65~90

锂

锂是双相情感障碍老年患者的有效治疗药物，但其确切的作用机制尚待研究。锂对老年人有神经保护作用。身体老化导致体内总水量（TBW）下降和脂肪组织增加，这会影响锂的分布。老年人常见的疾病如肾衰竭、充血性心力衰竭影响锂的清除，以及液体转移到第二间隙至继发脱水或感染可迅速导致中毒。锂中毒症状包括共济失调、震颤、腹泻、乏力和疲劳。如果担心毒性，例如由于并发疾病或手术，锂的血液水平可以检查，必要时每 3 个月检查 1 次。对急性躁狂的老年患者，锂血清水平的目标范围可以从 0.4 ~ 1 mmol/L，临床精确水平基于其反应性和耐受性的基础上确定。

锂即使没有毒性，锂的不良反应也很广泛，包括头晕、恶心、呕吐、体重增加、甲状腺功能减退、震颤、共济失调、视力模糊、低血压、心律失常和尿崩症。建议服用锂的患者，每 3 个月检查 1 次肾功能，每 6 个月检查一次促甲状腺激素（TSH）。锂的长期使用可能导致肾浓缩能力下降，而停用该药。在老年患者中，每天 1 次的锂剂量可减少肾功能的不良影响。锂与神经肌肉阻断剂如琥珀胆碱作用，影响逆转。更常见的是，锂与药物相互作用，如非甾体类抗炎药、ACE 抑制剂、与噻嗪类利尿药，导致锂清除下降而出现锂的毒性。

Huyse F 等（2006）建议术前 72 h 停止服用锂，停药不会导致急性戒断症状。术后，患者应该密切监测容量、电解质和血流动力学，也要随访患者的精神状态。如果患者术后病情稳定 1 周后，锂应该从最小剂量重新开始使用以减少躁狂症或躁郁症的症状复发风险。

抗惊厥药

丙戊酸钠增强 GABA 的效能和下调 AMPA 受体 GluR1 突触的表达，但其确切的作用机制尚不清楚。在老年患者，大多数配方里丙戊酸钠的效能很小，包括肌内注射和静脉注射的形式，正如量少加入食物里不明显一样。丙戊酸钠是在老年人中耐受性良好，尤其是缓慢滴注时。急性躁狂老年患者，确定有临床作用的目标丙戊酸钠血清水平是

65～90 mg/ml，与锂一样，应每 3 个月检查 1 次其血清浓度。丙戊酸钠很少引起肝毒性（与剂量无关）和血小板减少症，建议每 6 个月检查一次血常规和肝功能。丙戊酸钠更常见的不良反应包括消化不良、恶心、呕吐、体重增加、震颤和肌肉无力。

拉莫三嗪阻断突触前电压敏感的钠通道，相应调节兴奋性氨基酸释放的谷氨酸和天冬氨酸。一般耐受性良好，最常见的不良反应为头痛、头晕、恶心、镇静、共济失调、视觉模糊和皮疹。罕见的是，拉莫三嗪能引起史蒂文斯－约翰逊综合征或中毒性表皮坏死松解症，尤其是当药物快速输入时。联用丙戊酸钠时大大增加拉莫三嗪的半衰期，增加不良反应的风险。

卡马西平是已知的抑制电压门控钠通道。本剂与细胞色素 P450 有明显的相互作用，是细胞色素 P4503A4 和细胞色素 P450 2 C19 的诱导剂，减少大量的精神药物和心脏药物的浓度。卡马西平初次使用以及剂量的增加可导致自身诱导，促进卡马西平本身的代谢和清除（通过细胞色素 P450 3A4 诱导）。因此，当初次使用和滴定卡马西平时，需要仔细监测其血清浓度水平（监测 1 周后变更为每 3 个月 1 次），老年患者其血清水平目标为 4～8 mg/ml。

由于不良反应，卡马西平已不再作为首选治疗双极情感障碍剂，特别是在老年患者。它很少与再生障碍性贫血有关联（在总人口中 1∶200 000 的发生）。它可以引起肝功能试验指标升高，偶尔引起肝功能不全或肝衰竭。建议服用卡马西平老年患者，每 4～6 个月检查血常规和肝功能。卡马西平也可引起心动过缓和传导延迟，尤其是在房室结和希氏束（steckler 1994），这类患者应定期检查心电图。卡马西平的其他不良影响，包括混乱、镇静、头晕、共济失调综合征、皮疹，以及蒂文斯－约翰逊综合征和抗利尿激素分泌异常综合征。服用卡马西平的患者应定期检查血清钠水平。

奥卡西平与卡马西平结构相似，由于其代谢产物毒性较小有更好的耐受性。其作用机制与卡马西平类似。奥卡西平一般耐受性良好，其最显著的不良反应是低钠血症（25% 的成人）。然而，这通常是无症状的，只有 3.8% 的老年人因继发低钠血症需要停止奥卡西平。因此，应定期监测钠含量。奥卡西平的其他不良反应包括头晕、嗜睡、疲劳和胃肠道反应。

抗惊厥药本身有镇痛作用，是多种类型疼痛的主要或辅助的治疗，包括头痛、术后疼痛。他们与麻醉药物没有相互的不良反应,只有卡马西平会延长琥珀酰胆碱的作用。服用抗惊厥药物的患者应注意围术期和术后的注意事项。

治疗老年痴呆症的药物

在发达国家,最常见的痴呆症是阿尔茨海默病(35%)、混合型血管性痴呆和阿尔茨海默病(15%)、路易体痴呆(15%)、血管性痴呆(10%)、额颞叶痴呆(5%)。不幸的是,很少有药物被证实对影响老年痴呆症的进程有帮助。有两类药物胆碱酯酶抑制剂和 NMDA 受体激动剂被使用。目前,只有这两类药物被 FDA 批准用于治疗阿尔茨海默病。如表 25-11 所示比较了增强老年人记忆的药物剂量。

表 25-11　增强老年人记忆的药物

药物	初始剂量范围(mg/d)	治疗剂量范围(mg/d)
多奈哌齐	5	10
加兰他敏	8	16 ~ 24
美金刚	5	10 ~ 20
卡巴拉汀	3	9 ~ 12

四种胆碱酯酶抑制剂,只有三种得到了广泛的应用,如他克林(康耐)因其肝毒性的不良反应几乎不会使用第二次,在此将不进一步讨论。另外,还有多奈哌齐(安理申),加兰他敏和利斯的明(艾斯能)。这些药物已被证实,在阿尔茨海默病的各个阶段都有类似的效果。胆碱酯酶抑制剂在路易体痴呆症患者有帮助,特别是降低胆碱乙酰转移酶的水平,该酶催化乙酰胆碱的合成。关于药物的选择是根据不良反应、服药次数(多奈哌齐是每天 1 次,加兰他敏和卡巴拉汀是每天 2 次)和配方(卡巴拉汀是贴片形式)。多奈哌齐和加兰他敏经肝脏代谢,而卡巴拉汀经局部胆碱酯酶代谢。胆碱酯酶抑制剂最常见的不良反应是恶心、腹泻、厌食、头痛、失眠和肌肉痉挛。服用这些药物的患者也常多梦。

胆碱酯酶抑制剂增加神经传递节点的乙酰胆碱浓度,理论上他们可以干扰神经肌肉阻滞剂。有报道,一例服用多奈哌齐的患者术中给予琥珀酰胆碱术后出现长时间的肌肉麻痹。

美金刚是 NMDA 受体拮抗剂,阻断兴奋性神经递质谷氨酸的作用。FDA 已批准美金刚用于中重度阿尔茨海默病。对中度至重度阿尔茨海默病患者,美金刚和胆碱酯酶抑制剂联用不仅耐受性好且疗效较安慰剂更有效。有研究表明,美金刚有助于治疗血管性痴呆。美金刚部分经肝代谢。美金刚最常见的不良反应有头晕、头痛、便秘;罕见的不良反应包括兴奋、幻觉和卒中。

美金刚的作用机制与镇痛药氯胺酮和右美沙芬类似,常用于术后镇痛的辅助剂。

抗焦虑药 / 镇静药

焦虑和失眠是老年患者的棘手问题,作为临床医师面临缺乏有效的药物,而药物的不良反应却是很广泛。

焦虑

虽然老年人的原发性焦虑症患病率低于年轻患者,焦虑症是老年人常见的症状。焦虑可以是情境性或继发于其他疾病如老年痴呆症。虽然 SSRIs 是治疗焦虑症一线药物,但需要 8~12 周治疗剂量才有效。苯,即 GABAA 受体激动剂,短期内治疗焦虑和惊恐发作有效,但它们在老年人中适当的处方剂量,不良反应却很大。

对老年患者开苯二氮䓬类药物处方,按照 Beers 标准(1997),建议临床医师使用最低治疗剂量。苯二氮䓬类因半衰期短优先考虑使用,而该类的长效药易在脂肪组织蓄积,反复使用易中毒和出现严重不良反应。此外,苯二氮䓬类药物的代谢经结合而不是氧化,偶联剂代谢产物不具有活性。由于这些特点,苯二氮䓬类药物被优先考虑用于老年人,如劳拉西泮和奥沙西泮。在年轻患者一般使用氯硝西泮和地西泮(安定),而这两种药避免在老年人中使用,苯二氮䓬类药物和代谢物的半衰期一般是几天。表 25-12 对苯二氮䓬类药物治疗焦虑的剂量、效力和半衰期进行了比较。

表 25-12　老年人苯二氮类药物的选择

药物	相对效力	半衰期（h）	开始剂量范围（mg/d）	治疗剂量范围（mg/d）
阿普唑仑	1	12~15	0.25~0.5	0.25~2
氯硝西泮	0.5~1	18~50	0.25~0.5	0.5~2
地西泮	10	20~80	2.5~5	2.5~10
劳拉西泮	2	10~20	0.25~0.5	0.5~4
奥沙西泮	30	5~20	10~20	10~45

苯二氮䓬类药物的不良反应,特别是在大剂量使用情况下,包括困惑、镇静、跌倒的风险增加,同时增加机动车辆事故的风险。服用阿片类镇痛药的患者,这些症状往往更严重。谵妄患者应避免使用苯二氮䓬类药物,因为它们可能会导致兴奋。苯二氮䓬类剂量不足或剂量间隔太长会导致焦虑或戒断症状。尽管许多患者和医师都关心对苯二氮䓬类药物的依赖,但这通常不是一个问题,除非有药物依赖或药物滥用史。苯二氮䓬类药物应该持续用药,突然停止可能导致戒断症状。

丁螺环酮是非苯二氮䓬类抗焦虑药,其作用于突触前 5-HT1A 受体激动剂和突触后 5-HT1A 受体的部分激动剂。丁螺环酮一般耐受性良好,头晕、嗜睡、头痛是其最常见的不良反应。丁螺环酮对近期使用苯二氮剂的患者疗效差。丁螺环酮与 5- 羟色胺综合征病例有关。

失眠

失眠是老年人很普遍的问题,特别是在老年痴呆症患者。失眠可导致跌倒风险增加、认知功能下降、生活质量差、提早安置长期护理设施,以及精神问题如增加亢奋和精神病。此外,失眠也增加照顾者的疲劳和痛苦。阿尔茨海默病患者的睡眠障碍部分原因是视交叉上核神经元的损失,而下丘脑这个区域会调节睡眠和昼夜节律。

正式评估失眠应包括全部睡眠觉醒模式:总睡眠时间、夜间睡眠发病、睡眠中断的频率和严重程度(即频繁要小便)、白天小睡的频率和潜在的运动或呼吸困难。临床医师应考虑潜在的医疗和精神问题会导致睡眠障碍。失眠的常见因素包括不宁腿综合征、睡眠呼吸暂停综合征、慢性阻塞性肺疾病、腹痛、胃食管反流病、谵妄、抑郁、焦虑和精神病。全身麻醉可以通过改变昼夜节律影响睡眠，导致术后睡眠困难。

治疗失眠的一线药物应改善睡眠卫生，包括干预措施诸如：减少噪音、光线，避免酒精、烟草和咖啡因。如果治疗潜在的医疗和精神问题，并且改善睡眠卫生仍不能明显改善失眠，那么应考虑药物干预。当选择一种药物时，应慎重考虑其不良反应。正如，在治疗其他精神问题的老年患者，临床医师应考虑使用药物的最低剂量，时间尽可能短。

褪黑激素，由松果体产生，有助于调节睡眠觉醒周期，老年人的褪黑激素数量下降。在老年人群，褪黑激素有良好的耐受性，其有效性的数据不确切。褪黑素是非处方药的补充，并没有正式的法规或剂量标准，6 mg的剂量可能是安全推荐。老年人使用对褪黑素激动剂雷美尔的数据很少。

抗抑郁药物通常用来治疗失眠。曲唑酮是 5- 羟色胺抗抑郁药，老年人无论是否伴有抑郁障碍，曲唑酮治疗失眠均有效。曲唑酮可引起体位性低血压，与其弱 α 肾上腺素能活性有关。米氮平（如上所述）有助于伴有抑郁、失眠、食欲问题症状的患者。低剂量的三环类抗抑郁药治疗失眠也有效，但有不良反应包括心脏传导延迟和抗胆碱能作用。如果认为患者适合使用 TCA，可以选择 10 mg 去甲阿米替林和 < 10 mg 多塞平。

苯二氮䓬类如替马西泮和相关药物如唑吡坦（安眠药）、艾司唑仑（舒乐安定）、扎来普隆（奏鸣曲）对暂时或短期失眠有效。然而，由于不良反应它们已从老年患者的一线用药排除。这些药物的适当剂量如表25-13 所示。

表 25-13　老年人的催眠剂

药物	开始剂量范围/ mg	治疗剂量范围/mg	不良反应
哎司唑仑	1 ~ 2	1 ~ 2	头痛、头晕、嗜睡
褪黑素	0.3 ~ 3	1 ~ 6	头痛、恶心、头晕
米氮平	7.5 ~ 15	7.5 ~ 15	嗜睡、体重增加
雷美尔通	8	8	嗜睡、头晕、恶心
替马西泮	7.5	7.5 ~ 15	混乱、头晕、嗜睡、焦虑
曲唑酮	12.5 ~ 25	100	细颤、嗜睡
扎来普隆	5	5 ~ 10	嗜睡、头晕、幻觉
唑吡坦	2.5 ~ 5	2.5 ~ 5	混乱、嗜睡、跌倒风险增加、亢奋

抗胆碱能药物如苯海拉明,用于老年人失眠,其不良反应太多而不安全。

总结

精神疾病常见于老年人,导致患者和照顾者的痛苦。有多种药物可用于治疗这些疾病但有明显的不良反应。随着人口的老龄化,更多的老年痴呆症患者和精神疾病的患者需要接受手术和麻醉,麻醉医师将从这些疾病的治疗方案及其潜在风险的知识中受益。

要点

- 抑郁症是老年人常见的、严重的疾病,往往治疗效果不佳。
- 选择适当的抗抑郁药应以患者突出的症状和药物不良反应来考虑。
- 尽管有不良反应,抗精神病药物对治疗经受内心痛苦的老年人有帮助。
- 临床医师应警惕抗精神病药物的潜在不良反应并监测患者的心脏、代谢。
- 胆碱酯酶抑制剂对阿尔茨海默病性痴呆或路易体痴呆患者有效,但对血管性痴呆患者效果不佳。
- 苯二氮䓬类药物对治疗老年人焦虑有帮助。初始试验应从小剂量、短效的苯二氮类药物开始。
- 如果老年人有睡眠障碍,开始催眠药物试验之前,应先采用非药物干预措施如改善睡眠卫生和解决有关医疗问题。

建 议 阅 读

1. Alexopoulos GS, Katz IR, Reynolds CF, et al. Pharmacotherapy of depression in older patients: a summary of the expert consensus guidelines. J Psychiatr Pract. 2001; 7: 361-376.
2. Alexopoulos GS, Streim JE, Carpenter D, et al. Using antipsychotic agents in older patients. J Clin Psychiatry. 2004; 65(suppl 2): 5-104.

3. American Diabetes Association, American Psychiatric Association, American Association of Clinical Endocrinologist, et al: Consensus development conference of antipsychotic drugs and obesity and diabetes. Diabetes Care. 2004; 27: 596-601.

4. Areosa SA, Sherriff F, McHane R. Memantine for dementia. Cochrane Database Syst Rev. 2005; 18: CD003154.

5. Barak Y, Olmer A, Aizenberg D. Antidepressants reduce the risk of suicide among elderly depressed patients. Neuropsychopharmacology. 2006; 31: 178-181.

6. Beers MH. Explicit criteria for determining potentially inappropriate medication use by the elderly. Arch Intern Med. 1997; 157: 1531-1536.

7. Boyer EW, Shannon M. The serotonin syndrome. N Engl J Med. 2005; 352: 1112-1120.

8. Centers for Disease Control and Prevention, National Center for Injury Prevention and Control. web-based Injury Statistics Query and Reporting System (WISQARS) 2005. WWW. cdc. gov/ ncipc/wisqars. Accessed July 10, 2010.

9. Chen ST, Altshuler LL, Melnyk KA, et al. Efficacy of lithium vs. valproate in the treatment of mania in the elderly: a retrospective study. J Clin Psychiatry. 1999; 60: 181-186.

10. Crowe S, Collins L. Suxamethonium and donepezil: a cause of prolonged paralysis. Anesthesiol. 2003; 98: 574-575.

11. Dawson J, Karalliedde L. Drug interactions and the clinical anaesthetist. Eur J Anaesthesiol. 1998; 15: 172-189.

12. Dispersyn G, Pain L, Challet E, et al. General anesthetics effects on circadian temporal structure: an update. Chronobiol Int. 2005; 25: 835-850.

13. Du J, Gray NA, Galke CA, et al. Modulation of synaptic plasticity by antimanic agents: the role of AMPA glutamate receptor subunit 1 synaptic expression. J Neurosci. 2004; 24: 6578-6589.

14. Dunner DL. Safety and tolerability of emerging pharmacological treatments for bipolar disorder. Bipolar Disord. 2005; 7: 307-325.

15. Fink M, Taylor MA. Catatonia: A Clinician's Guide to Diagnosis and Treatment. New York, Cambridge University Press; 2004.

16. Flint AJ. Generalised anxiety disorder in elderly patients: epidemiology, diagnosis and treatment options. Drugs Aging. 2005; 22: 101-114.

17. Huyse F, Touw D, Strac van Schijndel, et al. Psychotropic drugs and the perioperative period: a proposal for a guideline in elective surgery. Psychosomatics. 2006; 47: 8-22.

18. Hybels CF, Blazer DG. Epidemiology of late-life mental disorders. Clin Geriatr Med. 2003; 19: 663-696.

19. Jacobson SA, Pies RW, Katz IR, Clinical Manual of Geriatric Psychopharmacology. Arlington (VA): American Psychiatric Publishing; 2007.

20. Jeste DV, Blazer D, Casey D, et al. ACNP White Paper: update on use of antipsychotic drugs in elderly patients with dementia. Neuropsychopharmacology. 2008; 33: 957-970.

21. Kudoh A. Perioperative management for chronic schizophrenic patients. Anesth Analg. 2005; 101: 1867-1872.

22. Kutluay E, McCague K, D'Souza J, et al. Safety and tolerability of oxcarbazepine in elderly patients in epilepsy. Epilepsy Behav. 2003; 4: 175-180.

23. Manly DT, Oakley SP, Bloch RM. Electroconvulsive therapy in old-old patients. Am J Geriatr Psychiatry. 2000; 8: 232-236.

24. McEvoy GK, Snow EK, Kester L, et al. AHFS Drug Information. Bethesda, MD. American Society of Health-System Pharmacists; 2006.

25. Ray WA, Chung CP, Murray KT, et al. Atypical Antipsychotic Drugs and the Risk of Sudden Cardiac Death: New Engl J Med. 2009; 360: 25-35.

26. Reynolds CF 3rd. Recognition and differentiation of elderly depression in the clinical setting. Geriatrics. 1995; 50(supp 1): S6-S15.

27. Rowe ML, Chuang DM. Lithium neuroprotection: molecular mechanisms and clinical implications. Expert Rev Mol Med. 2004; 18: 1-18.

28. Scharf M, Rogowski R, Hill S, et al. Efficacy and safety of doxepin 1 mg, 3 mg, and 6 mg in elderly patients with primary insomnia: a randomized double-blind. placebo-controlled crossover study. J Clin Psychol. 2009; 69: 1557-1564.

29. Schneider LS, Tariot PN, Dagerman KS, et al. Effectiveness of atypical antipsychotic drugs in patients with Alzheimer's disease. N Engl J Med. 2006; 355: 1525-1538.

30. Steckler TL. Lithium-and carbamazepine-associated sinus node dysfunction: nine-year experience in a psychiatric hospital. J Clin Psychopharmacol. 1994; 14: 336-339.

31. Steffens DC, Helms MJ, Krishnan KRR, et al. Prevalence of depression and its treatment in an elderly population: the Cache County study. Arch Gen Psychiatry. 2000; 57: 601-607.

32. Stopa EG, Volicer L, Kuo-Leblanc V. Suprachiasmatic nucleus in severe dementia. J Neuropathol Exp Neurol. 1999; 58: 29-39.

33. Strauss J. Insomnia in older adults with dementia. Geriatrics and Aging. 2009; 12: 77-82.

34. Suzuki M. Role of N-methyl-D-aspartate receptor antagonists in postoperative pain management: Curr Opin Anaesthesiol. 2009; 22: 618-622.

35. Tariot PN, Farlow MR, Grossberg GT, et al. Memantine treatment in patients with moderate to severe Alzheimer disease already receiving donepezil: a randomized controlled trial. JAMA. 2004; 291: 317-324.

36. Taylor DM. Antipsychotics and QT prolongation. Acta Psychiat Scand. 2003; 107: 85-93.

37. Wang PS, Schneeweiss S, Brookhart MA, et al. Suboptimal antidepressant use in the elderly. J Clin Psychopharmacol. 2005a; 25: 118-126.

38. Wang PS, Schneeweiss S, Avorn J, et al. Risk of death in elderly users of conventional vs. atypical antipsychotic medications. N Engl J Med. 2005b; 353: 2335-2341.

39. Wirshing WC. Movement disorders associated with neuroleptic treatment. J Clin Psychiatry. 2001; 62(suppl 21): 15-18.

40. Young RC. Evidence-based pharmacological treatment of geriatric bipolar disorder. Psychiatr Clin North Am. 2005; 28: 837-869.

（贾森 · 施特劳斯）

索引